缺失数据分析在
健康科学中的应用

Applied Missing Data Analysis
in the Health Sciences

原　著　Xiaohua Zhou
　　　　Chuan Zhou
　　　　Danping Liu
　　　　Xiaobo Ding

审　校　周晓华
译　者　侯　艳
　　　　邓宇昊
　　　　孙嘉瑞

人民卫生出版社
·北　京·

版权所有，侵权必究！

图书在版编目（CIP）数据

缺失数据分析在健康科学中的应用 /（美）周晓华著；侯艳，邓宇昊，孙嘉瑞译 . —北京：人民卫生出版社，2021.6

ISBN 978-7-117-31739-9

Ⅰ. ①缺…　Ⅱ. ①周…②侯…③邓…④孙…　Ⅲ. ①健康 – 统计数据 – 数据处理　Ⅳ. ①R1

中国版本图书馆 CIP 数据核字（2021）第 154349 号

| 人卫智网 | www.ipmph.com | 医学教育、学术、考试、健康，购书智慧智能综合服务平台 |
| 人卫官网 | www.pmph.com | 人卫官方资讯发布平台 |

图字：01-2020-2976 号

缺失数据分析在健康科学中的应用
Queshi Shuju Fenxi zai Jiankangkexue zhong de Yingyong

译　　者：侯　艳　邓宇昊　孙嘉瑞
出版发行：人民卫生出版社（中继线 010-59780011）
地　　址：北京市朝阳区潘家园南里 19 号
邮　　编：100021
E - mail：pmph @ pmph.com
购书热线：010-59787592　010-59787584　010-65264830
印　　刷：北京华联印刷有限公司
经　　销：新华书店
开　　本：787 × 1092　1/16　印张：11
字　　数：281 千字
版　　次：2021 年 6 月第 1 版
印　　次：2021 年 8 月第 1 次印刷
标准书号：ISBN 978-7-117-31739-9
定　　价：69.00 元

打击盗版举报电话：010-59787491　E-mail：WQ @ pmph.com
质量问题联系电话：010-59787234　E-mail：zhiliang @ pmph.com

前言

　　数据缺失是健康科学研究领域中一个较为普遍的问题,在数据收集整理过程中,由于多种复杂情况的存在常会导致数据无法完整记录,如果单纯地将其忽略、不进行任何处理则可能会做出不准确、甚至错误的结论。因此,针对健康领域中不同场景下的数据质量控制、数据缺失机制、数据填补方法以及相关的统计学分析手段研究一直是国内外的热点。

　　由周晓华、周初安、刘丹萍、丁晓波编写的 *Applied Missing Data Analysis in the Health Sciences* 为健康科学领域的研究者提供了一个理解缺失数据重要性及其处理方法的工具,其中给出了相应常见软件的实现方法,可以培养研究者的实际应用能力。本书注重实际应用,理论讲解通俗易懂,方便对统计了解不深的研究者阅读;书中选取的例子多为健康科学领域,便对相关研究人员的理解;在正文中提供的软件程序代码,可以加快读者在理解基础理论后的实践应用过程。

　　本译著完全按照原著的编写顺序编排翻译,由侯艳、邓宇昊、孙嘉瑞进行翻译,宋佳丽、卢宇红、王萌、曹雷等研究生对文字内容进行多次校对,周晓华进行审校。本书的缺失数据处理方法适用于目前绝大多数常见的缺失数据情形,希望译文可以为国内读者提供相关分析及实现的新思路。在阅读过程中,如发现有不当或失误之处,敬请批评指正;如有对译著不理解之处,敬请参阅原著。

侯　艳　邓宇昊　孙嘉瑞

中国,北京

2021 年 4 月

原版序

本书介绍了缺失数据分析的统计学模型和方法,并着重于健康科学领域中的实际应用。我们希望对实际数据分析有一定经验但不甚深入了解的统计学理论研究者可以理解并应用本书介绍的内容,但对于统计学背景深厚的研究者,只要不影响相关章节其余部分的内容,我们在书中也尽可能地提供了很多技术细节。我们力图选取与健康科学领域纷繁复杂的学科最相关的例子,以便对从事相关领域的研究人员有所帮助。

在任何研究领域中,缺失数据都是一个常见问题。这是因为数据的收集过程可能出现各种各样的小错误。当试图回答感兴趣的科学问题时,研究者往往会问到这个再寻常不过的问题:怎样处理缺失数据?

关于缺失数据的统计学文献已浩如烟海,但它们大多技术性过强,对于没有太深厚统计学背景的研究者来说显得有些复杂。因此,研究者在研究实际问题时,即使认识到缺失数据的存在,仍然可能无法成功应对:研究者可能不知道直接忽视缺失数据的后果以及对分析结果有效性的影响,另外,研究者可能不了解处理缺失数据的统计方法,或不知道如何把统计学方法应用到自己的研究上。有鉴于此,这本书的目的是为健康科学领域的研究者提供一个理解缺失数据重要性的工具,以及培养利用常见软件实现方法的能力。

本书共分为八章。第一章介绍了缺失机制的概念和真实世界的一些例子,第二章回顾了处理缺失数据的统计学方法,第三章描述了最小化缺失数据影响的试验设计策略,第四章和第五章分别介绍了横截面研究和纵向研究中缺失数据的处理方法,第六章介绍生存分析中的缺失数据问题。第三至六章介绍的是可忽略缺失机制,而第七章展示了用于处理不可忽略缺失机制的方法。最后,第八章讨论了因果推断中的处理缺失数据的方法。

在本书中,当叙述实际例子的时候,我们在正文中提供软件程序代码,以鼓励读者在理解这些方法的基础理论之后将其应用到实践中。我们之所以选择 R 软件,是因为绝大多数方法都可以通过 R 语言实现,而且 R 软件可以被公共开放获取。由于一些研究者也使用 STATA 软件,因此对于某些例子我们也给出了相应的 STATA 代码。

周晓华　周初安　刘丹萍　丁晓波
美国华盛顿州,西雅图
2014 年 3 月

符号表

P	概率
E	期望
Var	方差
SD	标准差
SE	标准误差
CI	置信区间
$\perp$	统计独立
$\mid$	条件于
$\sim$	服从分布
$[\cdot]^{\mathrm{T}}$	转置
$\sum$	求和
$\prod$	乘积
$\int$	积分
d	微分
∂	偏微分
∞	无穷
$\mathcal{R}$	实数集
$\lim$	极限
$I(x)$	指示函数
$\exp(x)$	指数函数
$\log(x)$	自然对数函数
$\operatorname{logit}(x)$	逻辑函数 $\log\{x/(1-x)\}$
$N(\mu, \sum)$	期望为 μ、方差为 $\sum$ 的正态分布
$\xrightarrow{d}$	依分布收敛

目录

第一章

缺失数据的概念和启发性的例子

1.1　缺失数据问题的回顾

在生物医学和社会科学研究中,数据是进行有效统计推断的基础.不幸的是,由于许多原因,我们经常会遗漏一些观察结果.有时数据是因设计而缺失的,例如在两阶段病例队列设计中的缺失.而在某些情况下,缺失的数据与分析无关,因此我们可以安全地忽略它们.鉴于以上原因,弄清本书中缺失数据的含义是非常重要的.根据 Little 等人(2012b)的描述,缺失数据被定义为无法得到但是如果能够被观测到的话将对分析有意义的值.在缺失数据存在的情况下,我们的目标仍然是对完整样本所针对的总体进行推断.不幸的是,没有能够用来处理缺失数据问题的通用方法.这是因为,被选入研究的观察对象通常是已知的,但是对于这些对象的观测结果变为缺失值的过程——也就是缺失机制——通常是未知的.仅凭数据本身,我们无法确切地得知这是个怎样的过程.因此,在存在缺失数据的情况下,需要额外的假设才能进行分析,然而这些假设的有效性无法仅从观测到的数据中确定.鉴于这个原因,评估结论对假设的敏感性应当在对缺失数据进行分析时发挥重要作用.实际上,任何分析中的关键要素都应包括所研究的假设、观测到的数据信息以及缺失数据的原因.当数据缺失时,信息就会丢失,剩余信息的价值大小取决于我们是否能够确定数据缺失的合理原因,以及研究结论对缺失机制的不同假设的敏感性.

多年以来,随着我们持续获得对缺失数据问题的新见解并且学着解决它,对缺失数据问题的看法已经有了很大的发展.最初,缺失值仅仅是数据矩阵中缺失的"洞",是一个造成统计软件崩溃的不便之处,因此,关于缺失数据的问题,早期工作主要集中在计算上(Afifi 和 Elashoff,1966;Dempster 等,1977).后来我们意识到,即使不存在数据观测值,仍然可能从数据缺失的方式或者缺失值与观测值之间的关系中获得信息.这引出了基于辅助变量的缺失机制分类和归因.我们发现,通过向观测数据中加入提取的附加信息,并进行适当的推断调整,可以改善统计分析(Little 和 Rubin,2002;Schafer,1997b).后来的研究人员进一步认识到,缺失数据是粗化数据这一更一般概念的一部分,粗化数据包括已被分组、汇总、四舍五入、删失或截断的数字,这导致部分信息丢失(Heitjan 和 Rubin,1991).处理缺失数据的方法可以被扩展到对部分观测数据进行分析的更广泛的研究上,其中包括种类繁多的高级统计课题,例如双稳健性、因果推断和半参数理论等(Robins 和 Rotnitzky,1995;Tsiatis,2006).

关于缺失数据问题的统计文献现在十分丰富,其中包括许多优秀的教科书.Little 和 Rubin

(2002)很好地概述了似然方法,并介绍了多重填补的方法. Allison(2001)针对专业水平稍低的受众给出了技术性不那么强的概述. Schafer(1997b)从贝叶斯角度介绍了多元正态分布和一般位置模型的 EM 算法和数据扩充方法. Molenberghs 和 Kenward(2007)关注基于干预的临床研究,而 Daniels 和 Hogan(2008)则侧重于以贝叶斯为重点的纵向研究. 最近,两本教科书很好地讨论了一种用于从不完整的数据中分析和进行推断的特殊统计方法,即多重填补(Carpenter 和 Kenward,2013;van Buuren,2013).

在本书中,我们试图在理论和应用之间取得平衡. 本书面向生物医学领域的研究人员和研究生,他们需要具备一定的统计技能. 对于那些对理论感兴趣的人,我们涵盖了各种各样的用于处理缺失数据问题的统计方法. 对于那些想要分析不完整数据的人,我们提供了详细的示例. 示例主要使用可免费获得的统计软件 R(R Core Team,2013)或商业软件 STATA,不过很多方法在其他统计软件中也可以找到.

1.2 缺失数据的模式和机制

在现在的互联网时代和信息化时代的数据爆炸之前,在临床试验时代之前,数据主要来自农业和调查研究. 这类研究测量了每个单元(或案例、观测、个体,这取决于上下文)的所有关注的变量. 测得的变量可能包括连续变量(例如体重和身高)、分类变量(例如性别、种族和受教育程度)或对同一变量随着时间推移进行的重复性观测. 此类数据通常以矩形格式组织,其中数据矩阵的行代表单位或个体,列代表为每个单位测量的变量. 由于针对缺失数据问题开发的统计方法与数据的必要"形状"有关,因此我们也将持续提及所研究的数据结构或数据矩阵形式.

在缺失数据领域发展的开始阶段,大多数处理技术都是专门针对数据框以矩形形式存在的情形而开发的,参见 Little 和 Rubin(2002)的开创性著作. 但是,在某些研究中,缺失数据现象也可能是因试验设计方式而发生的,例如并非每个受试者都测量了所有变量,或者在某个时间点未对受试者们同时进行测量,因此这类数据也可能具有不同的形状. 例如,在涉及移植后生存的研究中,患者的随访时间通常不相等,且随访次数不同. 因此,对于当今不断增长的复杂研究设计,在应用缺失数据的技术之前,我们首先需要重新整理数据的形式.

对于不完整数据的分析核心是了解为什么会产生数据缺失的现象,以及数据的缺失会对分析造成哪些影响. 在数据缺失问题的背景下,有必要区分数据缺失的模式(pattern)和数据缺失的机制(mechanism)这两个概念. 数据缺失的模式描述了在数据矩阵中观察到哪些值以及缺失了哪些值,而缺失数据机制则描述了缺失背后的过程如何与数据矩阵中的值产生关联. 正如读者稍后会看到的那样,某些缺失数据的模式,例如单调模式,可能会带来更有效的填补算法. 另一方面,许多统计技术都依赖于有关缺失数据机制的正确假设,这些假设有时可以通过检查缺失数据的模式来进行推测.

1.2.1 缺失数据模式

我们使用一些例子来说明一些典型的缺失数据模式. 前四个示例来自 R 包 mice(van Buuren 和 Groothuis-Oudshoorn,2011).

例 1.1 单变量数据缺失模式. 我们用 R 包 mice 中名为"pattern1"的下列数据来说明单变量缺失数据模式.

	A	B	C
1	88	42	63
2	84	82	12
3	26	59	66
4	7	28	73
5	12	75	2
6	79	41	NA
7	81	84	NA
8	64	19	NA

该数据集具有三个变量 A、B 和 C,变量 C 有缺失值,用"NA"表示. 可以看出,数据集中的 8 个对象中有 5 个完全被观察到,而其他 3 个对象的变量 C 的值却丢失了. 这是最简单的缺失数据模式,接下来的示例说明了更复杂的模式.

例 1.2　单调缺失数据模式. 在纵向研究中的失访(脱落)现象是频繁发生的,尤其是对于长期随访或研究起来较为困难的人群(例如儿童)而言. 如果在一项研究中,受试者在研究结束前脱落并且不再返回队列,则这种情况会导致所谓的单调缺失数据模式.

	A	B	C
9	60	11	60
10	91	85	100
11	20	95	96
12	95	37	NA
13	1	26	NA
14	61	26	NA
15	18	NA	NA
16	7	NA	NA

上面的数据集在 R 包 mice 中称为"pattern2",是单调缺失数据模式的一个示例. 可以看出,如果受试者没有观察到其变量 B,则一定也没有观察到其变量 C.

例 1.3　文件匹配的缺失数据模式. 有时我们在单位上收集了两个或更多的变量,但这些变量从未同时被观察到. 在以下 R 包 mice 中名为"pattern3"的数据中,我们看到,如果观测到变量 B,则对应的变量 C 就不会被观测到,反之亦然.

	A	B	C
17	45	34	NA
18	99	6	NA
19	16	84	NA
20	79	37	NA
21	38	95	NA
22	32	NA	5
23	48	NA	34
24	91	NA	25

很重要的一点是,我们要知道对于这种缺失数据的模式,无法从数据中估计仅与这些不可同

时观测的变量之间相关性有关的参数. 在上述数据中,没有有关给定 A 的 B 和 C 的偏相关性的信息. 实际上,对具有这种模式的数据进行分析需要对这些偏相关性做出强有力的假设.

例 1.4 一般数据缺失模式. 考虑在调查研究中单位无响应和项目无响应的情况. 当进行问卷调查时,由于未联系到、被拒绝或其他一些原因而导致一部分受访者未完成问卷调查,就会出现单位无响应. 当某些受访者完成问卷调查但未回答所有问题时,将发生项目无响应. 这种响应的缺失会导致数据矩阵中带有无特定形式的缺失的"洞".

	A	B	C
25	26	88	32
26	42	66	21
27	86	54	NA
28	9	92	NA
29	20	83	NA
30	89	NA	41
31	NA	NA	35
32	NA	NA	33

上面显示了 R 包 mice 中名为 "pattern4" 的数据集. 可以看出,该数据集没有特定的缺失模式.

例 1.5 因果作用. 在 Rubin 的因果模型和潜在结果框架下 (Rubin, 1974),用 $Y_t(u)$ 表示接受治疗 t 的受试者 u 的结果,$Y_c(u)$ 代表同一个体接受治疗 c 的结果,原因 t 相对于原因 c 对个体 u 的因果作用由响应变量 Y 来度量,被定义为 $Y_t(u)$ 和 $Y_c(u)$ 的差值. 在随机对照试验中,如果将受试者分配到干预组,则他/她被分配到对照组的结局自然是不可观测的,反之亦然. 这些潜在的结局可以被视为缺失的数据,并使用本书所述的方法进行处理. 这一缺失数据的模式与上述文件匹配问题中的数据模式相同,因为我们永远不可能在同一个体上同时观察到两个潜在结果.

1.2.2 缺失数据机制

了解缺失数据的机制对于分析缺失数据非常重要,使用某种方法来处理一个缺失数据集的合理性依赖于缺失机制. 为了解释数据缺失的机制,我们首先定义一个指示向量(缺失指标)R,它用于标识哪些变量是观察到的以及哪些变量是缺失的. 例如,$R=(0,1)^{\mathsf{T}}$ 表示第一个变量是缺失的,第二个变量是观察到的. 缺失数据指标有两个基本要求:首先,缺失指标要包含有关缺失值的信息,否则它们显然是无用的. 其次,指标隐藏的数值必须是有意义的. 有时,缺失指标会隐藏未定义的值(例如某些个体在试验中死亡,对死亡之后的观测是没有意义的),这一类问题不应视为缺失数据问题.

缺失数据机制描述了缺失指示向量 R 是如何与要研究的变量向量 Y 相关的,换句话说,就是给定 Y 时 R 的条件分布,即 $f(R|Y)$. 在这里,我们将 R 视为一个随机向量,它正式确定了缺失数据机制在现代缺失数据分析中的作用. 我们最好将 R 的分布视为一种数学工具,从而描述缺失值的比例和模式,并大致刻画缺失机制与缺失值之间可能存在的关系(Schafer 和 Graham, 2002).

由于某些变量 Y 可能会缺失,因此我们将 Y 分为两部分,Y_{obs} 和 Y_{mis},即观察到的部分和缺失部分. 下面我们介绍三种缺失数据机制,即完全随机缺失、随机缺失和非随机缺失.

如果缺失不取决于数据 Y 的值(无论 Y 是缺失的还是观察到的),则称为完全随机缺失(missing completely at random, MCAR). 从统计上讲,即为

$$f(R|Y)=f(R) \text{对所有的} Y \text{成立}. \qquad \#(1.1)$$

上述关系所导致的结果意味着缺失指标条件独立于要研究的变量,因此变量 Y 的数据无论是缺失还是被观察到,都与数据缺失的机制无关. 一个涉及随机抽样的试验,在完全随机缺失下,有缺失值的个体实际上只是研究人群的随机样本. 因此,具有观测数据的个体仍然构成了一组从研究人群中获得的有效的随机样本,它们仍可以进行最终的推断,尽管由于样本量较小,效率可能会有所降低. 因此,当数据是完全随机缺失时,我们可以忽略有缺失值的个体并继续进行完整的数据分析,并且仍然可以进行有效推断.

与完全随机缺失相比,随机缺失对缺失数据机制的限制要小一些. 当缺失仅取决于 Y 的观测分量 Y_{obs} 而不取决于缺失分量 Y_{mis} 时,数据称为随机缺失(missing at random, MAR). 从统计上讲,即为

$$f(R|Y)=f(R|Y_{obs}) \text{对所有的} Y_{mis} \text{成立}. \qquad \#(1.2)$$

尽管它的名字叫随机缺失,MAR 并不意味着缺失的数据是所有数据值的简单随机样本,后者对应的是完全随机缺失的情况. 随机缺失减少了完全随机缺失的限制,在随机缺失中,缺失值的行为类似于在观测数据所定义的子人群——而非在整个数据集中——抽取所有数据值的简单随机样本.

如果 R 的分布取决于 Y 中的缺失值,则将该机制称为非随机缺失(missing not at random, MNAR). 严格说来,非随机缺失有两种形式:①缺失取决于缺失值本身;②缺失取决于未观察到的变量. 后者在隐性变量模型或隐马尔可夫模型中很常见.

值得注意的是,由于其术语容易造成混淆,这种分类方式受到过批评(Schafer 和 Graham,2002). 我们鼓励读者更多地关注其含义而不是名称. 实际上,由于缺少缺失值的信息,MNAR 与 MAR 很难区分开. 这也部分解释了 MAR 假设在缺失数据技术发展中的流行性. 但是,如果考虑多元数据集,情况可能会变得非常复杂,比如数据集同时包含 MCAR、MAR 或者 MNAR 的观测值缺失的变量.

我们通过以下简单示例来演示这三种机制及其后果.

例 1.6 缺失数据机制. 考虑两个变量 x 和 y 之间的简单线性关系,其中预测变量 x 是被完全观测到的,但由于若干不同的缺失机制,一部分 y 缺失. 变量 x 和 y 遵循线性回归 $y=x+\varepsilon$,其中 x 和 ε 独立地遵循标准正态分布. 我们生成一个大小为 300 的 (x,y) 独立样本. 因为 x 和 y 的所有值都是已知的,该样本称为完整数据. 然后,分别根据缺失机制 MCAR、MAR 和 MNAR 从完整数据中生成三个带有 y 缺失的样本. 在第一个样本中,我们随机选择要缺失的 y 的样本子集. 由于 y 的缺失不依赖于 x 和 y 的任何值,因此缺失的机制是 MCAR. 在第二个样本中,如果 $x<0$,则 y 缺失,即 y 是否缺失仅取决于观察到的 x. 根据定义,缺失的机制是 MAR. 在第三个样本中,使缺失行为也取决于未观察到的 y,使得 y 的缺失机制成为 MNAR,例如,如果 $x<0$ 且 $y<0$,则让 y 缺失.

这三个样本的散点图分别显示在图 1.1(a)、图 1.1(b)和图 1.1(c)中. 我们基于样本的三个子集进行线性回归分析,即完整数据、完全记录数据(仅包含观测到 y 的个体)和缺失记录数据(仅包含 y 缺失的个体,并且假设未知的 y 值对我们来说是已知的). 回归直线显示在图 1.1 中,完整数据和完全记录数据的回归结果总结在表 1.1 中. 可以看出,在 MAR 或 MNAR 下,仅基于

完全记录数据的分析结果可能会有偏差.

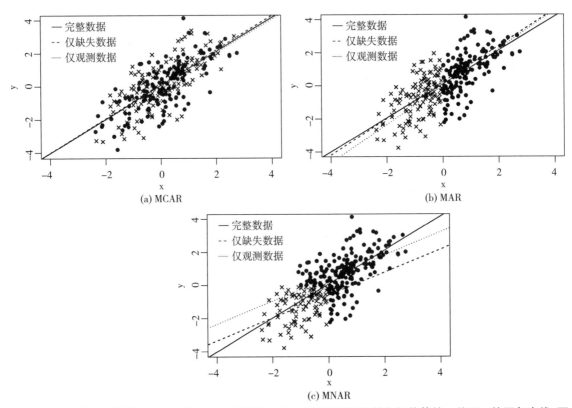

图 1.1　●是观察到的样本点,× 是缺少 y 值的样本点. 实线是根据完整数据估算的 y 关于 x 的回归直线,而 ⋯⋯ 和 ----- 分别是从具有完整观测值和缺失值的个体中估算得到的.

表 1.1　不同缺失数据机制下的回归结果,包括截距与 X 的回归系数的
估计值和标准差,R^2 值和调整的 R^2 值,以及观测次数

	完整数据	MCAR	MAR	MNAR
(截距)	0.08(0.06)	0.01(0.08)	−0.07(0.13)	0.44(0.09)
x	1.02(0.06)	1.01(0.08)	1.15(0.12)	0.70(0.09)
R^2	0.53	0.54	0.36	0.23
调整 R^2	0.53	0.53	0.35	0.23
观测数	300	148	163	201

1.3　数据示例

为了说明不同的分析方法,并帮助读者应用本书中描述的方法,我们使用了来自广泛的临床研究的数据,包括来自随机临床试验和观察性队列研究的横截面数据、纵向数据和生存数据. 在下文中,我们提供了有关研究的一些详细描述,并简要概述了一些缺失的数据问题,详细的缺失数据模式将在随后的章节中进行研究.

1.3.1　改善心情并促进合作的治疗（IMPACT）的研究

1.3.1.1　背景

迄今为止最大规模的成人抑郁症治疗试验之一,是由 Hartford 基金会赞助的一个研究项目,研究人员追踪了 1998—2003 年来自美国 18 个不同初级保健诊所的 1 801 名抑郁症老年患者的情况(Unützer 等,2002). 参与的 18 家诊所与华盛顿州、加利福尼亚州、得克萨斯州、印第安纳州和北卡罗来纳州的 8 个医疗保健组织相关. 这些诊所涵盖各种医疗保健系统:几个健康维护组织(HMO)、传统的有偿服务诊所、一个独立提供者协会(IPA)、一个无害公共卫生诊所和两个退伍军人事务部(VA)诊所.

纳入研究的参与者中,有一半被随机分配接受 IMPACT 协作治疗管理,另一半则接受了其初级保健诊所通常可提供的护理(包括转诊至特殊的心理保健). 该研究检查了 IMPACT 干预对抑郁症、生活质量、治疗费用、身体功能以及其他身心健康领域的影响.

IMPACT 护理的特征在于五个基本要素:①它是涉及初级护理医师、护理主管和精神科医生的协作式护理;②抑郁症护理主管在协调和实施治疗计划中起着至关重要的作用;③有指定的精神科医生;④结果指标被频繁检测和监控;⑤分步护理可以根据临床结果调整治疗.

自试验结束以来,美国和美国以外的许多组织已采用并实施了针对不同患者人群的 IMPACT 计划. 正如 2002 年 12 月 11 日在《美国医学会杂志》(*JAMA*)上所报道的那样,抑郁症护理的 IMPACT 模型使在基层医疗机构中对老年人进行抑郁症治疗的有效性提高了一倍以上.

在第 12 个月时,接受 IMPACT 干预的患者中约有一半报告其抑郁症状至少减少了 50%,而常规护理中只有 19%. 接受 IMPACT 干预一年后进行的调查数据分析表明,其收益在一年后仍然存在. 与接受常规治疗的患者相比,IMPACT 干预的患者在两年期间内无抑郁症发作的时间增加了超过 100d.

1.3.1.2　缺失数据问题

对于 IMPACT 研究,主要结果之一是由症状检查表(SCL-20)得分来衡量的抑郁症情况,得分评估时间的基线为 0,在第 0、3、6、12、18 和 24 个月分别进行评估. 表 1.2 描述了 SCL-20 得分的缺失数据模式. 70% 的受试者完成了所有 6 个评估(模式 1). 在 20% 的受试者中观察到单调缺失数据模式(模式 2~6),其余 10% 的受试者具有间歇性缺失数据(模式 7).

表 1.2　SCL-20 得分随时间变化的缺失数据模式

模式	时间 / 月						数量	百分比 /%
	0	3	6	12	18	24		
1	√	√	√	√	√	√	1 269	70
2	√	√	√	√	√	·	60	3
3	√	√	√	√	·	·	60	3
4	√	√	√	·	·	·	64	4
5	√	√	·	·	·	·	69	4
6	√	·	·	·	·	·	117	6
7	?	?	?	?	?	?	162	10

1.3.2 美国阿尔茨海默病协调中心（NACC）最小数据集

1.3.2.1 背景

美国阿尔茨海默病协调中心（NACC）由美国老龄研究所（NIA，U01 AG016976）于 1999 年成立，以促进合作研究. NACC 从美国 29 个 NIA 资助的阿尔茨海默病中心（ADC）收集数据，已开发并维护了较大的标准化临床和神经病理学研究数据库（Beekly 等，2004，2007）. NACC 研究正在维护两个大型数据库，分别是一个横截面数据收集（MDS）和一个纵向数据收集（UDS）.

NACC 最小数据集（MDS）包括 ADC 的临床和外围核心（1984—2005）中注册的所有受试者. MDS 包含的每个受试者的一条记录，可以作为横截面数据进行分析. 为了在横截面数据分析中展示协变量缺失的问题，我们纳入了 17 403 例死亡患者. 响应变量是简易精神状态检查（MMSE）得分，这是一个用于检测认知障碍的简短问卷调查. MMSE 得分范围为 0~30，得分越低表示认知障碍越严重. 我们想研究影响平均 MMSE 评分的危险因素，并检查这些影响是否被患者的真实阿尔茨海默病（AD）状态所改变. 但是，基于大脑尸检的阿尔茨海默病临床"金标准"测定（也就是真实阿尔茨海默病状态）仅适用于约 31% 的样本. 由于患者或者他们家庭决定不进行尸检，或由于客观原因无法进行这类检测，可能会产生缺失. 我们认为，他们是否进行疾病验证的决定可能与人口统计学特征（例如年龄、性别、种族等）有关，但不太可能与他们的真实阿尔茨海默病状态相关. 因此，MAR 的假设似乎是合理的. 我们从数据库中提取的风险因素是年龄（连续变量）、性别（二值变量，1 表示男性）、种族（二值变量，1 表示白人）、婚姻状况（二值变量，1 表明已婚）、阿尔茨海默病的临床诊断（二值变量，1 表示临床已诊断为阿兹海默症）、卒中史（二值变量，1 表示有过卒中）、帕金森病史（二值变量，1 表示存在帕金森病）和抑郁症（二值变量，1 表示存在抑郁症）. 我们将阿尔茨海默病的临床诊断作为危险因素纳入其中，并将其视为描述患者病史、临床测试结果和医师临床决策的变量.

1.3.2.2 缺失数据问题

在此示例中，只有一个协变量（阿尔茨海默病临床诊断）具有缺失值，而所有其他变量（包括响应变量）都可以完全被观察到. 在 17 403 名受试者中，有 11 945 名（68.6%）的真实阿尔茨海默病状态缺失，他们缺失了认知障碍的重要预测指标.

1.3.3 美国阿尔茨海默病协调中心（NACC）统一数据集

1.3.3.1 背景

NACC 的统一数据集（UDS）是一项始于 2005 年 9 月的多中心纵向研究. 研究对象来自整个北美 29 个阿尔茨海默病中心（ADCs）. 参与者们经由他人或自我介绍来被评估阿尔茨海默病的可能，或被专门招募以进行临床研究. 入选后，大多数受试者均接受了针对认知障碍的临床评估和神经心理学测试. 患者大约每年一次接受定期的重新评估和认知测试，直到他们死亡或失访. 在这些认知测试中，简易精神状态检查（MMSE）是简短的 30 分问卷调查，它被广泛地应用于筛查认知障碍.

我们使用了与 Monsell 等人（2012）相同的数据集，他们比较了 NACC UDS 数据中不同测量指标下认知功能的下降. 我们只关注简易精神状态检查得分，目的是调查影响其下降速度的风险因素. 我们的分析对象包括满足以下所有条件的受试者：①至少 65 岁或以上；②具有遗忘型轻度认知损害（aMCI）的临床诊断；③在首次诊断出遗忘型轻度认知损害之后至少进行一次随访. 基于以上条件,分析的数据集共有 2 830 名受试者,共进行了 8 752 次随访. 协变量包括受试者首次被诊断为遗忘型轻度认知损害时的年龄、性别、临床痴呆评分总和(CDRSB),受教育程度(分为 0~12 年、13~16 年和 17 以上),Hachinski 缺血评分(HIS)(分为 0 分、1 分和 2 分及以上)和载脂蛋白(APO)E-e4 等位基因(有 / 无). CDRSB 和 HIS 是随时间变化的协变量,而其他的是基线协变量. 读者可以在 Monsell 等人(2012)的文章中找到更详细的背景信息.

1.3.3.2 缺失数据问题

在此示例中,个体水平和随访水平都发生缺失:3.4% 的随访缺失了 Hachinski 缺血评分,4.6% 的随访缺少简易精神状态检查得分,33.5% 的受试者缺少载脂蛋白 E-e4 信息,0.1% 的受试者缺少了受教育程度.

1.3.4 路径研究

1.3.4.1 背景

此数据用于说明在生存分析中处理协变量缺失时的缺失数据方法.

为了研究抑郁症与糖尿病的关系,华盛顿大学和团体健康研究所的研究人员首先开发了"路径(pathways)研究",这是一项前瞻性,基于人群的观察性研究(Lin 等,2004). 受试者于 2001 年 3 月入选该研究,研究对受试者在基线进行了调查,并对受试者进行了 10 年的随访. 数据集包含 4 128 个个体. 出于说明的目的,我们仅选择了 1 437 名非西班牙裔白人女性患者进入分析数据集. 我们感兴趣的结局是死亡时间,它可能由于受试者中途退出或研究终止而删失.

1.3.4.2 缺失数据问题

在分析中我们考虑了 8 个协变量,分别是年龄、受教育程度、吸烟情况、糖尿病病程、血红蛋白 A1c、是否患有严重抑郁症、肾小球滤过率(eGFR)的估计值和尿微量白蛋白. 前 6 个协变量是被完全观测到的,而 eGFR 和尿微量白蛋白有一些缺失值. 在 1 437 例入选患者中,有 94 例患者 eGFR 缺失,400 例患者尿微量白蛋白缺失,共有 437 例患者缺少 eGFR 或尿微量白蛋白.

1.3.5 维生素 A 补充剂的随机试验

1.3.5.1 背景

维生素 A 是维持人体免疫功能、健康、生长和生存所必需的重要营养素,缺乏维生素 A 会导致死亡. Sommer 和 Zeger(1997)报告了关于维生素 A 补充剂降低印度尼西亚农村儿童死亡率的有效性的随机临床试验. 在该试验中,村庄被随机分为干预组或控制组. 分配到干预组的村庄中的所有儿童都将接受维生素 A 补充剂,而分配到控制组村庄中的所有儿童均未接受任何维生素 A 补充剂. 由于各种原因,并非干预组村庄的所有儿童都接受了维生素 A 补充剂. 我们感兴趣的结局是研究开始后 12 个月内的死亡率,即孩子们在研究开始后的第 12 个月是否还存活. 在此示例中,我们忽略了村庄内的任何聚类.

1.3.5.2 缺失数据问题

在估计维生素 A 补充剂的因果作用时,我们没有观察到,如果患者实际接受了与试验中分配给他们的方案不同的治疗方案,患者将会接受哪种治疗以及患者将会是什么样的后果. 我们只观测到了在原本分配方案下患者实际接受的治疗方案,以及该实际治疗方案下的结局.

1.3.6 流感疫苗效果随机试验

1.3.6.1 背景

McDonald 等人(1992)使用计算机生成的流感疫苗提醒研究了流感疫苗在降低高危成年人发病率中的功效. 这项研究是在一个为期三年(1978—1980 年)的临床初级保健实践中进行的,该保健实践隶属于一家大型城市公共教学医院. 在研究开始时,实践中的医师被随机分配到干预组或控制组. 由于医生都会负责一组固定的患者,因此对他们的患者也进行了类似的分类. 在研究期间,当预约的患者符合注射流感疫苗的条件时,在干预组的医生会收到计算机自动生成的提醒. 然而,即使医生收到了电脑提醒,也并不意味着他的患者就一定要注射流感疫苗,所以在试验组的部分患者也没有接受流感疫苗的注射. 同样,控制组的一些患者也有接受了流感疫苗注射的,即使他们的医生没有收到流感疫苗注射的提醒. 因此,此数据集中存在非依从性的情况以及结局变量的缺失问题.

1.3.6.2 缺失数据问题

所有人都可以获得提醒信息,并且我们知道患者是否注射了流感疫苗,但是,我们不知道如果患者被分配到与其在试验中接受的治疗方案不同的方案时,将会发生什么. 此外,部分患者与流感相关的住院情况(结局变量)没有被观测到.

第二章

处理缺失数据问题的方法概述

无论是否存在缺失数据的问题,任何分析的最终目的都是对感兴趣的人群进行可靠并且有效的推断. Neyman 和 Pearson（1933）建立了评估统计过程的有效标准. 这些标准包括具有较小的偏差,其中偏差是指样本平均估计值与其真实值之间的差异,以及与平均样本估计值相关的较小方差（效率）. 偏差和方差可以通过称为均方误差（MSE）的单个度量组合在一起,因而偏差、方差和均方误差都可以描述估计的效果. 使用这些标准,我们讨论了各种可用的缺失数据方法,每种方法都有其自身的优势和局限性. 本章简要概述了现有方法,并根据它们是删除带有缺失数据的观测值、利用所有可用数据还是填补缺失数据进行分类. Schafer 和 Graham（2002）提供了关于缺失数据方法的一个很好的概述.

2.1 删除观测值的方法

许多方法通过舍弃数据来简化缺失数据的问题. 我们将讨论这些方法中的大多数方法可能会导致结果产生偏差的原因,尽管其中有些方法试图直接解决这一问题. 舍弃数据还会减少样本量,进而降低效率,并导致感兴趣参数的标准误差增大.

2.1.1 完全案例方法

顾名思义,完全案例方法（complete-case method,也称为按列表删除）是使用具有分析中所有感兴趣变量完整的数据记录,有一个或多个变量的数据不完整的记录将被丢弃的方法. 这种方法最容易实现,因为标准的完整数据分析方法无需修改就可以应用在它上面,并且这是许多统计软件的默认设置（即会自动忽略任何有缺少值的记录）. 这种方法的缺点包括由于样本量较小而导致精确度损失,以及当缺少数据的记录与完全观察到的记录有系统的差异时（即数据不是完全随机缺失时）,该数据的分析结果会与针对完整数据的分析结果存在偏差.

实际上,当精确度损失和偏差很小时,我们可以选择这种方法以简化操作. 不幸的是,精确度的损失和偏差很难量化,因为两者不仅取决于完全案例的比例,还取决于完全案例和不完全案例的目标参数有多大程度的差异. 因此,没有通用的经验法则来确定这是否合适,就像我们无法通过缺失数据的记录比例来判断这一点一样.

2.1.2 加权完全案例方法

较原始的完全案例策略可能会导致结论有偏差,因为观察到的记录样本可能无法代表完整样本. 另一种策略是对样本进行加权,以使其更具代表性. 例如,如果男性的响应概率是女性的两倍,则可以令样本中每个男性的数据权重都为 2,以使数据更具代表性. 此策略通常用于样本调查中,尤其是在个体无响应的情况下,对于那些没有参与调查的样本,所有调查项都将缺失. 例如,如果仅缺少一个变量,则此方法首先创建一个模型,以数据中剩余的变量的函数来预测此变量的无响应. 然后,可以将此模型预测的响应概率的倒数用作调查权重,以使完全案例的样本更具代表性. 如果缺少多个变量,则此方法将变得更加复杂,并且如果预测的响应概率接近于 0,则将存在标准误差被放大的问题.

我们举一个例子来更正式地说明这种方法,令 Y 为我们感兴趣的响应变量,R 为是否观察到 Y 的指示变量,我们还用 X 表示受访者和未受访者都观测到的变量集. 若随机缺失假设成立,即 $Pr(R|X,Y)=Pr(R|X)$,则第 i 个个体的响应概率表示为

$$\pi(X_i)=Pr(R_i=1|X_i).$$

如果所有 n 个个体的 $\pi(X_i)$ 都是已知的,则我们可以用

$$\sum_{i=1}^{n}\frac{R_i}{\pi(X_i)}Y_i$$

来估计 Y 的边缘分布的均值,这也就是所谓的逆概率加权估计(Cassel 等,1983;Skinner 和 D'arrigo,2011). 如果我们对满足 $E[g(X,Y;\theta)]=0$ 的参数 θ 感兴趣,我们可以通过解下述的估计方程来找到 θ 的一个估计:

$$\frac{1}{n}\sum_{i=1}^{n}\frac{R_i}{\pi(X_i)}g(Y_i,X_i;\theta)=0.$$

在许多实际问题中,响应概率 $\pi(X)$ 是未知的. 在这种情况下,我们为它假定一个参数模型,也就是说,$\pi(X)$ 是依赖于一些参数的. 或者,如果 X 没有包含很多变量的话,我们可以用非参数的方法来估计 $\pi(X)$. 在某些应用中,我们可以把 $\pi(X)$ 的值分为 4 至 6 类,并创建一个新变量 C,该变量用于调整分析中的权重. 这可能是更合理的,因为直接用 $[\pi(X)]^{-1}$ 加权比对用 C 进行调整更加依赖于 R 对 X 的回归的正确模型(Little 和 Rubin,1987).

2.1.3 移除有大量缺失的变量

这种方法在分析中移除了缺失值比例较大的变量. 我们不建议这样做,因为它可能会移除解释因果关系所需的回归模型中的重要变量,并可能导致偏差和不必要的较大标准误差. 对于有大量缺失数据的重要变量,建议使用在下一节中介绍的基于明确模型的方法.

2.2 利用所有可用数据的方法

与完全案例方法相反,可用案例方法(available-case methods,也称为成对删除方法)利用来自完全和部分观察到的记录的信息. 在多变量回归中,某些变量数据不完整的记录仍可以提供有关响应变量与其他观测变量之间关系的信息. 例如,在重复测量数据中,某个时间点数据不完整的记录仍然可以提供有关其他时间点变量之间关系的有效信息. 因此,混合效应模型是处理

缺少观测结局的纵向数据的一个常用选择. 因为可用案例方法比完全案例方法使用了更多的信息,所以当数据为随机缺失时,它们通常比完全案例方法在校正偏差方面表现得更好.

这种方法的主要缺点是,不同的分析将使用数据的不同子集,具体取决于分析所使用的变量及其缺失数据模式,这可能导致无法提供一致的推断. 同时,与完全数据方法类似,舍弃部分观测到的变量会导致效率降低,并且当缺失数据的记录与观测到的记录有系统性的差距时,基于可用案例方法得出的结论会产生偏差.

2.2.1　极大似然方法

对具有缺失值的变量定义一个模型并基于极大似然(maximum likelihood,ML)方法进行统计推断将引出许多统计过程. 极大似然方法背后的基本思想正如它的名字所表述的:找到针对实际观测到的数据最有可能或概率最大的参数值.

用 D_{obs} 表示观测到的数据,它有概率密度 $p(D_{\mathrm{obs}}|\theta)$. 这里 θ 是一组感兴趣的参数. 于是似然函数 $L(\theta|D_{\mathrm{obs}})$ 等于 $p(D_{\mathrm{obs}}|\theta)$,也就是说 $L(\theta|x)=p(D_{\mathrm{obs}}|\theta)$,它被看作是 θ 的函数,而数据 D_{obs} 是固定的. 对数似然函数 $l(\theta|D_{\mathrm{obs}})$ 等于 $\log L(\theta|x)$,它通常是更容易最大化的.

下一步,我们使用关于 $L(\theta|x)$ 的知识对 θ 的数值进行推导. 极大似然原则告诉我们应该选择一个使对数似然函数最大的 θ 作为参数估计值. 换句话说,我们应该选择最能解释观测数据的参数值,这个值称为 θ 的极大似然估计.

找到最大值可能很难也可能很简单,这取决于 $p(D_{\mathrm{obs}}|\theta)$ 的形式. 对于正态(或者称作Gaussian)分布,θ 包括均值 μ 和方差 σ^2,我们可以直接求解对数似然函数 $l(\theta|D_{\mathrm{obs}})$ 对 θ 的导数,令其等于 0,进而直接解出 μ 和 σ^2. 但是对于大多数问题,这些解析表达式很难获得,因此我们必须使用更复杂的技术. 人们可能会使用 Newton-Raphson 算法或半 Newton 算法来直接最大化观测数据的似然函数. 最大化似然函数的最流行技术之一是 Dempster 等人(1977)提出的期望最大化(EM)算法. 我们下面简要讨论 EM 算法,读者可以在 Little 和 Rubin(1987)的书中找到理论上的更多细节.

2.2.1.1　EM 算法

EM 算法是一种可以在给定的数据集不完整或有缺失值时,找出数据分布的参数极大似然估计的通用方法.

EM 算法有两个主要应用. 第一个是在数据确实有缺失值时(例如患者没有再接受随访)找到极大似然估计值. 第二种应用是,在似然函数难以分析且难以优化,但是可以通过假设存在额外的有缺失的参数来简化的情况下,可以用 EM 算法以找到极大似然估计值. 通过在似然函数中引入一个缺失数据模型,无论缺失数据是不是可忽略的,我们都可以应用 EM 算法.

EM 算法本质上是一种迭代优化算法,它将在某些条件下收敛到似然函数局部最大值处的参数值. 我们用 D_{mis} 表示缺失的数据. 全部数据可以用 $D_{\mathrm{com}}=\{D_{\mathrm{obs}},D_{\mathrm{mis}}\}$ 来表示. 通常来说,全部数据的对数似然函数有一个容易定义、分析上可解的最大值,但是观测到的数据的对数极大似然 $l(\theta|Y_{\mathrm{obs}})$ 的最大值可能没有显式解.

EM 算法是在两个步骤之间进行迭代的过程:期望步骤(E 步)和最大化步骤(M 步). E 步在给定的观测数据和当前参数估计下,计算完整数据对数似然的期望值. M 步对前面 E 步中计算出来的完整数据对数似然的期望值进行最大化. 这两个步骤通常很容易进行编程,并且使用标准统计软件包即可轻松地实现 EM 算法.

2.3 填补缺失数据的方法

与删除具有缺失值的观测值的方法相反,填补方法可以估算或填充缺失值. 也许由于长期以来对"编造"数据的忌讳,即使填补方法与其他为人所接受的方法一样合理,但它经历了一些时间才获得研究界的普遍认可. 填补背后的关键思路是,尽管我们未观察到缺失值,但仍可以从其他观测到的变量中提取有关这些缺失值的信息.

本节将讨论估算或填补缺失值的方法. 这些方法可以通过为每个缺失项估算一个值(单一填补,single imputation),或估算多个值以允许对填补不确定性进行恰当的评估(多重填补,multiple imputation)来实现. 通常,使用单一填补策略时,由于填补后所得的数据被视为一个完整样本,而忽略了填补不确定性的后果,因此会低估参数估计的标准误差. 相反,多重填补策略考虑了关于填补缺失值的不确定性,因此比单一填补更为可取. 单一填补策略和多重填补策略都将在下面进行讨论.

2.3.1 单一填补方法

2.3.1.1 非条件均值填补

一种流行的方法是用特定变量的观测值的无条件平均值替换每个缺失值. 这是一种单一填补方法,因此可能导致对标准误差的低估. 此外,该方法将变量之间的相关性推向零,因此会扭曲变量之间的关系(Gelman and Hill,2006).

2.3.1.2 条件均值填补

对于缺失变量很少的数据集,条件均值填补(也称为回归填补)是对非条件均值方法的一种改进,因为它基于数据集中的其他充分观测的变量将每个缺失值替换为变量的条件均值. 如果只有一个有缺失值的变量,用 Y 来表示,则可以使用回归模型,使用其他变量 $X=(X_1,\cdots,X_k)^\mathsf{T}$ 来预测 Y,从而对 Y 进行填补. 第一步,在 Y 被观测到的记录中对模型进行拟合;第二步,将没有观测到 Y 的个体的 X 值代入回归方程,从而获得 Y 的缺失值的预测值 $\hat{Y}$. 这是单一填补方法,因此可能导致对标准误差的低估. 如果纠正了标准误差,这一方法对于某些问题也是可以接受的(Schafer 和 Schenker,2000). 但是我们不建议对协方差和相关性进行分析,因为这种方法会扭曲 X 和 Y 之间关系的强度. 当人们对尾部分布感兴趣时,这种方法尤其成问题(Little 和 Rubin,1987). 例如,一种用条件均值来填补数据中"收入"缺失的方法倾向于低估记录中穷人的百分比.

2.3.1.3 末次观测值结转法(last observation carried forward,LOCF)

对于纵向研究,此方法用前一个时间点的观测值来填补后面时间点的缺失值,或者沿用最后一次观测得到的数值作为填补值. 由于均值填补和末次观测结转法可能引入偏差并且会低估方差,因此都不建议使用.

2.3.1.4 用相关观测替代

还有一些方法可能会利用相关观测记录中的数据. 例如,假如我们缺少某些儿童的父亲教育水平,我们可以使用儿童的母亲关于父亲教育程度的报告来填写这些值. 这似乎是合理的,但它可能会带来测量错误,当我们有理由相信报告者可能会错误地归纳他们所提供信息的人们的真实情况时错误尤为明显. 再举一个例子,如果无法联系到一个家庭,我们可以将他们缺失的值替换为来自同一社区中一个家庭的值.

2.3.1.5 **热卡填补**（hot deck imputation，或就近填补）

这种方法从"相似"的完全案例库中随机选择一个值,然后用所选值替换缺失值. 这种方法的优点是,尽管仍然会引入偏差,但不需要仔细建模就可以得出填补数值的选择标准. 需要注意,此方法可以通过从待选的供体池中随机选择多个值来用作多重填补方法.

2.3.1.6 **缺失指标方法**

针对某些具体问题,似乎可以通过"保留"缺失数据来解决缺失数据的问题,但实际上,它们只是重新定义了总体人群的参数. 考虑 Y 对 X 的线性回归,其中 X 有一些缺失值. 假设我们将 X 的所有缺失值重新编码为一个共同的数值,并创建一个二值指示变量 R,当 X 缺失时,它等于 1,否则等于 0. 在我们的原始模型中,$E(Y|X)=\beta_0+\beta_1 X$,其中 β_0 和 β_1 是总体的截距和斜率. 在对缺失指示变量 R 进行调整后,模型变为 $E(Y|X)=\beta_0+\beta_1 X+\beta_2 R$,其中 β_0 和 β_1 是应答者的截距和斜率,$\beta_0+\beta_2$ 是无应答者的截距. 尤其是此方法会强制要求 X 有和没有缺失值的两组的斜率是相同的,这很可能导致系数估计有偏差.

在模型中添加交互项可以帮助减轻这种偏差,即用 $\beta_1 X(1-R)$ 替换 $\beta_1 X$,并且这种方法得出的估计类似于完全案例的估计. 但是总的来说,由于它们试图估计人群层面的结论所引入的潜在误差,我们不推荐使用这些方法(Jones,1996;Greenland 和 Finkle,1995).

对于具有缺失值的分类变量,这一方法为缺失值创建了一个额外的类别. 在上面的回归示例中,如果 X 是取值为 $1,\cdots,k$ 的名义变量,则将缺失值视为第 $k+1$ 个类别的做法实际上仅仅是重新定义了类别 $1,\cdots,k$,以便可以利用所有的响应结果. 即使数据完全随机缺失,这一方法也可能导致结果有偏差.

2.3.2 多重填补

尽管填补可以解决缺失数据的问题,但朴素或无原则的填补方法可能会因扭曲估计值和标准误差而产生比其解决的问题还要多的问题. Rubin(1987)通过采用多重填补的方法解决了如何从填补的数据中获得有效推论的问题,该技术将缺失数据替换为从缺失数据的后验预测分布中抽出的 m 个值,从而形成 m 个完整的数据集. 然后,在 m 个完整的数据集上分别使用标准的完整数据处理方法来估计感兴趣的参数,从而产生 m 个参数估计值及相应的标准误差. 然后,将这些估计值合并或取平均,以得出包含了缺失数据不确定性的估计值和置信区间. 通常,取平均会降低合并估计的方差. 尤其是该方法可以识别两个不确定性来源:从数据来源的总体中对个体进行采样所导致的不确定性,以及估计有缺失值的变量分布时的不确定性. 通过使用一种简单的方法来组合两个不同来源的不确定性,可以估计出一个校正后的标准误差.

多重填补最初是在通过抽样调查和人口普查得到大型公共数据集的背景下发展而来的. 但是,随着用于创建多重填补的计算方法和软件的发展,该技术已经吸引了大多数缺失数据问题领域的研究人员,如 Schafer(1997b)所述.

尽管多重填补的范例当然不需要无应答者是 MAR 的假设,但最容易获得的用于实现多重填补的软件往往假定缺失的数据为 MAR. 原则上,可以在任何一种缺失数据机制的模型中创造多重填补,并且所得的数据将在该机制下有效(Rubin,1987). 假设数据为 MAR 的方法具有一个优势,它能避免对无应答者进行具体建模,尽管不幸的是,观测到的数据无法提供有关 MAR 假设有效性的足够信息.

通常,填补值是从填补模型中得出的. 如果只有一个变量存在缺失,则易于构建填补模型. 例如,我们可以使用逻辑回归对二值变量进行建模,也可以用线性 Gaussian 模型对连续型变量进行建模. 如果存在多个受缺失影响的变量,则可以构建联合或者条件的填补模型.

联合建模方法假设给定其他观测到的变量,受缺失影响的变量遵循多元正态分布. 但实际上,受缺失影响的变量可能涉及不同类型,例如二值变量、分类变量和序数变量. 在这种情况下,对于所有的缺失变量同时模拟后验预测分布在计算上是不可行的. 因此,有研究者提出了基于链式方程的多重填补. 链式方程的思想是根据 van Buuren 和 Groothuis-Oudshoorn(2011)提出的一系列完全条件分布,逐一更新缺失变量.

用 $Y=(Y_1,\cdots,Y_p)^\mathsf{T}$ 表示需要测量的 p 个变量,$Y_{-j}=(Y_1,\cdots,Y_{j-1},Y_{j+1},\cdots,Y_p)^\mathsf{T}$ 表示所有 Y 中除了 Y_j 以外的变量. 模型假设每个变量完全取决于所有其他变量 Y_{-j},

$$P(Y_1|Y_{-1},\theta_1)$$
$$\vdots$$
$$P(Y_p|Y_{-p},\theta_p).$$

这个模型框架被称为"链式方程",它规定了单变量回归模型,避免了对所有缺失变量的多元分布需要联合建模的麻烦.

在样本大小为 n 的情况下,Y_j 上的观测数据来自主体 n,以 Y_j 表示. 因此我们可以把每个变量 Y_j 划分为缺失部分 Y_j^{mis} 和观测部分 Y_j^{obs}. 值得注意的是,这是对数据的每一列也就是变量的划分,而在以前的小节中我们所用的划分 $y_{i(\mathrm{obs})}$、$y_{i(\mathrm{mis})}$ 是对数据的每一行也就是个体来进行的划分. 迭代过程描述如下:

$$\theta_1^{*(t+1)} \sim P(\theta_1|y_1^{\mathrm{obs}},\cdots,y_p^{(t)}),$$
$$y_1^{*(t+1)} \sim P(y_1^{\mathrm{mis}}|y_1^{\mathrm{obs}},y_2^{(t)},\cdots,y_p^{(t)},\theta_1^{*(t+1)}),$$
$$\vdots$$
$$\theta_p^{*(t+1)} \sim P(\theta_p|y_p^{\mathrm{obs}},y_1^{(t+1)},\cdots,y_{p-1}^{(t+1)}),$$
$$y_p^{*(t+1)} \sim P(y_p^{\mathrm{mis}}|y_p^{\mathrm{obs}},y_1^{(t+1)},\cdots,y_{p-1}^{(t+1)},\theta_p^{*(t+1)}),$$

其中 $Y_j^{(t)}=(Y_j^{\mathrm{obs}},Y_j^{*(t)})$. 每个填补步骤都类似于单变量过程,缺失的解释变量将被替换为前一步的填补值. 对于有缺失的分类变量,可以通过二值或多项式回归模型轻松指定一维条件分布,此过程已在 R 包 mice 中实现.

实际应用时,可以将链式方程方法简要地分为以下步骤,在后面的章节中会通过示例进行说明.

1. 检查数据缺失模式,并确定具有需要填补的缺失值的关键变量. 通常根据缺失的数量和用于填补变量的质量来确定填补的顺序.

2. 使用简单填补法初始化所有缺失值,例如均值填补或末次结转.

3. 为需要填补的第一个变量(Y_1)构建填补模型(通常为回归模型). 例如,如果 Y_1 是二分类变量,则可以构建逻辑回归模型,其中 Y_1 为因变量,而其他变量为协变量. 对于其他类型的变量,可以使用线性、泊松或其他广义线性回归模型.

4. 然后,使用来自预测的后验分布的预测性均值匹配方法或直接采样,将预测值(填补值)替换 Y_1 的缺失值. 注意,后一种方法可能需要难处理的分布的 Gibbs 采样. 在随后的填补模型中将 Y_1 用于其他变量时,Y_1 的观测值和填补值将合并以形成完整的数据向量.

5. 对于每个含有缺少值的变量($Y_2,\cdots,Y_p$),重复步骤 3 和 4. 通过每个变量的循环构成一个迭代. 在每次迭代结束时, 所有的缺失值都已被回归中的填补值替代, 假设回归方程反映了这些变量之间的关系. 研究人员可以设定要执行的迭代次数. 通常进行 10 次迭代就足够了, 但是随着当今计算能力的提高, 建议进行多次迭代以确保算法的收敛性. 最后一次迭代中的填补数据集被视为一个填补数据集.

6. 迭代步骤 2 到 5, 以获得多个填补数据集. 填补数量应取决于数据集缺少的信息. 在大多数情况下, 填补 10~20 次就足够了.

7. 基于每个填补的完整数据集进行参数估计, 将所有填补数据集结果汇总到一起进行最终推断.

链式方程能够处理多种类型的缺失变量, 并且通常易于实现. 尽管没有严格证明算法的收敛性, 但在实践中只要缺失数据比例不太高, 在大多数情况下其性能都是稳定的. 链式方程方法的一个重要限制是, 它不能保证填补的样本确实是从后验预测分布中抽取的.

2.4 贝叶斯方法

关于参数 θ 或缺失数据 D_{mis} 的贝叶斯统计结论是根据条件于观测值 D_{obs} 的概率表达得出的, 或者说是基于 $p(\theta|D_{\mathrm{obs}})$ 和 $p(D_{\mathrm{mis}}|D_{\mathrm{obs}})$. 正是这种基于观测数据的条件使得贝叶斯推断与大多数文章和教科书中描述的常用统计推断不同, 后者是基于对估计 θ 和 D_{mis} 的过程的评估, 其过程是在给定真实未知参数 θ 的可能值的条件下评估观测数据 D_{obs} 分布之下得到的, 而贝叶斯方法把观测数据 D_{obs} 作为了给定的条件. 值得注意的是, 在简单的情况中, 两种方法的结果可能非常相似.

贝叶斯方法在缺失数据和参数之间没有做区分, 因为两者都是不确定的. 贝叶斯方法的重点是条件于观测数据上的缺失数据和参数的联合分布, 联合分布的典型设置包括参数的先验分布、所有数据 (观测数据和缺失数据) 的联合模型以及缺失数据过程的模型 (除非缺失数据机制是可忽略的, 在这种情况下, 不需要缺失数据过程模型).

缺失变量通过诸如 Gibbs 采样等不同方法从其条件分布中进行采样. 在填补阶段中, 从条件于观测数据 D_{obs} 上的缺失数据 D_{mis} 后验预测分布中进行随机抽样从而进行填补. 然后, 从参数 θ 的后验分布中进行抽取参数. 最后, 通过对缺失值的分布取平均来进行推断. 与不存在缺失数据的情况相比, 具有缺失变量的完全贝叶斯方法仅涉及在 Gibbs 采样中加入一个额外的步骤. 因此, 贝叶斯方法不需要额外的推断技术即可适应缺失数据问题. 因此, 贝叶斯方法是非常有力的.

第三章

在有缺失数据时的设计考量

需要指出的是,应该将生物医学、行为和社会研究中缺失数据的普遍性部分归咎于研究人员本身. 许多缺失数据的问题源于不良的研究设计和周密研究计划的缺失. 如果在研究开始时给予足够的重视,就可以在很大程度上避免它们. 正如本杰明·富兰克林所说:"一盎司的预防同价于一磅的治疗". 因此,少量的预先计划通常可以大大减少偏差并提高效率,有时甚至可以挽救原本会被浪费的精力. 在本章中,我们概述了一些设计和实施策略,以避免或减少生物医学研究中的缺失数据. 许多建议基于美国国家研究委员会最近的一份报告(National Research Council,2010)和《新英格兰医学杂志》(NEJM)的一份特别报告(Little 等,2012b). 在 Little 等人的文章中(Little 等,2012a)可以找到更多的技术细节.

3.1　与缺失数据有关的设计因素

关于缺失数据的最佳建议可能是 R. A. Fisher 提出的:"处理缺失数据的最佳解决方案就是没有缺失数据." 这听起来很直观,但在实际中却很难实现. 实际上,对于大多数临床研究而言,往往会发生数据缺失现象. 因为缺失数据的问题是如此普遍,以至于无法避免,人们可能会忽视,从而缺乏在研究设计或进行研究的过程中防止缺失数据的努力. 尽管如此,我们认为应尽早做一切努力来限制数据缺失. 这不仅为估计和推断保留了最多的信息,而且还鼓励研究人员更仔细地思考其研究的科学问题、研究设计、数据收集和分析.

为避免缺失数据,了解哪些因素会影响数据的可用性会很有帮助. 在临床试验的设置中,以下因素往往具有很重要的作用:

1. 数据收集和评估的轻松与否:如果易于评估响应变量(例如心血管试验中的死亡率),则相比于难以评估结果、需要患者主动参与或诊断方法复杂的情况,缺失值的发生率预计会更低.

2. 变量定义的质量:与模糊定义的结局相比,受试者对明确定义的需要测量的结局反应更好.

3. 变量的性质:受试者对不那么涉及隐私或不那么敏感的变量会有更好的回应. 例如,艾滋病毒感染、精神病史和收入等变量很难收集.

4. 每个人收集的数据量:当受访者认为数据收集过程过于繁重时,缺失数据会变得更加频繁.

5. 临床试验的持续时间:随访时间越长,缺失值的可能性越大.

6. 治疗适应证:在患者对研究方案的依从性通常较低的疾病中(例如精神病),缺失值更为常见.

7. 治疗方式:例如,手术还是药物治疗.

8. 参与者继续留在研究中的动机:对干预的耐受性更高或更有可能从研究中受益的患者更倾向于留在研究中.

在规划研究时,研究人员需要评估上述因素,并尝试得到减轻它们对造成缺失数据影响的方法. 缺失值的存在会导致几个主要困难,并且随着缺失值数量的增加,这些困难会加重. 因此,尽可能避免无法观测的值出现是极其重要的. 研究人员应该尽量采用减少缺失数据问题的试验设计,并且不论患者对治疗方案遵守与否都应加强数据的收集,同时鼓励对缺失数据的索要,例如在患者退出试验后继续进行医疗记录. 在某些情况下,当重新索得的已退出试验的患者信息表明患者没有进行进一步干预治疗,或者表明患者在进行干预治疗之前的病情,这些数据将为意向治疗(intention to treat,ITT)人群提供最佳的近似值.

3.2 在临床试验设计阶段限制缺失数据的策略

正如 Lavori 等(2008)指出的,一个好的研究设计可能无法完全消除缺失数据的问题,但是,它可以减少缺失数据的数量或数据缺失所带来的影响. 随后,可以在分析阶段应用诸如本书所涵盖的一些统计方法来进行适当的估计和推断. 另一方面,如果在设计阶段对缺失数据没有给予足够的重视,那么缺失对数据的破坏可能会非常严重,以至于无法在统计分析阶段解决缺失的问题,无法给出推断结论.

临床试验的设计可以通过增加患者参与度、减少受试者退出率和改善数据收集方式来帮助防止数据缺失. 我们建议采用以下设计策略来减少临床试验中的数据缺失现象,其中许多已在美国国家研究委员会(National Research Council,2010)中进行了讨论. 请注意,其中许多建议也适用于观察性研究.

1. 加强数据收集

(1)关注研究目标,仅收集解决科学问题必要的数据. 研究人员经常希望收集尽可能多的信息. 但是太多不必要的数据收集往往会给资源、员工和试验参与者带来压力.

(2)仔细设计数据收集环节,专注和研究最相关的信息,这样数据不会被无关的报告所湮没.

(3)为每个变量提供明确的定义,以避免产生歧义. 当受访者不清楚某个问题或变量时,经常会出现数据缺失的情况.

(4)考虑多种数据收集模式. 除由参与者报告外,还可以使用管理性数据集、电子病历、人口普查数据、在线调查等多种收集方式.

(5)对于纵向或重复测量研究,请给数据收集计划保留更大的灵活性.

(6)仔细计划试验时间,这样试验时间不会不必要地延长,否则可能导致更多的受试者退出. 例如,缩短对主要响应变量的随访时间.

(7)确定最有可能缺失的变量,并计划花费更多的精力来收集它们.

2. 提升研究人群的选择

(1)仔细选择要研究的人群. 当目标人群的需求无法被当前的治疗充分满足时,他们就更有留在试验中的动机. 疾病更严重或健康状况较差的受试者更有可能退出或缺失响应. 但是,请注意,这种对研究人群的排除可能会限制研究结果的普遍性.

（2）为试验加入一个磨合期，在此期间，所有患者都被分配到积极干预中，之后只有那些耐受并坚持治疗的患者才接受随机分组．这种方法潜在的缺点是磨合期会有残留效应，以及患者对干预方案并不是完全不知道的．

3. 提升干预措施

（1）考虑附加干预措施，把要研究的治疗方法补充到已有的治疗方法中，最好保证要研究的干预作用机制与在先前研究中已知有效的作用机制不同．

（2）在研究方案中允许把指定急救药物作为治疗方案的一个组成部分．

（3）在试验后，在治疗获得批准之前，提供继续获得有效治疗的途径．

3.3 在临床试验实施阶段限制缺失数据的策略

各个研究中缺失数据的发生率差异很大．这种差异一部分是与研究内容有关的，但是在许多情况下，对试验的计划和实施加以更多的关注可以大大减少数据缺失的问题．下面我们列出了一些策略．Little 等（2012a，b）的小组报告对其中许多想法进行了更详细的讨论．

1. 对调查人员、员工和受试者给予更好的培训

（1）培训调查人员和研究人员，这样无论受试者是否继续接受被指定的治疗方案，他们都会跟踪受试者直到试验结束．

（2）任用的调查员和临床研究人员应具备在以往的试验中参与研究、追踪受试者并且收集完整数据的良好记录．

（3）即使受试者选择不遵循指定的治疗方案，也需要教育受试者提供完整数据的重要性．

2. 更好的数据追踪

（1）设置若干可以接受的数据缺失率的目标，并且在试验进行过程中监测这些目标缺失率．

（2）缺失率的这些目标和监测也可以与研究人员的绩效评估联系在一起．

（3）通过两次或多次数据录入，或其他方法来检查数据，以便在现有数据基础上找到数据存在的问题．及早发现缺失的数据可能使研究人员能够及时重新收集数据．

（4）使参与者的联系信息保持更新．在注册过程中收集多个联系电话或电子邮件，这样，如果参与者离开研究区域，他们也更有可能被找到．

（5）从参与者那里收集有关他们退出的可能性的信息，并使用此信息来尝试降低人员退出的发生率．例如，保险状态或就业状态往往会对参与者决定是否继续参与研究产生重大影响．

3. 更好的受试者体验

（1）减轻受试者收集数据的负担和不便．例如，与书面调查相比，允许受试者按自己的时间和节奏填写基于网络的调查可能更可取．

（2）激励措施通常会有所帮助，但可能会有政治、财务或行政上的限制．

（3）使研究过程尽可能积极．有时候，免费停车服务或来自研究人员的友好问候等小事可能会带来很大的不同．

3.4 最小化缺失数据的影响

关于可以接受的缺失值数量上限，没有一个明确准则．尽管通常的观点是，超过 30% 的缺失会向分析师发出警报,但是缺失数据的影响取决于信息缺失率,而信息缺失率取决于样本量和完全数据的统计模型. 有关信息缺失率定义的详细讨论,请参见 Little 和 Rubin(2002).

在设计研究并指定要使用的统计方法时,预测可能在试验中观察到的缺失值数量非常重要. 探索性的试验和其他近似产品的试验经验可以在计划试验时提供对缺失数据的预期. 仔细的计划将有助于设定一种可行的方法来处理缺失数据,还有助于设定一系列敏感度分析,以探讨偏离预期的缺失数据模式所带来的影响. 我们强烈建议对缺失数据的预期数量和可接受的数量进行估算:首先,这可能会对效应量的方差和期望产生影响,从而对样本量计算产生影响;其次,适当的计划可以将处理缺失数据的策略本身带来误差的风险降低到最小;再次,随着缺失数据的增加,由缺失数据带来的解释结果的不确定性增加,因而所需要的灵敏度分析也可能要增加.

没有用来处理缺失值的普适方法,并且不同的方法可能导致不同的结果. 为了避免基于数据选择分析方法所带来的顾虑,必须在研究方案或分析计划的统计部分预先指定选择的统计方法. 这部分必须包括对所选方法的详细说明,并说明为什么预期采用的方法是总结研究功效结果的适当方法,以及为什么预期采用的方法可以避免出现试验治疗分析的偏倚. 我们还应预先指定要执行的灵敏度分析.

当缺失数据是不可避免的,有许多减少它们对推断造成影响的方法. 它们包括:

(1)彻底考虑所有可能导致数据缺失的影响因素.

(2)收集可以用于帮助进行缺失值填补的辅助变量.

(3)收集与主要结局蕴含相近信息但是更容易收集的次要结局.

(4)如果可能的话,应收集受试者退出后的结局数据,还应收集受试者退出后接受其他治疗的数据. 受试者接受治疗的种类,包括何时接受治疗、治疗持续了多久以及用了何种剂量都应该给出完整的细节,这些信息有助于把受试者退出后收集的任何有价值数据都置于研究背景下.

第四章

横截面数据方法

4.1 常用方法概述

顾名思义,横截面数据分析是指针对在某个时间点收集的受试者数据,或在不考虑数据的时间差异时(仅考虑对整个系统的变量和结构的单次观测)所进行的分析,这样的分析通常包括受试者间差异的对比. 即使有纵向数据,研究中也往往通过分别考察各个时间点来进行横截面分析. 例如,在下述的 IMPACT 研究中,研究人员将患者分为两组,并在基线后第 6 个月检查了抑郁的状况,以确定两组之间的平均抑郁得分是否存在差异. 在第二章中我们已经讨论了针对这种情况开发的许多缺失数据方法. 在本章中将进一步介绍的推荐方法中,有四个主题:极大似然方法、贝叶斯方法、多重填补和逆概率加权. 此外,在本章末尾,我们还将讨论一些更高级的技术,例如双稳健性估计.

4.2 数据的例子

我们将使用模拟数据和真实世界的试验数据来解释分析方法. 我们考虑了 3 个真实世界数据集,包括 NHANES 示例、IMPACT 研究和 NACC 研究. 后两个例子已经在第一章中进行过描述. 接下来我们简要地描述一下模拟试验和 NHANES 示例.

4.2.1 模拟研究

为了说明缺失数据的问题并比较各种方法,我们将使用带有已知缺失数据模式的模拟数据示例. 所考虑的模拟方案将包括混合变量类型:仅缺少响应变量、仅缺少协变量以及既缺少响应变量又缺少协变量的情况.

4.2.2 NHANES 示例

我们将使用 NHANES 的一个具有非单调缺失的小数据集,该数据集已被纳作 R 中 mice 软件包的参考范例(van Buuren 和 Groothuis-Oudshoorn,2011). 该数据集由 Schafer(1997b)首次使用,包含有关以下 4 个变量的 25 个观察值:年龄组(1 表示 20~39 岁,2 表示 40~59 岁,3 表示 60 岁以上)、身体质量指数(单位为 kg/m^2)、高血压(1 表示无,2 表示有)和总血清胆固醇(单位为 mg/dl). 年龄组和高血压被视为离散变量,而身体质量指数和总血清胆固醇被视为连续变量.

我们将考虑线性模型和以身体质量指数和高血压为响应变量的广义线性模型.

4.3 极大似然方法

我们用 D_{com} 表示没有缺失值的完整数据值,用 D_{obs} 和 D_{mis} 分别表示 D_{com} 中观测到的部分和缺失的部分. 接下来,我们的推断将基于在可忽略缺失数据机制下的观测数的似然函数来进行. 观测数据似然函数可以计算为:

$$L(\theta|D_{\mathrm{obs}})=\int f(D_{\mathrm{obs}},D_{\mathrm{mis}}|\theta)\,\mathrm{d}D_{\mathrm{mis}}.$$

它的得分方程可以表示如下:

$$D_1(\theta|D_{\mathrm{obs}})=\frac{\partial\log L(\theta|D_{\mathrm{obs}})}{\partial\theta}=0.$$

θ 的极大似然估计(MLE)可以通过解得分方程来获得.

通常,得分方程是没有显式解的,并且我们需要利用迭代方法才能得到 θ 的解. 两种主要的迭代方法包括 Newton-Raphson 方法和 Fisher 得分方法. 我们用 $\theta^{(t)}$ 表示经过 t 次迭代后 θ 的当前值. 之后,Newton-Raphson 方法将给出下一次的迭代值即 $\theta^{(t+1)}$ 如下:

$$\theta^{(t+1)}=\theta^{(t)}+I^{-1}(\theta^{(t)}|D_{\mathrm{obs}})D_1(\theta^{(t)}|D_{\mathrm{obs}}),$$

其中 $I(\theta|D_{\mathrm{obs}})$ 是观测到的信息矩阵,定义为

$$I(\theta|D_{\mathrm{obs}})=\frac{\partial^2 l(\theta|D_{\mathrm{obs}})}{\partial\theta\partial\theta},$$

其中 $l(\theta|D_{\mathrm{obs}})=\log L(\theta|D_{\mathrm{obs}})$. Fisher 得分方法给出如下的迭代值:

$$\theta^{(t+1)}=\theta^{(t)}+J^{-1}(\theta^{(t)}|D_{\mathrm{obs}})D_1(\theta^{(t)}|D_{\mathrm{obs}}),$$

其中 $J(\theta|D_{\mathrm{obs}})$ 是信息矩阵的期望,定义为

$$J(\theta)=E\{I(\theta|D_{\mathrm{obs}})|\theta\}$$
$$=-\int\frac{\partial^2 l(\theta|D_{\mathrm{obs}})}{\partial\theta\partial\theta}f(D_{\mathrm{obs}}|\theta)\,\mathrm{d}D_{\mathrm{obs}}.$$

这些算法的主要局限性在于,它们需要计算对数似然的二阶导数矩阵. 一种替代的迭代方法称为期望最大化(EM)算法,这是一种用于在有缺失数据时寻找极大似然估计的通用方法,并且它不需要计算观测数据似然函数的二阶导数矩阵(Dempster 等,1977). EM 算法处理缺失值的基本思想是,它把缺失值替换为估计值,之后根据伪完整数据估计参数,并通过这两个步骤进行迭代直到收敛. 形式上,EM 算法由 E 步(期望)和 M 步(最大化)组成. EM 算法的另一个优点是,E 步和 M 步通常都可以轻松地计算. 现在我们给出 EM 方法的数学定义.

我们用 $l(\theta|D_{\mathrm{com}})$ 表示完整数据的对数似然函数. 用 $\theta^{(t)}$ 表示经过 t 次迭代后当前的估计值,EM 算法的迭代可以定义如下:

(1)E 步:我们计算在给定观测数据和当前参数值时,完整数据对数似然函数的条件期望如下:

$$Q(\theta|\theta^{(t)})=E(l(\theta|D_{\mathrm{mis}},D_{\mathrm{obs}})|D_{\mathrm{obs}},\theta=\theta^{(t)}).$$

(2)M 步:我们对 θ 最大化这个条件对数似然函数期望 $Q(\theta|\theta^{(t)})$,从而得到下一步的迭代值 $\theta^{(t+1)}$.

极大似然估计可以把观测数据的似然函数和完整数据的似然函数联系起来. EM 算法有一

些非常好的理论性质,性质之一是,EM 算法的每一次迭代都会增加 $l(\theta|D_{\text{obs}})$,也就是说,

$$l(\theta^{(t+1)}|D_{\text{obs}}) \geqslant l(\theta^{(t)}|D_{\text{obs}}),$$

其中等号成立当且仅当

$$Q(\theta^{(t+1)}|\theta^{(t)}) = Q(\theta^{(t)}|\theta^{(t)}).$$

这意味着,似然函数在 EM 算法的每次迭代中都会增加,直到满足相等条件并达到迭代的稳定点为止. 如果似然函数是有界的(在很多情况下都是这样),则 EM 序列会产生一个非减序列,该序列必须随着迭代次数达到无穷大而最终收敛. 在相当一般的条件下,最终的稳定点将是极大似然估计值. 这一论断的证明和其他细节请参见 McLachlan 和 Krishnan(1998)、Wu(1983). 举例来说,如果似然函数是单峰的并且满足一定的可微性条件,那么任何 EM 序列都将收敛到唯一的极大似然估计(Wu,1983),而不论其起点如何. 但是对于具有多个局部极大值的似然函数,收敛将达到局部极大值,具体收敛到哪里取决于 EM 算法的起始值.

尽管 EM 算法具有一些不错的理论特性,但也有一些局限性. 例如,它的收敛速度可能非常慢,并且不能为渐近性质研究提供方差 - 协方差矩阵估计. 同样,有时 M 步或 E 步可能难以实现. 借助当今功能越来越强大的计算环境,一些现代软件可以实现各种越来越高效的数值优化算法,因而执行 M 步骤较为容易. 当遇到缺失数据的问题时,限制 EM 算法更广泛流行的最大障碍是,难以计算出完整数据似然函数的期望值. 研究 EM 算法的最初动机是,完整数据对数似然函数比观测数据对数似然函数更易于处理. 但是对于许多实际问题,在 E 步中可能很难写出完整数据似然函数期望值的显式形式,因而需要使用诸如 Laplace 近似和重要性采样(importance sampling)之类的数值方法. 对于更复杂的分布,可以应用高级采样算法,例如自适应拒绝采样技术(adaptive rejection sampling technique). 还有一种情况是,回归分析中存在变量的交互项或变量变换,而变量有缺失值,这时 EM 算法可能不是一个好选择. 因此,为了克服这些局限性,研究者们已经提出了一些扩展方法,包括 ECM、AECM、PX-EM 和 ECME. 有关这些扩展方法的详细说明,参见 McLachlan 和 Krishnan(1998).

4.3.1 缺失协变量为连续型的线性回归的 EM 算法

现在让我们得出有连续性协变量缺失的线性回归的 EM 算法. 考虑如下的回归模型:

$$Y = \beta_0 + \beta_1 X_1 + \beta_2 X_2 + \varepsilon. \tag{4.1}$$

其中 $\varepsilon \sim N(0, \sigma^2)$. 这里 Y 和 X_2 都是被完全观测到的,然而 X_1 可能对某些个体有缺失. 我们假设 $X_1|X_2 \sim N(\alpha, \delta^2)$. 假设我们有模型(4.1)的一个样本量为 n 的简单随机样本. 不失一般性,我们假设其中前 m 个个体的 X_1 是缺失的,而剩下的个体都是被完全观测到的,记 $y = (y_1, \cdots, y_n)^{\mathsf{T}}$,$x_1 = (x_{11}, \cdots, x_{1n})^{\mathsf{T}}$,$x_{1,\text{mis}} = (x_{11}, \cdots, x_{1m})^{\mathsf{T}}$,$x_{1,\text{obs}} = (x_{1(m+1)}, \cdots, x_{1n})^{\mathsf{T}}$,$x_2 = (x_{21}, \cdots, x_{2n})^{\mathsf{T}}$,并且 $\theta = (\sigma, \alpha, \delta, \beta_0, \beta_1, \beta_2)^{\mathsf{T}}$. 我们可以得到用于计算 θ 的极大似然估计以及估计值协方差的 EM 算法. 尽管信息矩阵的解析形式可能是可以获得的,我们仍用观测到的 Fisher 信息矩阵来替代它,以估计极大似然估计的协方差.

在 E 步中,我们计算

$$Q(\theta, \theta^{(t)})$$
$$= E(l_{\text{comp}}(\theta; y, x_1, x_2)|y, x_{1,\text{obs}}, x_2, \theta^{(t)})$$
$$= -n\ln\sigma - b\ln\delta - \frac{1}{2\sigma^2}\sum_{i=m+1}^{n}(y_i - \beta_0 - \beta_1 x_{1i} - \beta_2 x_{2i})^2$$

$$-\frac{1}{2\delta^2}\sum_{i=m+1}^{n}(x_{1i}-\alpha)^2-E\left\{\frac{1}{2\delta^2}\sum_{i=1}^{m}(x_{1i}-\alpha)^2|y,x_{1,\text{obs}},x_2,\theta^{(t)}\right\}$$

$$-E\left\{\frac{1}{2\sigma^2}\sum_{i=1}^{m}(y_i-\beta_0-\beta_1 x_{1i}-\beta_2 x_{2i})^2|y,x_{1,\text{obs}},x_2,\theta^{(t)}\right\}.$$

注意到

$$E\left\{\frac{1}{2\sigma^2}\sum_{i=1}^{m}(y_i-\beta_0-\beta_1 x_{1i}-\beta_2 x_{2i})^2|y,x_{1,\text{obs}},x_2,\theta^{(t)}\right\}$$

$$=\frac{1}{2\sigma^2}\sum_{i=1}^{m}(y_i-\beta_0-\beta_2 x_{2i})^2+\beta_1^2 E(x_{1i}^2|y,x_{1,\text{obs}},x_2,\theta^{(t)})$$

$$-2\beta_1(y_i-\beta_0-\beta_2 x_{2i})E(x_{1i}|y,x_{1,\text{obs}},x_2,\theta^{(t)})$$

并且

$$E\left\{\frac{1}{2\delta^2}\sum_{i=1}^{m}(x_{1i}-\alpha)^2|y,x_{1,\text{obs}},x_2,\theta^{(t)}\right\}$$

$$=\frac{1}{2\delta^2}\sum_{i=1}^{m}\{E(x_{1i}^2|y,x_{1,\text{obs}},x_2,\theta^{(t)})-2\alpha E(x_{1i}|y,x_{1,\text{obs}},x_2,\theta^{(t)})+\alpha^2\}.$$

利用若 X 和 Y 服从二元正态分布 $N(\mu_x,\mu_y,\alpha_X^2,\alpha_Y^2,\rho)$，则 $X|Y\sim N(\mu_X+(Y-\mu_Y)\rho\sigma_X/\sigma_Y,\sigma_X^2(1-\rho^2))$ 这一事实，我们得到

$$E(x_{1i}|y_i,x_{2i},\theta^t)=\alpha^t+\frac{\beta_1^t\delta^{t2}}{\sigma^{t2}\delta^{t2}}(y_i-\beta_0^{t}-\beta_1^{(t)}\alpha'-\beta_2^{(t)}x_{2i})$$

并且

$$E(x_{1i}^2|y_i,x_{2i},\theta^t)=\text{Var}(x_{1i}|y_i,x_{2i},\theta^t)+\{E(x_{1i}|y_i,x_{2i},\theta^t)\}^2$$

$$=\frac{\sigma^{t2}\delta^{t2}}{\sigma^{t2}+\beta_1^{t2}\delta^{t2}}+\{E(x_{1i}|y_i,x_{2i},\theta^t)\}^2.$$

在 M 步中，我们计算能够最大化 $Q(\theta,\theta^{(t)})$ 的 θ. 注意到 $Q(\theta,\theta^{(t)})$ 的期望可以通过简单地把缺失的 x_{mis} 替换为它们的一阶和二阶条件矩来解决. 当 (Y,X) 服从多元正态分布的时候，使用基本的概率分布定理，$X|Y$ 的条件分布也是正态的，因此 $X|Y$ 的一阶和二阶条件期望也可以写作解析形式，正如我们上面介绍的那样. 我们将缺失的协变量是离散时的情况留作给读者作为一个练习. 多元正态分布的算法已经在 Schafer(1997b)、Little 和 Rubin(2002) 中有细致的讨论，并且当 (X,Y) 是多元正态分布时，方法已经在 R 软件包 norm(Schafer,2013) 中得到了实现.

4.3.2 缺失协变量为离散型时线性回归的 EM 算法

这里我们考虑与第 4.3.1 节一样的问题，除了 X_1 是离散的这一区别外. 对于多元离散协变量的缺失数据问题，细节参见 Ibrahim(1990)、Horton 和 Laird(1999).

为了解释说明的方便，我们给出针对二值 X_1 的 EM 算法. 它可以很容易地推广到 X_1 有多于 2 个离散取值的情形. 记 $p_0=\text{Pr}(X_1=0|X_2)$ 并且 $p_1=\text{Pr}(X_1=1|X_2)=1-p_0$. 注意 p_0 和 p_1 可能是 X_2 的函数. 例如，如果我们假设 X_1 对 X_2 逻辑回归，则 $p_1=\dfrac{\exp(\eta_0+\eta_1 X_2)}{1+\exp(\eta_0+\eta_1 X_2)}$，我们还记 $x_{\text{obs}}=(x_{1,\text{obs}}^{\mathsf{T}},x_2^{\mathsf{T}})^{\mathsf{T}}$，这样我们有

$$Q(\theta,\theta')=E\{l_{\text{comp}}(\theta;y,x)|y,x_{\text{obs}},\theta'\}$$

$$=-n\log\sqrt{2\pi}-n\log\sigma-\frac{1}{2\sigma^2}\sum_{i=m+1}^{n}(y-\beta_0-\beta_1x_{1i}-\beta_2x_{2i})^2$$

$$+\sum_{i=m+1}^{n}\{(1-x_{1i})\log p_0+x_{1i}\log p_1\}$$

$$-E\left\{\frac{1}{2\sigma'^2}\sum_{i=1}^{m}(y-\beta_0-\beta_1x_{1i}-\beta_2x_{2i})^2|y,x_{\text{obs}},\theta'\right\}$$

$$+E\left\{\sum_{i=1}^{m}(1-x_{1i})\log p_0+x_{1i}\log p_1|y,x_{\text{obs}},\theta'\right\}.$$

对于上述公式中的两个期望项，我们有

$$E\left\{\sum_{i=1}^{m}(y_i-\beta_0-\beta_1x_{1i}-\beta_2x_{2i})^2|y,x_{\text{obs}},\theta'\right\}$$

$$=\sum_{i=1}^{m}(y_i-\beta_0-\beta_2x_{2i})^2+\beta_1^2\sum_{i=1}^{m}E(x_{1i}^2|y_i,x_{2i},\theta')$$

$$-2\beta_1\sum_{i=1}^{m}(y_i-\beta_0-\beta_2x_{2i})E(x_{1i}|y_i,x_{2i},\theta')$$

并且

$$E\left\{\sum_{i=1}^{m}(1-x_{1i})\log p_0+x_{1i}\log p_1|y,x_{\text{obs}},\theta'\right\}$$

$$=\log(p_0)+E(x_{1i}|y_i,x_{2i},\theta')\log\left(\frac{p_1}{p_0}\right).$$

我们仅需要计算 $E(x_{1i}|y_i,x_{2i},\theta')$，因为对于二进制数据 $E(x_{1i}^2|y_i,x_{2i},\theta')=E(x_{1i}|y_i,x_{2i},\theta')$. 定义 $P'_{ij}\triangleq P(x_{1i}=j|y_i,x_{2i},\theta')$，其中 $j=0,1$. 利用贝叶斯定理，

$$p'_{ij}=\frac{p'_j\exp\left\{-\left(\frac{1}{2\sigma'^2}\right)(y_i-\beta'_0-j\beta'_1-\beta'_2x_{2i})^2\right\}}{\sum_{k=0}^{1}p'_k\exp\left\{-\left(\frac{1}{2\sigma'^2}\right)(y_i-\beta'_0-k\beta'_1-\beta'_2x_{2i})^2\right\}}.$$

这是 Ibrahim（1990）提出的更为通用的加权 EM 方法的特例，它可以很容易地推广以引入辅助信息，参见 Horton 和 Laird（1999）. 在上述算法中，权重是针对值 0 和 1 计算的，因为遭受缺失的协变量是二值的. 如果协变量具有多个类别，则将为变量的每个可能类别计算权重. 如果两个或多个离散协变量具有缺失值，则权重应为条件于当前参数估计，采用这些协变量的特定组合的概率.

在 M 步中，我们对于 θ 最大化 $Q(\theta,\theta^{(t)})$. 有关极大似然估计的标准误差和其他理论属性，请参见上述提及的参考文献.

4.3.3　二值响应变量有缺失的逻辑回归的 EM 算法

假设我们观察到 n 个独立同分布的样本，其中二值响应变量 $y_i\sim B(1,p_i)$ 与协变量 x_i 通过一个逻辑回归模型相联系，模型如下：

$$\log\left(\frac{p_i}{1-p_i}\right)=\beta_0+\beta_1^{\mathsf{T}}x_i.$$

这就是说,

$$p_i = \frac{\exp(\beta_0 + \beta_1^\mathsf{T} x_i)}{1 + \exp(\beta_0 + \beta_1^\mathsf{T} x_i)}.$$

于是完整数据对数似然函数是:

$$l_{\mathrm{comp}}(\beta) = \sum_{i=1}^{n} \left\{ y_i(\beta_0 + \beta_1^\mathsf{T} x_i) - \log(1 + \exp(\beta_0 + \beta_1^\mathsf{T} x_i)) \right\}.$$

当仅有响应变量缺失时,完整数据对数似然函数的期望可以直接通过将期望替换为在当前参数值下响应概率的估计值来计算.

4.3.4 模拟研究

考虑一个模拟研究,研究测量在健身中心锻炼的一组女性的体重和身高. 用 Y_1 和 Y_2 分别表示测得的体重和身高,进一步假设 (Y_1, Y_2) 是具有均值(56.89, 164.71)、方差(47.05, 32.03)和协方差 19.91(相关系数 0.51)的二元正态分布. 我们选择这些值以模仿如 Fox(2008,第 86 页,图 5.1)所报道的那样的一组在运动女性中测得的体重(kg)和身高(cm)之间的关系. 我们让 Y_1(体重)完全观察到,而 Y_2(身高)以概率 $\exp(-0.01Y_1)/\{1 + \exp(-0.01Y_1)\}$ 缺失. 我们可以看到 Y_2 随机缺失,因为缺失仅取决于完全观测到的 Y_1. 在此设置下,我们生成样本大小为 300 的 (Y_1, Y_2) 样本,其散点图如图 4.1 所示.

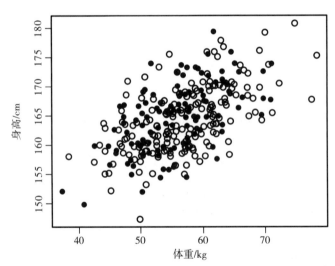

图 4.1　身高和体重的散点图. 实心圆是身高被观测到的数据点,空心圆是身高缺失的数据点.

我们首先考虑 Y_2 对 Y_1 的回归,这是一个缺失响应变量的问题. 完整数据分析、完全案例分析和 EM 算法的结果如表 4.1 所示. 我们可以看到,完全案例线性回归的结果接近完整数据分析的结果,这意味着在这种情况下完全案例分析是无偏的,尽管由于样本缺失导致效率降低,这一点可以从较大的标准误差中看出来. EM 算法的截距和斜率估计与完整数据分析相似,与完全案例分析相比,标准误差得到了改善.

表 4.1 以 Y_2 为响应变量的线性回归

系数	完整数据	完全案例	EM 算法
截距	137.75(2.26)	138.50(2.81)	138.46(2.20)
体重	0.47(0.04)	0.46(0.05)	0.46(0.04)

现在我们考虑 Y_1 对 Y_2 的回归,这是一个缺失协变量问题. 结果总结在表 4.2 中,我们可以看到,EM 算法给出的结果与完整数据分析相似,而完全案例分析的结果与它们完全不同,这意味着在这种情况下完全案例分析是有偏差的.

表 4.2 以 Y_2 为协变量的线性回归

系数	完整数据	完全案例	EM 算法
截距	−55.80(9.41)	−60.39(12.63)	−54.68(9.69)
身高	0.68(0.06)	0.71(0.08)	0.68(0.06)

4.3.5 IMPACT 研究

正如我们在第一章中讨论的那样,IMPACT 研究是纵向的. 通过症状清单 -20(SCL-20)可以测量主要的抑郁症响应变量. 为了便于说明,我们进行了横截面数据分析,以观察第 6 个月的结果. 我们的目的是在控制基线严重性程度的同时评估干预措施的效果. 因此,我们定义了一个二值响应变量,即改善指标,该指标表示相对于 SCL-20 评分的基线而言,第 6 个月是否有 50% 或更多的改善. 将组别和基线 SCL-20 得分用作协变量,考虑逻辑回归.

在 1 797 名观察到基线 SCL-20 得分的受试者中,有 1 567 名受试者在基线和第 6 个月的组别和 SCL-20 评分都被完全观测到,而有 230 名受试者在第 6 个月的 SCL-20 评分缺失. 有 630 名受试者的改善指标等于 1,这意味着他们的 SCL-20 评分在第 6 个月有明显改善.

表 4.3 展示了完全案例分析和 EM 算法的结果. 可以看出,两种方法的估计值非常接近,但是 EM 算法的估计值具有较小的标准误差. 这意味着 EM 算法将提供更有效的估计,尽管在这个例子中不是那么明显.

表 4.3 IMPACT 研究的横截面分析结果

	完全案例		EM 算法	
	估计量	标准误差	估计量	标准误差
截距	−0.896	0.166	−0.896	0.154
组别	0.803	0.106	0.803	0.099
基线 SCL-20	0.044	0.087	0.043	0.08

4.3.6 NACC 研究

为说明起见,我们考虑了一个包含 400 名 NACC 受试者的子集,这些受试者已经死亡并且除了阿尔茨海默病的神经病理学诊断外,所有协变量都有完整的数据. 我们考虑线性回归,响应变量是简易精神状态检查(MMSE)分数,协变量是阿尔茨海默病的神经病理学诊断(reaganAD)、年龄(age)、性别(gender)、是否是白人(white)、是否已婚(married)、是否有过卒中(stroke)、是否有帕金森病(PD)和是否有抑郁症(depress). 除了结果 MMSE 得分和协变量年龄,所有变量都是二值的. 在 400 名受试者中,有 273 名缺少阿尔茨海默病的神经病理学诊断的受试者. 因此,这是一个具有连续响应变量且缺失离散协变量的回归问题.

表 4.4 展示了完全案例分析和 EM 算法的回归分析结果. 我们可以看到,EM 算法和完全案例分析之间的系数估计存在很大差异.

表 4.4   NACC 研究的横截面分析结果

	完全案例		EM 算法	
	估计量	标准误差	估计量	标准误差
截距	2.16	0.64	2.3	0.24
精神病理学诊断	0.97	0.28	0.77	0.16
年龄	−0.15	0.14	0.04	0.08
性别	−0.04	0.31	−0.53	0.16
是否白人	−1.08	0.58	−0.76	0.21
是否已婚	0.27	0.33	0.51	0.17
是否有过卒中	0.33	0.35	0.04	0.21
是否有帕金森病	0.26	0.59	0.15	0.33
是否有抑郁症	0.36	0.37	−0.07	0.24

4.4   贝叶斯方法

4.4.1   理论

在临床试验中,贝叶斯方法提供了一种随着证据积累,持续从证据中学习的方法. 在传统的频率学派统计方法中,先前研究的信息仅在设计阶段使用,而在当前研究的正式分析中则不会使用. 相比之下,贝叶斯方法使用贝叶斯定理把先验信息与有关感兴趣的量的当前信息结合起来. 该先验信息是指可用于构造先验分布(也称为先验概率)或简称为先验的所有信息的集合.

对于感兴趣参数 θ 或者缺失数据 D_{mis} 的贝叶斯统计推断是通过条件于观测数据 D_{obs} 的概率表达,或者说 $p(\theta|D_{obs})$ 和 $p(D_{mis}|D_{obs})$ 来实现的. 正是这种条件于观测数据的做法,使得贝叶斯推断与在大多数文章和教科书中描述的传统频率学派统计推断不同. 频率学派的做法是条件于未知参数值 θ 的真实值上,对观测数据 D_{obs} 的可能分布进行概率评估,从而估计 θ 和 D_{mis}. 值得注意的是,在简单的情形下,两种方法的结果可能是相当近似的.

4.4.2 联合模型以及可忽略的缺失

用 D 来代表一个包含多个变量值的矩形数据集. 也就是说,$D=(D_{ij})$,其中 D_{ij} 为受试者 i 的第 j 个变量值. 我们进一步把 D 分成观测到的部分和缺失的部分,也就是说,$D=\{D_{\mathrm{obs}},D_{\mathrm{mis}}\}$. 令 $r=(r_{ij})$ 表示一个二值指示变量,若 D_{ij} 被观测到,则 $r_{ij}=1$,否则 $r_{ij}=0$. 用 α 和 θ 表示未知参数向量. 于是完整数据的联合模型(似然函数)是

$$f(D,r|\alpha,\theta)=f(D_{\mathrm{obs}},D_{\mathrm{mis}},r|\alpha,\theta),$$

用普通的方法一般是难以对它进行评估的,因为上式涉及缺失数据. 但是,观测数据的边缘分布可以通过积分掉缺失的数据来获得,也就是

$$f(D_{\mathrm{obs}},r|\alpha,\theta)=\int f(D_{\mathrm{obs}},D_{\mathrm{mis}},r|\alpha,\theta)\,\mathrm{d}D_{\mathrm{mis}}.$$

有两种常见的因式分解方法如下:

(1)选择模型(selection model)

$$f(D_{\mathrm{obs}},D_{\mathrm{mis}},r|\alpha,\theta)=f(r|D_{\mathrm{obs}},D_{\mathrm{mis}},\alpha,\theta)f(D_{\mathrm{obs}},D_{\mathrm{mis}}|\alpha,\theta).$$

(2)模式混合模型(pattern mixture model)

$$f(D_{\mathrm{obs}},D_{\mathrm{mis}},r|\alpha,\theta)=f(D_{\mathrm{obs}},D_{\mathrm{mis}}|r,\alpha,\theta)f(r|\alpha,\theta).$$

选择模型分解的一个优势是,它直接包含了感兴趣的模型项. 另一方面,模式混合模型与实际观测到的响应对应得更加直接,也就是说,有不同缺失数据模式的子群的数据分布.

通过恰当的条件独立的假设,选择模型可以简化为

$$f(D_{\mathrm{obs}},D_{\mathrm{mis}},r|\alpha,\theta)=f(r|D_{\mathrm{obs}},D_{\mathrm{mis}},\alpha)f(D_{\mathrm{obs}},D_{\mathrm{mis}}|\theta).$$

这里 $f(D_{\mathrm{obs}},D_{\mathrm{mis}}|\theta)$ 表示的是假设所有数据都能被观测到时的似然函数,而 $f(r|D_{\mathrm{obs}},D_{\mathrm{mis}},\alpha)$ 表示了缺失数据机制,并且描述了观测值缺失概率依赖于其他变量(可以是观测到的,也可以是未观测到的)以及它自己的方式. 在实践中,合理的假设是由不同的参数指定缺失数据的机制和完整数据的模型。对某些种类的缺失数据,r 的条件分布的形式可以进一步简化.

如果数据是 MAR 的,缺失数据指示值仅依赖于观测到的数据,也就是说 $f(r|D_{\mathrm{obs}},D_{\mathrm{mis}},\alpha)=f(r|D_{\mathrm{obs}},\alpha)$. 因此,

$$\begin{aligned}f(D_{\mathrm{obs}},r|\alpha,\theta)&=f(r|D_{\mathrm{obs}},\alpha)\int f(D_{\mathrm{obs}},D_{\mathrm{mis}}|\theta)\,\mathrm{d}D_{\mathrm{mis}}\\&=f(r|D_{\mathrm{obs}},\alpha)f(D_{\mathrm{obs}}|\theta).\end{aligned}$$

如果数据是 MCAR 的,则 $f(r|D_{\mathrm{obs}},D_{\mathrm{mis}},\alpha)=f(r|\alpha)$. 当 α 和 θ 不同的时候,缺失指示值 r 没有包含有关 θ 的信息,对于 θ 的推断可以仅仅基于 $f(D_{\mathrm{obs}}|\theta)$. 缺失数据机制被叫作"可忽略的"(ignorable),如果

1. 缺失数据是 MCAR 或者 MAR;
2. 参数值 α 和 θ 是不同的;
3. α 和 θ 的先验是独立的.

注意到,当缺失是可忽略的时候,我们可以忽略缺失模型. 但是,这不意味着我们可以忽略缺失的数据. 从这个意义上来说,蕴含可忽略缺失的贝叶斯分析与可用数据分析是不同的.

4.4.3 缺失数据的贝叶斯填补

贝叶斯方法往往需要大量计算. 但是近年来,计算算法和计算速度的进步使得我们可以对很复杂、具有很大现实意义的贝叶斯模型进行计算,这使得贝叶斯方法的流行性大大增加

(Malakoff, 1999). 一个基本的计算工具是马尔科夫蒙特卡洛（MCMC）抽样，一个从随机量的分布中进行取样的方法.

在算法上，贝叶斯方法对缺失的数据和参数不作区分，因为它们都是随机的（没有被观测到的）. 贝叶斯方法关注于缺失的数据和参数条件于观测数据的联合分布，并且对联合分布典型的设置包括一个参数的先验分布、一个所有数据的联合模型（包括观测到的和缺失的）以及一个缺失数据过程的模型（除非缺失数据机制是可忽略的，在这种情况下，缺失数据过程模型是不必要的）.

缺失的变量通过不同的方法（例如 Gibbs 采样）从它们的条件分布中进行抽样. 在填补阶段，我们对未观测到的值 D_{mis} 通过其条件于观测值 D_{obs} 的后验预测分布进行模拟抽样，从而进行填补. 之后可以从参数 θ 的后验分布进行抽样. 通过对缺失值的分布进行平均我们可以做出推断. 有缺失变量的全贝叶斯方法与数据中没有缺失值的情况相比，仅涉及在 Gibbs 采样中加入一个额外的步骤. 因此，贝叶斯方法处理缺失数据情况时不需要额外的技术. 鉴于这个原因，贝叶斯方法是相当有力的.

数据扩充（data augmentation），是 Gibbs 采样的一个例子，是一种用来处理在可忽略缺失数据假设下的缺失数据问题的技术. 整个过程是基于以下两个步骤的迭代. 我们首先让 $t=1$ 并且假设有一个参数的首次临时值 $\theta^{(1)}$.

1. 填补：这被称作 I 步骤. 在这个步骤中，通过从条件分布 $L(D_{\mathrm{mis}}|D_{\mathrm{obs}}, \theta^{(t)})$ 中抽取随机样本 $D_{\mathrm{mis}}^{(t+1)}$ 来填补缺失数据. 这一步骤的结果被称作扩充后的数据集.

2. 后验：这被称作 P 步骤. 在这个步骤中，我们把填补后的数据集看作一个满足没有缺失数据假设的数据集，并且从后验条件分布 $L(\theta|D_{\mathrm{obs}}, D_{\mathrm{mis}}^{(t+1)})$ 中抽取随机样本.

如果有了完整数据就容易模拟后验分布，那么这个过程会运行得比较好. 理论上，当迭代次数趋于无穷的时候，$\theta^{(t)}$ 的分布收敛到仅给定 D_{obs} 的后验分布，并且 $D_{\mathrm{mis}}^{(t)}$ 的分布收敛到给定 D_{obs} 的 D_{mis} 预测分布. 但是在实际情况中，我们必须仔细地检测这一收敛. 这是一个 Gibbs 采样的例子，但是也有 Metropolis-Hastings 版本的过程.

上述贝叶斯模型可以通过使用 BUGS、WinBUGS、OpenBUGS 或 JAGS 来得到实现. Windows 可以免费使用 WinBUGS，Windows 和 Linux 系统都可以免费使用 OpenBUGS，Windows、Linux 和 Mac OSX 可以免费使用 JAGS（这是另一种 Gibbs 采样器），有关下载和安装的详细信息，请参见其网站.

4.4.4　模拟的例子

现在我们考虑第 4.3.4 节中给出的数据示例. 考虑体重对身高的线性回归. 要进行贝叶斯分析，我们需要指定贝叶斯模型，该模型由以下 BUGS 代码给出.

```
model{
    for(i in 1:N){
    # 分析模型
    Y[i]~dnorm(mu[i],tau);
    mu[i]<- b[1]+b[2]*X[i];
    # 缺失协变量的填补模型
```

```
        X[i]~dnorm(mx,taux);
    }
    # 分析模型的先验
    b[1]~dunif(-1000,1000);
    b[2]~dunif(-1000,1000);
    tau~dgamma(1.0E-3,1.0E-3);
    # 填补模型的先验
    mx~dnorm(160,0.001);
    taux~dgamma(0.01,0.01);
}
```

在上面的 BUGS 代码中,请注意,除了描述回归关系的分析模型之外,带有缺失值的协变量也被视为随机节点,并为其指定了填补模型. 然后,此设置允许从后验预测分布模拟缺失值,并通过联合模型的各个层级传播不确定性. 这是整个缺失数据填补框架背后的基本思想.

完整数据分析的回归系数估计值是截距 -55.80、斜率 0.68,而贝叶斯分析的后验均值分别为 -53.68 和 0.67,标准误差分别为 11.42 和 0.07. 这意味着贝叶斯分析的结果与完整数据分析的结果非常接近,但是贝叶斯分析的标准误更大.

4.4.5 IMPACT 研究

在 IMPACT 研究中,问题变成了一个仅缺失二值响应变量的回归问题. 在下面的 BUGS 代码中,在第 6 个月的 SCL-20 得分被考虑作一个随机节点,并且被赋予 Bernoulli 分布,之后用 Gibbs 采样对缺失的 SCL-20 得分进行模拟.

```
model{
    for(i in 1:N){
        # 分析模型同时可作为针对缺失值的填补模型
        respond[i]~dbern(pi[i]);
        logit(pi[i])<- b[1]+b[2]*group[i]+b[3]*scl.0[i];
    }
    b[1]~dunif(-1000,1000);
    b[2]~dunif(-1000,1000);
    b[3]~dunif(-1000,1000);
}
```

贝叶斯分析的截距、组别和基线 SCL-20 得分的估计系数及标准误差分别为 $-0.896(0.166)$、$0.805(0.106)$ 和 $0.043(0.087)$. 因此,我们可以看到贝叶斯分析的结果与基于完全案例分析和 EM 算法的结果非常接近.

4.4.6 NHANES 示例

我们现在解释在响应变量和协变量都有缺失数据且有混合变量类型的完整贝叶斯模型,

我们使用 R 软件包 mice 中的 NHANES 示例. 例子中有 25 个个体,响应变量为高血压,协变量为年龄组、身体质量指数和总血清胆固醇. 协变量年龄组是完全观测到的,而其他三个变量有缺失.

正如下述的 BUGS 代码展示的那样,除了回答有关响应变量和协变量之间关系这一主要问题的分析模型之外,其中也有两个针对缺失响应变量和缺失协变量的精细填补模型. 研究人员必须谨慎行事,以确保插补模型具有实际意义,并且需要从观测到的数据中提取其他信息以进行合理填补.

```
model{
  for(i in 1:N){
    # 分析模型同时可作为针对缺失值的填补模型
    hyp[i]~dbern(pi[i]);
    logit(pi[i])<- b[1]+b[2]*age.gp1[i]+b[3]*age.
                   gp2[i]+
                   b[4]*(bmi[i]-mean(bmi))+
                   b[3]*(chl[i]-mean(chl));
    # 针对协变量的真实填补模型,
    # 注意我们不能从缺失的数据开始填补,
    # 需要对离散协变量采用适当的因子分解潜变量模型
    bmi[i]~dnorm(mu.bmi[i],tau.bmi);
    mu.bmi[i]<- theta.bmi[1]+theta.bmi[2]*age.gp1[i]+
                theta.bmi[3]*age.gp2[i];
    # 总血清胆固醇的填补模型,注意没有依赖于高血压缺失值
    chl[i]~dnorm(mu.chl[i],tau.chl);
    mu.chl[i]<- theta.chl[1]+theta.chl[2]*age.gp1[i]+
                theta.chl[3]*age.gp2[i]+
                theta.chl[4]*(bmi[i]-mean(bmi));
  }
  # 分析模型的先验
  for(j in 1:5){
    b[j]~dnorm(0,1.0E-3);
  }
  # 填补模型的先验
  theta.chl[1]~dnorm(190,0.001);
  for(j in 2:4){
    theta.chl[j]~dnorm(0,0.001);
  }
  theta.bmi[1]~dnorm(26,0.001);
  for(j in 2:3){
```

```
    theta.bmi[ j ]˜ dnorm ( 0 , 0.001 ) ;
  }
  tau.bmi ˜ dgamma ( 1.0E-3 , 1.0E-3 ) ;
  tau.chl ˜ dgamma ( 1.0E-3 , 1.0E-3 ) ;
}
```

贝叶斯分析的结果展示在表 4.5 中. 看起来相比于年龄和总血清胆固醇, 高血压与身体质量指数有着更强的关系.

表 4.5　NHANES 示例的贝叶斯分析结果

	截距	年龄组 1	年龄组 2	身体质量指数	总血清胆固醇
均值	−1.466	−48.195	0.248	3.048	−0.135
标准误差	3.843	20.799	0.172	1.71	31.477

4.5　多重填补

4.5.1　理论

与其仅用一个随机填补值代替每个缺失值, 不如用多个填补值来代替缺失值, 这样能够反映我们填补模型的不确定性. 这就是所谓的多重填补 (MI), 每次分别获取一组填补值以形成一个完整的数据集. 因此, 假设你填补了 5 次, 那么你将得到 5 个完整的数据集. 随后, 在其中每个数据集上执行标准统计分析 (就像你在没有缺失数据时做的分析一样). 最后, 把这些数据集上的分析结合起来. 通常来说, 多重填补过程涉及以下三个步骤:

1. 填补: 创造 M 组在适当模型下的缺失数据填补, $D_{\text{mis}}^{(1)}, \cdots, D_{\text{mis}}^{(M)}$.
2. 分析: 对 M 组完整数据集 $(D_{\text{mis}}^{(m)}, D_{\text{obs}})$, $m=1, \cdots, M$, 用同一种方法分别进行分析.
3. 组合: 用 Rubin 法则 (Rubin, 1987) 把这 M 组估计和标准误差结合成一个估计和标准误差.

假设我们对针对一个一维参数 θ (例如, 一个回归模型的系数) 的推断感兴趣. 我们可以从这 M 个完整数据集中的每个数据集上分别得到估计值 $\hat{\theta}_1, \cdots, \hat{\theta}_M$ 以及对应的方差 $V_1, \cdots, V_M$. 利用 Rubin 法则, 可以简单地对这些估计值取平均, 得到

$$\bar{\theta} = \frac{1}{M} \sum_{m=1}^{M} \hat{\theta}_m.$$

随后, 结合多重填补估计值的方差包含两个组成部分: 填补内的平均方差以及填补间的方差. 填补内的平均方差定义为 $\bar{V} = M^{-1} \sum_{m=1}^{M} V_m$, 而填补间的平均方差定义为 $B = (M-1)^{-1} \sum_{m=1}^{M} (\hat{\theta}_m - \bar{\theta})^2$. 这两部分组合起来形成了通常使用的总方差估计值:

$$T = \bar{V} + \left(1 + \frac{1}{M}\right) B.$$

理论依据的细节请参见 Rubin (1987).

假设对于一个较大的样本量以及较大的 M, $(\theta - \bar{\theta}) T^{-1/2}$ 服从标准正态分布. 但是当填补的

数量 M 比较小时,上述的正态假设就是值得怀疑的. Rubin(1987)、Barnard 和 Rubin(1999)提出当 M 较小时,用 t 分布来替代正态分布以作为 $(\theta-\bar{\theta})\,T^{-1/2}$ 的分布,这就是

$$T^{-1/2}(\theta-\bar{\theta})\sim t_v,$$

其中自由度 $v=(M-1)(1+r_M^{-1})^2$. 这里 $r_M=(1+M^{-1})\,B/\bar{V}$ 是由于缺失数据的相对的方差的增量. 基于这个 t 分布,θ 的 $100(1-\alpha)\%$ 置信区间由下面的式子给出:

$$\bar{\theta}\pm t_{v,\,1-\alpha/2}\sqrt{T},$$

用于检验零假设 $\theta=\theta_0$ 相对于一个双侧备择假设的 P 值是

$$2P(t_v\geqslant T^{-1/2}|\bar{\theta}-\theta_0|),$$

或者等价地,

$$P(F_{1,v}\geqslant T^{-1}(\bar{\theta}-\theta)^2).$$

当完整数据集是基于一个有限的自由度也就是 v_{com} 时,v 的一个额外的改进替代为

$$v^*=(v^{-1}+\hat{v}_{\mathrm{obs}}^{-1})^{-1},$$

其中

$$\hat{v}_{\mathrm{obs}}=(1-r_{\mathrm{D}})\,\frac{v_{\mathrm{com}}+1}{v_{\mathrm{com}}+3}\,v_{\mathrm{com}}.$$

更多细节参见 Barnard 和 Rubin(1999).

多重填补方法有以下的优势:①一旦缺失数据被填补,它就可以使用简单的针对完整数据的技术和软件;②它允许数据填补和数据分析是分开的;③它反映了由于数值缺失的事实所带来的采样方差;④如果填补是从不同的模型中抽取的,则它可以反映模型的不确定性;⑤它允许第一步中得到的一组填补被用到第二步中不同分析手段中. 在上面的描述中,我们没有在多重填补的第一步中指定如何填补数据,这是因为存在许多不同的填补数据方法. 在第二章中我们了解到,有一些填补方法比其他方法更好. 尽管存在多种建立填补模型的方法,但是传统的多重填补基于缺失数据的后验预测分布对缺失的数据进行填补. 对分类型和连续型的混合数据提出多元联合模型的传统方法可能会出现问题,因为通常很难为所有感兴趣的变量提出合理的联合分布. 替代方法包括使用链式方程,也称为回归转换,该方法中为给定所有其他变量后需要进行填补的每个单变量指定了合理的回归模型. 该方法存在一些理论上的缺陷,因为对每个单变量指定条件分布不能保证合适的联合模型,但是即使没有这样的联合模型,每个条件分布设定仍可能对数据具有很好的经验拟合(van Buuren,2013).

现在,我们将更详细地讨论两种推荐的方法,并在下面提供代码以实现这两种用于多重填补的方法. 这两种方法是:①从后验预测分布进行填补采样;②基于链式方程. 有专门针对多重填补方法的优秀教科书,请参见 Molenberghs 和 Kenward(2007)、van Buuren(2013).

4.5.2　渐近性考量和实践准则

上一节中描述的用于组合完整数据推论的规则均假定样本量足够大,足以使通常的渐近性质成立. 但是对于较小的样本,当渐近方法失效时,基于模拟的 θ 后验分布的结论可能更可取,但需要注意,贝叶斯分析的解释取决于先验分布.

参数贝叶斯模拟方法在很大程度上取决于完整数据参数模型的正确设定. 如果对填补数据集的分析是在更合理的假设下进行的,则在错误模型下创建的多重填补可能不会对最终推断产生灾难性影响. 由于填补和分析步骤是分开的,因此如果填补模型和分析模型不同,仍有可能获

得有效的多重填补推论. 事实上,合并完整数据分析结论的规则是在这两个模型之间有一些共性的隐含假设下得出的.

如果用于分析的模型是填补模型的特例(即用于分析的模型更具限制性),那么,如果用于分析的额外假设是正确的,则多重填补推论将是有效的. 尽管因为填补会反映出额外的不确定性,结论可能是偏向保守的(也就是方差更大). 如果分析模型的额外假设不成立,则多重填补推断将无效.

在分析模型比填补模型更为一般的情况下(即填补模型对完整数据进行假设,而分析模型没有),那么,如果填补模型的额外假设是正确的,则多重填补的推论仍然有效. 此外,多重填补估计值 $\bar{\theta}$ 将比纯粹从分析模型得出的基于观测数据的估计值更有效,因为多重填补估计值结合了填补者对数据的更高级认识,这就是所谓的超有效性. 此外,多重填补区间的平均宽度将小于从观测数据和分析模型得出的置信区间宽度. 但是,如果分析模型的额外假设不成立,则多重填补的推论将不再有效.

出于实践的考虑,填补模型应该包括:

(1) 对分析来说关键的变量;

(2) 对关键变量有很强预测性的变量(例如一个响应变量);

(3) 对缺失有很强预测性的变量;

(4) 能够描述样本设计特点的变量(例如对于概率调查).

一般准则是,填补模型应当使用足够一般的模型,以容纳变量之间的任何关联(两两之间、三个之间甚至更复杂的关联),因为变量之间的相关性可能成为后续研究目标.

4.5.3 多重填补方法的理论解释

这一节我们基于大样本贝叶斯近似给出多重填补方法的理论解释,这里大样本近似假设观测数据的后验分布服从正态分布. 基于正态假设,我们只需要估计均值和方差,因而只需要更少的抽样次数.

如果我们假设 $p(\theta|D_{\mathrm{obs}})$ 近似服从正态分布,观测数据的后验分布是由后验均值和方差决定的,也就是 $E(\theta|D_{\mathrm{obs}})$ 和 $\mathrm{Var}(\theta|D_{\mathrm{obs}})$. 注意到

$$E(\theta|D_{\mathrm{obs}})=E\big[\,E(\theta|D_{\mathrm{mis}},D_{\mathrm{obs}})|D_{\mathrm{obs}}\,\big]$$
$$=\int E(\theta|D_{\mathrm{mis}},D_{\mathrm{obs}})\,p(D_{\mathrm{mis}}|D_{\mathrm{obs}})\,\mathrm{d}D_{\mathrm{mis}},$$

其中外层期望是对后验预测分布也就是 $p(D_{\mathrm{mis}}|D_{\mathrm{obs}})$ 取的. 类似地,我们可以证明,

$$\mathrm{Var}(\theta|D_{\mathrm{obs}})=E\big[\,\mathrm{Var}(\theta|D_{\mathrm{mis}},D_{\mathrm{obs}})|D_{\mathrm{obs}}\,\big]$$
$$+\mathrm{Var}\big[\,E(\theta|D_{\mathrm{mis}},D_{\mathrm{obs}})|D_{\mathrm{obs}}\,\big].$$

进一步,我们可以得到

$$E\big[\,\mathrm{Var}(\theta|D_{\mathrm{mis}},D_{\mathrm{obs}})|D_{\mathrm{obs}}\,\big]$$
$$=\int \mathrm{Var}(\theta|D_{\mathrm{mis}},D_{\mathrm{obs}})\,p(D_{\mathrm{mis}}|D_{\mathrm{obs}})\,\mathrm{d}D_{\mathrm{mis}}$$

并且,

$$\mathrm{Var}\big[\,E(\theta|D_{\mathrm{mis}},D_{\mathrm{obs}})|D_{\mathrm{obs}}\,\big]$$
$$=\int E^2(\theta|D_{\mathrm{mis}},D_{\mathrm{obs}})\,p(D_{\mathrm{mis}}|D_{\mathrm{obs}})\,\mathrm{d}D_{\mathrm{mis}}$$
$$-\big(\int E(\theta|D_{\mathrm{mis}},D_{\mathrm{obs}})\,p(D_{\mathrm{mis}}|D_{\mathrm{obs}})\big)^2.$$

因此,如果 $D_{\mathrm{mis}}^{(i)}$ 是从后验预测分布 $p(D_{\mathrm{mis}}|D_{\mathrm{obs}})$ 中抽取的 D_{mis} 的独立样本的话,对较大的 M,

我们有

$$E\left[\,E\left(\theta|D_{\mathrm{mis}},D_{\mathrm{obs}}\right)|D_{\mathrm{obs}}\,\right]\approx\frac{1}{M}\sum_{m=1}^{M}\hat{\theta}_m,$$

其中 $\hat{\theta}_m=E(\theta|D_{\mathrm{mis}}^{(m)},D_{\mathrm{obs}})$, 是用第 m 个填补后的数据集 $(D_{\mathrm{mis}}^{(i)},D_{\mathrm{obs}})$ 计算得到的 θ 的完整数据后验均值. 类似地,对较大的 M,我们有

$$E\left[\,\mathrm{Var}\left(\theta|D_{\mathrm{mis}},D_{\mathrm{obs}}\right)|D_{\mathrm{obs}}\,\right]\approx\overline{V}=\frac{1}{M}\sum_{m=1}^{M}\mathrm{Var}(\theta|D_{\mathrm{mis}}^{(m)},D_{\mathrm{obs}}),$$

其中 $\mathrm{Var}(\theta|D_{\mathrm{mis}}^{(m)},D_{\mathrm{obs}})$ 是用第 m 个填补后的数据集 $(D_{\mathrm{mis}}^{(m)},D_{\mathrm{obs}})$ 计算得到的 θ 的完整数据后验方差,并且

$$\mathrm{Var}\left[\,E\left(\theta|D_{\mathrm{mis}},D_{\mathrm{obs}}\right)|D_{\mathrm{obs}}\,\right]\approx B=\frac{1}{M-1}\sum_{m=1}^{M}(\hat{\theta}_m-\overline{\theta})^2,$$

其中 $\overline{\theta}=M^{-1}\sum_{m=1}^{M}\hat{\theta}_m$. 我们把 $\overline{V}$ 和 B 分别叫作平均填补内方差和填补间方差. 注意到贝叶斯分析把 θ 当作变量,因此方差还有一个额外的 B.

4.5.4 当 θ 为 k 维时的多重填补

当 θ 不是一个标量,而是一个 k 维向量时,为统计量

$$(\overline{\theta}-\theta)'V(\theta|D_{\mathrm{obs}})^{-1}(\overline{\theta}-\theta)/k$$

找到一个合适的参考分布不是一件容易的事情. 这里主要的问题是,对较小的 M,填补间协方差矩阵 B 是 $V(\theta|D_{\mathrm{obs}})$ 的一个非常不稳定的估计,并且如果 $M\leqslant k$ 它甚至不是满秩的. 一个解决方法是做出简化假设:样本的填补间协方差矩阵和填补内协方差矩阵是成比例的,这等价于假设 θ 的所有维度的缺失信息的结构是相同的. 在这个假设下,对全方差的一个更稳定的估计是

$$\tilde{V}(\theta|D_{\mathrm{obs}})=(1-r_M)\overline{V},$$

其中 $r_M=(1+M^{-1})\mathrm{tr}(B\overline{V}^{-1})/k$ 是 θ 各维度间缺失数据所造成的方差的平均相对增加,$\mathrm{tr}(B\overline{V}^{-1})$ 是 $B\overline{V}^{-1}$ 的迹,即 $B\overline{V}^{-1}$ 对角元素之和.

在零假设 $H_0:\theta=\theta_0$ 下,检验统计量

$$W(\theta_0,\theta)=(\theta_0-\overline{\theta})^{\mathsf{T}}\overline{V}^{-1}(\theta_0-\overline{\theta})/(1+r_m)k$$

服从自由度为 k 和 v_1 的 F 分布. 因此,P 值是 $P(F_{k,v_1}>W(\theta_0,\theta))$. 若 $k(M-1)>4$,自由度是

$$v_1=4+(k(M-1)-4)\left[1+\frac{a}{r_M}\right]^2,a=1-\frac{2}{k(M-1)}.$$

若 $k(M-1)\leqslant 4$,自由度是

$$v_1=(k+1)v/2=(k+1)(M-1)(1+r_M^{-1})^2/2.$$

尽管上面的参考分布是在较强的假设下得到的,即 θ 的全部分量的信息缺失结构是相同的,Li 等(1991)在这个假设被破坏的时候也报告了较好的结果.

假设除了感兴趣的参数 θ 之外还有冗余参数 ϕ. 我们的零假设和备择假设是 $H_0:\theta=\theta_0 \leftrightarrow H_1:\theta\neq\theta_0$. 用 $\hat{\theta}$ 和 $\hat{\phi}$ 表示没有零假设限制的 θ 和 ϕ 的估计,$\hat{\phi}_0$ 是当没有缺失数据时在零假设下 ϕ 的估计. 于是,基于似然比检验的 P 值是 $Pr(\chi_k^2>\mathrm{LR})$,其中 $\mathrm{LR}=\mathrm{LR}\left[(\hat{\theta},\hat{\phi}),(\theta_0,\hat{\phi}_0)\right]$,$\chi_k^2$ 是有 k 自由度的 χ^2 分布的随机变量.

对第 m 个填补的数据集 $(\mathrm{D}_{\mathrm{mis}}^{(m)},\mathrm{D}_{\mathrm{obs}})$,用 $(\hat{\theta}^{(m)},\hat{\phi}^{(m)})$ 表示在没有 H_0 假设下的 θ 和 ϕ 的估计,$\hat{\phi}_0$ 是在零假设 $H_0:\theta=\theta_0$ 下的 ϕ 的估计,$\mathrm{LR}^{(i)}$ 是对应的似然比检验统计量. 让 $\overline{\theta}=\sum_{m=1}^{M}\hat{\theta}_m/M$、

$\bar{\phi}=\sum_{m=1}^{M}\bar{\phi}^{(m)}$、$\bar{\phi}_0=\sum_{m=1}^{M}\bar{\phi}_0^{(m)}$，并且 $\overline{LR}=\sum_{m=1}^{M}LR^{(m)}/M$．假设函数 LR 可以对 M 个完整数据集中的每一个在 $\bar{\theta}$、$\bar{\phi}$、θ_0 和 $\bar{\phi}_0$ 处进行估计，得到 M 个 $LR[(\bar{\theta},\bar{\phi}),(\theta_0,\bar{\phi}_0)]$ 的值，其 m 个填补的平均值是 $\overline{LR}_0$．于是检验统计量是：

$$W=\overline{LR}_0\Big/\Big[k+\frac{(M+1)(\overline{LR}-\overline{LR}_0)}{(M-1)}\Big]$$

它与 $W(\theta_0,\bar{\theta})$ 有相同的渐近分布（Meng and Rubin,1992）．因此，P 值是 $\Pr(F_{k,v_1}>W)$．

在某些例子里，完整数据方法可能不能得到广义函数 LR（·）的估计，而仅仅能得到似然比统计量的值．因此如果我们没有 $\overline{LR}_0$ 而仅有 $LR_1,\cdots,LR_m$，也有一种不那么准确的方法来结合这个值（Li 等,1991）．重复填补的 P 值由以下式子给出：

$$\Pr(F_{k,b}>\widetilde{LR}),$$

其中

$$\widetilde{LR}=\frac{\overline{LR}/k-(1-m^{-1})v}{1+(1+M^{-1})v},$$

v 是 $(\sqrt{LR_1},\cdots,\sqrt{LR_M})$ 的样本方差，并且

$$b=k^{-3/M}(M-1)\{1+[(1+M^{-1})v]^{-1}\}^2.$$

4.5.5　模拟案例

在模拟数据中，体重是完全被观测到的，而身高包含一些缺失值．我们通过从基于完全案例回归模型的预测分布中进行缺失值的采样来执行多重填补．我们进行均值填补，它通过预测分布的均值对缺失值进行填补．结果展示在表 4.6 中．可以看出，均值填补的表现不是很好，而多重填补和完整数据分析给出了相近的结果．

表 4.6　基于填补的横截面模拟数据回归分析

	均值填补		多重填补	
	估计量	标准误差	估计量	标准误差
截距	−99.32	10.34	−56.13	10.44
身高	0.95	0.06	0.69	0.06

4.5.6　IMPACT 研究

我们通过使用链式方程的预测均值匹配方法来对 IMPACT 研究进行多重填补，注意到其中涉及二分类结局的被动填补．截距、组分配和基线 SCL-20 得分的系数分别是 −0.832、0.857 和 −0.008，这与 EM 算法和贝叶斯分析得到的结果是接近的．

4.6　填补估计方程

填补估计方程的想法最初是由 Paik（1997）提出的．由于估计方程通常是由得分方程构建的，因此这种方法也叫作平均得分填补．对于完整数据，假设我们可以使用一些估计方程来估计

感兴趣的参数 θ, 例如, 我们通过解下面的估计方程来寻找 θ 的一个估计:

$$\sum_{i=1}^{n} U(D_i; \theta) = 0,$$

其中 D_i 是个体 i 的完整数据. 当个体 i 有可能有缺失值时, D_i 可以进一步被分割为观察到的部分 $D_{\text{obs},i}$ 和缺失的部分 $D_{\text{mis},i}$. 当 D_i 的某些成分缺失时, 我们可以使用 $U(D_i; \theta)$ 的期望来作为一种"填补":

$$\sum_{i=1}^{n} E_{D_{\text{mis},i} | D_{\text{obs},i}} U(D_i; \theta) = 0,$$

其中期望是给定观测数据 $D_{\text{obs},i}$ 对缺失数据 $D_{\text{mis},i}$ 取的. 这种估计可能与 Wang 和 Robins(1998)所提出的多重填补有些相近, 后者使用了如下的估计方程:

$$\sum_{j=1}^{m} \sum_{i=1}^{n} U(D_{\text{obs},i}, \tilde{D}_{\text{mis},i}^{(j)}; \theta) = 0,$$

其中 $\tilde{D}_{\text{mis},i}^{(j)}$ 是来自条件分布 $D_{\text{mis},i} | D_{\text{obs},i}$ 的一个样本. Fay(1996)证明了这种估计和传统的多重填补估计有相同的渐近表现. 很明显, 当 m 很大的时候, $m^{-1} \sum_{j=1}^{M} U(D_{\text{obs},i}, \tilde{D}_{\text{mis},i}^{(j)}; \theta)$ 会接近 $E_{D_{\text{mis},i} | D_{\text{obs},i}} U(D_i; \theta)$. 因此, 填补后的估计方程应该和多重填补的估计方程是近似的.

如果完整数据估计方程是相合的, 也就是说, $E\{U(D_i; \theta)\} = 0$, 则填补后的估计方程也是相合的, 因为

$$E\{E_{D_{\text{mis},i} | D_{\text{obs},i}} U(D_i; \theta)\} = E\{U(D_i; \theta)\} = 0.$$

在实践中, 为了估计条件期望 $E_{D_{\text{mis},i} | D_{\text{obs},i}}$, 我们通常需要一个填补模型.

4.7 逆概率加权

4.7.1 理论

逆概率加权方法(inverse probability weighing, IPW)对每一个观测赋予权重, 使它能够代表整个总体的特征, 这种想法已经在样本调查中得到了普遍应用. 这种方法的主要优势是它的半参数性质和灵活性. 假设我们观察到了如下的数据:

组别	暴露组				非暴露组			
响应	1	1	1	1	2	2	2	2

于是平均响应是 1.5. 如果我们只观察到了暴露组的 1 个个体和非暴露组的 3 个个体, 则平均响应是 7/4=1.75, 这是有偏差的. 注意到暴露组的响应概率是 1/4, 而非暴露组的响应概率是 3/4, 因此我们可以计算一个加权平均, 其中每个观测用它被观测到的概率的倒数加权, 加权平均数是

$$\frac{1 \times \dfrac{4}{1} + (2+2+2) \times \dfrac{4}{3}}{\dfrac{4}{1} + \dfrac{4}{3} + \dfrac{4}{3} + \dfrac{4}{3}} = 1.5.$$

因此,在这个例子中,逆概率加权通过对那些有一定概率被观测到的个体的数据加权,从而"构建"了完整人群,消除了偏差. 更一般地,我们可以证明逆概率加权估计是无偏并且相合的.

我们现在把这个想法应用到观测数据有缺失的估计方程问题中. 用 R_i 表示缺失指示变量,如果个体 i 完全被观测到,则 $R_i=1$,反之则为 0. 用 $D_{\text{obs},i}$ 和 D_i 分别表示个体 i 的观测数据和完整数据. 定义 $\pi(D_{\text{obs},i})=Pr(R_i=1|D_{\text{obs},i})$. 逆概率加权估计方程为

$$\sum_{i=1}^n \frac{R_i}{\pi(D_{\text{obs},i})} U(D_i;\theta)=0,$$

其中 $E\{U(D_i;\theta)\}=0$. 在用选择概率的倒数对每个完全案例进行加权后,估计方程是相合的,因为我们注意到

$$E\left\{\frac{R_i}{\pi(D_{\text{obs},i})}U(D_i;\theta)\right\}=E\left[E_{R_i|D_{\text{obs},i}}\left\{\frac{R_i}{\pi(D_{\text{obs},i})}U(D_i;\theta)\right\}\right]$$

$$=E\left[\left\{\frac{\pi(D_{\text{obs},i})}{\pi(D_{\text{obs},i})}U(D_i;\theta)\right\}\right]$$

$$=E\{U(D_i;\theta)\}=0.$$

在实践中,缺失机制 $\pi(D_{\text{obs},i})$ 或者是由于设计而为人所知,或者需要通过某些参数模型来进行估计. 在后一种情况中,逆概率加权估计需要缺失机制模型的正确的描述. 技术上,逆概率加权也需要选择概率是严格为正的,也就是 $\pi(D_{\text{obs},i})>0$. 如果某个个体被观测到的概率 $\pi(D_{\text{obs},i})\approx 0$,则逆概率加权估计是非常没有效率并而且不稳定的.

4.7.2　模拟案例

我们考虑体重对身高的线性回归. 截距和身高的参数的估计分别是 $-59.96(12.68)$ 和 $0.71(0.08)$. 与完全案例分析相比,我们可以看到 IPW 有效地降低了估计的偏差.

4.8　双稳健估计

4.8.1　理论

逆概率加权估计并没有完全地利用可用数据,因为有缺失数据的个体被移除了. Robins 等(1994,1995)首次提出了双稳健估计,以提高逆概率加权估计的效率. 在这里我们只关注有一个变量缺失的情况. 假设我们可以把 D_i 分割为

$$D_i=\begin{pmatrix} D_i^{(1)} \\ D_i^{(2)} \end{pmatrix},$$

其中只有 $D_i^{(1)}$ 是有缺失的,而 $D_i^{(2)}$ 是每个个体都可观测到的. 需要说明的是,$D_i^{(1)}$ 可以是一个响应变量也可以是一个协变量. 双稳健估计是通过解下述的估计方程来得到的:

$$0=\sum_{i=1}^n \left\{\frac{R_i}{\pi(D_i^{(2)})}U(D_i;\theta)+\left(1-\frac{R_i}{\pi(D_i^{(2)})}\right)E_{D_i^{(1)}|D_i^{(2)}}U(D_i;\theta)\right\}. \tag{4.2}$$

通常 $\pi(D_i^{(2)})$ 和 $E_{D_i^{(1)}|D_i^{(2)}}(\cdot)$ 是需要从数据中估计的. 因此,这个推断方法可以结合缺失机制和填补模型的知识. 方程(4.2)最为吸引人的性质就是,当填补模型或者缺失机制模型中有一者是正确的时候(而不需要两者都正确),则这个估计方程就是相合的.

如果缺失机制模型是正确的,

$$E\left\{\frac{R_i}{\pi(D_i^{(2)})}U(D_i;\theta)+\left(1-\frac{R_i}{\pi(D_i^{(2)})}\right)E_{D_i^{(1)}|D_i^{(2)}}U(D_i;\theta)\right\}$$

$$=E\left[E_{R_i|D_{\text{obs},i}}\left\{\frac{R_i}{\pi(D_i^{(2)})}U(D_i;\theta)+\left(1-\frac{R_i}{\pi(D_i^{(2)})}\right)E_{D_i^{(1)}|D_i^{(2)}}U(D_i;\theta)\right\}\right]$$

$$=E\left\{\frac{\pi(D_i^{(2)})}{\pi(D_i^{(2)})}U(D_i;\theta)+\left(1-\frac{\pi(D_i^{(2)})}{\pi(D_i^{(2)})}\right)E_{D_i^{(1)}|D_i^{(2)}}U(D_i;\theta)\right\}$$

$$=E\{U(D_i;\theta)\}=0.$$

如果填补模型是正确的,

$$E\left\{\frac{R_i}{\pi(D_i^{(2)})}U(D_i;\theta)+\left(1-\frac{R_i}{\pi(D_i^{(2)})}\right)E_{D_i^{(1)}|D_i^{(2)}}U(D_i;\theta)\right\}$$

$$=E\left[E_{D_i^{(1)}|D_i^{(2)},R_i}\left\{\frac{R_i}{\pi(D_i^{(2)})}U(D_i;\theta)+\left(1-\frac{R_i}{\pi(D_i^{(2)})}\right)E_{D_i^{(1)}|D_i^{(2)}}U(D_i;\theta)\right\}\right]$$

$$=E\left[\frac{R_i}{\pi(D_i^{(2)})}E_{D_i^{(1)}|D_i^{(2)}}U(D_i;\theta)+\left(1-\frac{R_i}{\pi(D_i^{(2)})}\right)E_{D_i^{(1)}|D_i^{(2)}}U(D_i;\theta)\right]$$

$$=E\left[E_{D_i^{(1)}|D_i^{(2)}}U(D_i;\theta)\right]=E\{U(D_i;\theta)\}=0.$$

当有一个以上的变量缺失的时候,双稳健估计有着更加复杂的形式. 感兴趣的读者请参见 Tsiatis(2006).

4.8.2 方差估计

填补估计、逆概率加权估计和双稳健估计通常涉及对冗余参数的估计,才能评估 $\pi(D_{\text{obs},i})$ 和 / 或 $E_{D_{\text{mis},i}|D_{\text{obs},i}}(\cdot)$ 的大小. 因此在我们介绍 $\hat\theta$ 的方差的估计之前,我们需要讨论冗余参数的估计.

我们可以通过 R_i 对某个设计矩阵 W_{1i} 的二值回归来得到 $\pi(D_{\text{obs},i})$ 的估计,后者是由观测到的变量 $D_{\text{obs},i}$ 所得到的. 例如,我们可以假设

$$Pr(R_i=1|D_{\text{obs},i})=\text{expit}(W_{1i}^{\mathsf{T}}\eta_1),$$

其中 η_1 是选择模型中的冗余参数.

$E_{D_{\text{mis},i}|D_{\text{obs},i}}(\cdot)$ 的估计通常没有那么直接. 但是如果完全数据估计方程 $U(D_i;\theta)$ 对 $D_{\text{mis},i}$ 是线性的,那么我们就只需要对 $E(D_{\text{mis},i}|D_{\text{obs},i})$ 进行建模. 在下面的三个情形中,$U(D_i;\theta)$ 对 $D_{\text{mis},i}$ 都是线性的:①缺失类别变量;②缺失连续的响应变量. 之后我们可以从回归模型中估计 $E(D_{\text{mis},i}|D_{\text{obs},i})$. 例如,一个自然的选择是广义线性模型

$$E(D_{\text{mis},i}|D_{\text{obs},i})=g(W_{2i}^{\mathsf{T}}\eta_2),$$

其中 W_{2i} 是设计矩阵并且 η_2 是填补模型的冗余参数. 当 $U(D_i;\theta)$ 对 $D_{\text{mis},i}$ 是非线性的时候,

$$E_{D_{\text{mis},i}|D_{\text{obs},i}}(U(D_i;\theta))=\int U(D_i;\theta)f_{D_{\text{mis},i}|D_{\text{obs},i}}(D_{\text{mis},i})\,\mathrm{d}D_{\text{mis},i},$$

这就需要额外的步骤来估计密度函数 $f_{D_{\text{mis},i}|D_{\text{obs},i}}$.

现在我们用 $S_2(\eta)=\sum_i S_{2i}(\eta)$ 表示填补模型和 / 或选择模型的估计方程,用 $S_1(\theta,\eta)=\sum_i S_{1i}(\theta,\eta)$ 表示填补、逆概率加权或双稳健估计的估计方程. 在一些温和的正则条件下,$(\hat\theta,\hat\eta)$ 服从渐近正态分布,并且有典型的三明治方差形式,

$$\sqrt{n}\left[\begin{pmatrix}\hat\theta\\\hat\eta\end{pmatrix}-\begin{pmatrix}\theta\\\eta\end{pmatrix}\right]\to N(0,\Gamma^{-1}A\Gamma^{-\mathsf{T}}),$$

其中,

$$I=E\begin{pmatrix}\dfrac{\partial}{\partial\theta^{\mathsf{T}}}S_{1i}(\theta,\eta) & \dfrac{\partial}{\partial\eta^{\mathsf{T}}}S_{1i}(\theta,\eta)\\[2mm] 0 & \dfrac{\partial}{\partial\eta^{\mathsf{T}}}S_{2i}(\eta)\end{pmatrix},$$

$$A=E\begin{pmatrix}S_{1i}(\theta,\eta)S_{1i}^{\mathsf{T}}(\theta,\eta) & S_{1i}(\theta,\eta)S_{2i}^{\mathsf{T}}(\eta)\\ S_{2i}(\eta)S_{1i}^{\mathsf{T}}(\theta,\eta) & S_{2i}(\eta)S_{2i}^{\mathsf{T}}(\eta)\end{pmatrix}.$$

在实践中,我们通过用样本平均 $n^{-1}\sum_{i=1}^{n}(\cdot)$ 替代 $E(\cdot)$ 来评估 I 和 A.

4.8.3 NACC 研究

我们对 MMSE 得分(Y)对风险因子 X、真实疾病状态 D 以及疾病状态和危险因子的交互 $D\times X$ 进行线性回归. 因此模型是:

$$E(Y|D,X)=\beta_0+\beta_1^{\mathsf{T}}X+\beta_2D+\beta_3^{\mathsf{T}}(D\times X).$$

我们允许 MMSE 得分的方差在阿尔茨海默病和没有阿尔茨海默病的个体间不同:

$$\mathrm{var}(Y|D,X)=\gamma_0+\gamma_1D.$$

MMSE 得分被转化为 $(30-Y)/5$ 并且年龄被转化为 $(age-70)/10$,因此报告的系数都在同一个恰当的量级上. 所有的风险因子以及 MMSE 得分都被包括在缺失机制模型里. 填补模型也包括了检验得分的平方项,以及真实疾病状态和协变量之间的交互项.

结果展示在表 4.7 里. 三种方法的结果彼此相近. 双稳健估计检测到种族、阿尔茨海默病临床诊断和真实疾病状态的主要影响是显著的,这意味着这几个变量影响着检验得分的大小. 种族和真实疾病状态的交互项也是显著的,而性别、阿尔茨海默病临床诊断和抑郁症与真实疾病状态的边缘交互项是不显著的.

表 4.7　位置尺度参数的估计量和标准误差

	双稳健估计	逆概率加权	贝叶斯填补
截距	1.394(0.125)	1.452(0.199)	1.408(0.131)
年龄	−0.064(0.039)	−0.114(0.051)	−0.054(0.032)
性别	−0.049(0.079)	0.046(0.096)	−0.028(0.074)
种族	−0.303(0.131)	−0.525(0.203)	−0.304(0.128)
婚姻状态	0.083(0.086)	0.219(0.102)	0.031(0.076)
阿尔茨海默病临床诊断	1.120(0.077)	1.160(0.097)	1.128(0.070)
卒中	0.129(0.095)	0.100(0.125)	0.129(0.083)
帕金森病	0.186(0.138)	0.228(0.153)	0.292(0.124)
抑郁症	−0.007(0.108)	0.144(0.156)	−0.006(0.083)
真实疾病状态	0.984(0.167)	1.090(0.250)	0.982(0.170)
真实疾病状态 × 年龄	0.049(0.052)	0.085(0.063)	0.035(0.041)
真实疾病状态 × 性别	−0.146(0.099)	−0.065(0.119)	−0.180(0.090)

续表

	双稳健估计	逆概率加权	贝叶斯填补
真实疾病状态 × 种族	−0.322(0.158)	−0.339(0.240)	−0.330(0.152)
真实疾病状态 × 婚姻状态	0.039(0.108)	−0.090(0.127)	0.110(0.094)
真实疾病状态 × 阿尔茨海默病临床诊断	−0.150(0.106)	−0.154(0.127)	−0.166(0.095)
真实疾病状态 × 卒中	−0.124(0.120)	−0.082(0.156)	−0.115(0.105)
真实疾病状态 × 帕金森病	0.074(0.172)	0.012(0.190)	−0.058(0.155)
真实疾病状态 × 抑郁症	−0.225(0.135)	−0.119(0.180)	−0.153(0.102)

4.9 本章使用的代码

4.9.1 第 4.3.4 节中使用的代码

下面的代码用于生成样本量为 300 的 (Y_1, Y_2) 的样本，其中 Y_1 是完全观测到的，而 Y_2 以概率 $\exp(-0.01Y_1)/\{1+\exp(-0.01Y_1)\}$ 缺失：

```
> require(MASS)# 使用 MASS 包中的 mvrnorm 函数
> set.seed(1235813)
> N <- 300 # 样本量
> S <- matrix(c(47.05,19.94,19.94,32.03),2,2)
> dd <- data.frame(mvrnorm(N,c(56.89,164.71),S))
> colnames(dd)<- c("weight","height")
> pmis <- expit(-0.01,dd$weight)
> drop <- rbinom(N,1,pmis)   # 约 36% 放入缺失值
> simu <- data.frame(cbind(dd,drop))
```

下面代码用于进行 Y_2 对 Y_1 回归的完整数据分析，完全案例分析和 EM 算法：

```
## 完整数据分析
> lm(height ~ weight,data = simu)
## 完全案例分析
> lm(height ~ weight,data = simu,subset = !drop)
## EM 算法
# 准备数据
> y <- simu$height
> r.y <- drop
> y[r.y == 1]<- NA
> X <- cbind(1,simu$weight)
```

```
> fit <- lm(y ~ X[ , 2 ])
> d <- summary(fit)
> theta.hat <- c(d$sigma, d$coef[ , 1 ])
# theta.hat 是 ols 估计中的初始值
# 迭代 EM 算法步骤
> n.iter <- 0
> diff <- 10
> theta.hat <- rep(0.5, 3) # 起始值
> while(diff >= 1e-06 & n.iter < 20){
+     my.em <- optim(theta.hat, method = "L-BFGS-B",
+         fn = eloglik.cy.my, gr = eloglik.cy.my.gradient,
+         hessian = TRUE, lower = c(1e-06, -Inf, -Inf),
+         upper = rep(Inf, 3), y = y,
+         r.y = r.y, X = X, theta.hat = theta.hat)
+     diff <- abs(max(my.em$par - theta.hat))
+     n.iter <- n.iter + 1
+     theta.hat <- my.em$par
+ }
> inverted <- solve(my.em$hessian)
> tval <- my.em$par/sqrt(diag(inverted))
> pval <- 2 * (1 - pt(abs(tval), nrow(X) - ncol(X)))
> results <- cbind(my.em$par, sqrt(diag(inverted)), tval, pval)
> colnames(results) <- c("Estimate", "Std. Error", "t value",
+     "Pr(>|t|)")
> rownames(results) <- c("sigma", "Intercept", "weight")
> print(results)
```

下面代码用于进行 Y_1 对 Y_2 回归的完整数据分析、完全案例分析和 EM 算法：

```
## 完整数据分析
> lm(weight ~ height, data = simu)
## 完全案例分析
> lm(weight ~ height, data = simu, subset = !drop)
## EM 算法
# 准备数据
> y <- simu$weight
> x <- simu$height
> x[ simu$drop == 1 ] <- NA
> X <- cbind(1, x)
> r.x <- simu$drop
```

```
> d <- summary ( lm ( weight ~ height, data = simu, subset = !drop ) )
> theta.cc <- c ( d$sigma, mean ( X[ ,2 ], na.rm = T),
+       sd ( X[ ,2 ], na.rm = T), d$coef[ ,1 ] )
# theta.cc 为 EM 算法迭代的初始值
# 迭代 EM 算法步骤
> n.iter <- 0
> diff <- 10
> theta.hat <- rep ( 0.5, 5 ) # 尝试不同的起始值
> while ( diff > 1e-06 & n.iter < 50 ) {
+       my.em <- optim ( theta.hat, method = "L-BFGS-B",
+             fn = eloglik.cycx.mx, hessian = TRUE,
+             lower = c ( 1e-06, -Inf, 1e-06, rep ( -Inf, 2 ) ),
+             upper = rep ( Inf, 5 ), y = y, X = X, r.x = r.x,
+             mXcol = 2, theta.hat = theta.hat )
+       diff <- abs ( max ( my.em$par - theta.hat ) )
+       n.iter <- n.iter + 1
+       theta.hat <- my.em$par
+ }
> inverted <- solve ( my.em$hessian )
# 数值型 hessian 不太稳定
> se <- sqrt ( diag ( inverted ) )
> tval <- my.em$par/se
> pval <- 2 * ( 1 - pt ( abs ( tval ), nrow ( X ) - ncol ( X ) ) )
> results <- cbind ( my.em$par, se, tval, pval )
> colnames ( results ) <- c ( "Estimate", "Std. Error", "t value",
+       "Pr ( >|t| )" )
> rownames ( results ) <- c ( "sigma", "m.x", "sd.x", "Intercept",
+       "height" )
```

4.9.2 第 4.3.5 节中使用的代码

下述的代码是用于对 IMPACT 数据进行完全案例分析和 EM 算法的：

```
## 完全案例分析
> y <- impact$respond
> r.y <- is.na ( y )
> y[ r.y == 1 ] <- NA
> X <- cbind ( 1, impact$group, impact$scl.0 )
> d <- summary ( glm ( respond ~ group + scl.0, data = impact,
+       family = binomial ( link = "logit" ), na.action = "na.omit" ) )
```

迭代 EM 算法步骤

```
> n.iter <- 0
> diff <- 10
> theta.hat <- rep(0.5, 3)
# 以上代码用来尝试不同的起始值
> while(diff > 1e-06 & n.iter < 50){
+     my.em <- optim(theta.hat, method = "L-BFGS-B",
+             fn = eloglik.dy.my, hessian = TRUE,
+             lower = rep(-Inf, 3), upper = rep(Inf, 3),
+             y = y, r.y = r.y, X = X, theta.hat = theta.hat)
+     diff <- abs(max(my.em$par - theta.hat))
+     n.iter <- n.iter + 1
+     theta.hat <- my.em$par
+ }
> inverted <- solve(my.em$hessian)
> tval <- my.em$par/sqrt(diag(inverted))
> pval <- 2*(1 - pt(abs(tval), nrow(X) - ncol(X)))
> results <- cbind(my.em$par, sqrt(diag(inverted)), tval, pval)
> colnames(results) <- c("Estimate", "Std. Error", "t value",
+     "Pr(>|t|)")
> rownames(results) <- c("Intercept", "group1", "scl.0")
```

4.9.3　第 4.4.4 节中使用的代码

下述代码用于对模拟案例进行贝叶斯分析:

```
# 数据
> X <- c(simu$height)# 删除属性
> Y <- c(simu$weight)
> X[simu$drop == 1] <- NA
> N <- length(Y)
> dataList <- list(X = X, Y = Y, N = N)
> ii <- min(c(1:N)[is.na(X)])# 第一个要观察的缺失值

# 参数
  # 要控制的参数
> parameters <- c("b[1]", "b[2]", paste0("X[", ii, "]"))
  # "tune" 采样器步骤数.
> adaptSteps <- 1000
  # "burn-in" 采样器的步骤数.
```

```
> burnInSteps <- 5000
    # 要运行的链数 .
> nChains <- 3
    # 要保存的链中的总步骤数 .
> numSavedSteps <- 10000
    # 'thin' 的总步骤数（1=keep every step）.
> thinSteps <- 10
    # 每条链的步骤数 .
> nIter <- ceiling（（numSavedSteps * thinSteps）/nChains）

# 需要 R 包 rjags/runjags 和 JAGS 包 !
require（rjags）

# 导出模型到外部指定文本文件中
> writeLines（modelString, con = "mymodel.bug"）

# 创建、初始化和调整模型：
> jagsModel <- jags.model（"mymodel.bug", data = dataList,
+        n.chains = nChains, n.adapt = adaptSteps）

# Burn-in：
> cat（"Burning in the MCMC chain...\n"）
> update（jagsModel, n.iter = burnInSteps, progress.bar = "none"）

# 保存的 MCMC 链：
> cat（"Sampling final MCMC chain...\n"）
> codaSamples <- coda.samples（jagsModel, variable.names
+     = parameters, n.iter = nIter, thin = thinSteps）

# 检查结果 .
> checkConvergence <- T
> if  （checkConvergence）{
+      show（summary（codaSamples））
+ }
```

4.9.4 第 4.4.5 节中使用的代码

下述代码用于对 IMPACT 研究进行贝叶斯分析：

```
# 数据
> respond <- c（impact$respond）  # 删除属性
> group <- c（impact$group）
> scl.0 <- c（impact$scl.0）
```

```
> N <- length(respond)
> dataList <- list(respond = respond, group = group,
+     scl.0 = scl.0, N = N)
  # 第一个要观察的缺失值
> ii <- min(c(1:N)[is.na(respond)])
```

参数
```
  # 要控制的参数
> parameters <- c("b[1]", "b[2]", "b[3]",
+     paste0("respond[", ii, "]"))
  # "tune" 采样器步骤数.
> adaptSteps <- 1000
  # "burn-in" 采样器的步骤数.
> burnInSteps <- 5000
> nChains <- 3 # 要运行的链数.
  # 要保存的链中的总步骤数.
> numSavedSteps <- 5000
  # 'thin' 的总步骤数(1= 保留每一步).
> thinSteps <- 10
  # 每条链的步骤数.
> nIter <- ceiling((numSavedSteps * thinSteps)/nChains)

> require(rjags)
```

导出 BUGS 模型到外部指定文本文件中
```
> writeLines(modelString, con = "mymodel.bug")
```

创建、初始化和调整模型:
```
> jagsModel <- jags.model("mymodel.bug", data = dataList,
+     n.chains = nChains, n.adapt = adaptSteps)
```

Burn-in:
```
> cat("Burning in the MCMC chain...\n")
> update(jagsModel, n.iter = burnInSteps, progress.bar = "none")
```

保存的 MCMC 链:
```
> cat("Sampling final MCMC chain...\n")
> codaSamples <- coda.samples(jagsModel,
+     variable.names = parameters,
+     n.iter = nIter, thin = thinSteps)
```

4.9.5 第 4.4.6 节中使用的代码

下述代码用于对 NHANES 案例进行贝叶斯分析:

```
# 数据
> age.gp1 <- ifelse(c(nhanes2$age) == 1, 1, 0)
> age.gp2 <- ifelse(c(nhanes2$age) == 2, 1, 0)
  # 更改成 0/1, 并且删除属性
> hyp <- c(nhanes2$hyp) - 1
> bmi <- c(nhanes2$bmi)
> chl <- c(nhanes2$chl)
> N <- length(hyp)
> dataList <- list(hyp = hyp, age.gp1 = age.gp1,
+     age.gp2 = age.gp2, bmi = bmi, chl = chl, N = N)

# 参数
  # 要控制的参数
> parameters <- c("b[1]", "b[2]", "b[3]", "b[4]", "b[5]")
  # "tune" 采样器步骤数.
> adaptSteps <- 1000
  # "burn-in" 采样器的步骤数.
> burnInSteps <- 5000
> nChains <- 3 # 要运行的链数.
  # 要保存的链中的总步骤数.
> numSavedSteps <- 5000
  # 'thin' 的总步骤数(1= 保留每一步).
> thinSteps <- 10
  # 每条链的步骤数.
> nIter <- ceiling((numSavedSteps * thinSteps)/nChains)

# 导出 bugs 模型到外部指定文本文件中
> writeLines(modelString, con = "mymodel.bug")

# 创建、初始化和调整模型:
> jagsModel <- jags.model("mymodel.bug", data = dataList,
+     n.chains = nChains, n.adapt = adaptSteps)

# Burn-in:
> cat("Burning in the MCMC chain...\n")
> update(jagsModel, n.iter = burnInSteps, progress.bar = "none")

# 保存的 MCMC 链:
```

```
> cat ("Sampling final MCMC chain...\n")
> codaSamples <- coda.samples (jagsModel,
+       variable.names = parameters,
+       n.iter = nIter, thin = thinSteps)
```

4.9.6　第 4.5.5 节中使用的代码

下述代码用于进行基于平均填补和多重填补的分析:

```
# 利用现有数据拟合身高模型
> impmodel <- lm (height ~ weight, data = simu, subset = !drop)
# 利用预测值替代缺失的身高值
> simu$height.imp <- ifelse (simu$drop,
+       predict (impmodel, newdata = simu), simu$height)
# 多重填补
> dd1 <- simu
> sigma <- summary (impmodel)$sigma
   # s 为模型 impmodel 的残差标准误
> dd1$height <- ifelse (drop, rnorm (nrow (simu),
+        m = predict (impmodel, newdata = simu), s = sigma),
           dd$height)
> dd2 <- simu
> dd2$height <- ifelse (drop, rnorm (nrow (simu),
+        m = predict (impmodel, newdata = simu), s = sigma),
           dd$height)
> dd3 <- simu
> dd3$height <- ifelse (drop, rnorm (nrow (simu),
+       m = predict (impmodel, newdata = simu), s = sigma),
           dd$height)
> dd4 <- simu
> dd4$height <- ifelse (drop, rnorm (nrow (simu),
+        m = predict (impmodel, newdata = simu), s = sigma),
           dd$height)
> dd5 <- simu
> dd5$height <- ifelse (drop, rnorm (nrow (simu),
+       m = predict (impmodel, newdata = simu), s = sigma),
           dd$height)
> library (mitools)   # 合并填补的数据
> ddimp <- imputationList (list (dd1, dd2, dd3, dd4, dd5))
> models <- with (ddimp, lm (weight ~ height))
```

4.9.7 第 4.5.6 节中使用的代码

下述代码用于涉及被动填补的预测均值匹配时进行多重填补缺失值：

```
> impact.imp <- mice(impact, method = c(rep("pmm", 4),
+     "~ifelse((scl.6-scl.0) <= -scl.0/2, 1, 0)",
+     "~scale(scl.6)"), printFlag = FALSE)
> fit <- with(impact.imp, glm(respond ~ group + scl.0,
+     family = binomial))
> pool(fit)
```

4.9.8 第 4.7.2 节中使用的代码

下述代码用于对模拟数据案例进行逆概率加权估计：

```
# 估计观察到的概率
> pmodel <- glm(drop ~ weight, data = simu, family = binomial)
> estp <- 1 - fitted(pmodel)
# 加权结果
> s <- lm(weight ~ height, data = simu, subset = !drop,
+     weights = 1/estp)
```

第五章

纵向数据方法

5.1 本章概述

与第四章讨论的横截面研究相反,在纵向研究中,每个个体的特征在不同时刻被重复测量,这使得我们可以直接对数据随时间变化的模式或者轨迹进行研究. 尽管横截面研究和纵向研究都可以观察受试者在测量时间点和基线的数值的差别(这在人群研究中叫作队列效应),但是仅有纵向研究可以观察个体随时间的变化(这在人群研究中叫作老化效应). 纵向数据可以前瞻性地收集,也就是跟随着个体随着时间的推移而不断收集,也可以是追溯性地收集,也就是回看历史记录. 本章描述的方法对这两种收集方法都是适用的.

我们通过在第 5.2 节中介绍两个数据案例来开始本章,并且会提出一些基本的描述性分析. 第 5.3 节评述了没有缺失数据时的建模方法和统计分析方法. 之后,我们在第 5.4 节中介绍纵向数据缺失的设定和处理缺失的简单方法. 当仅响应变量有单调缺失时(例如失访),第 5.5 节展示了基于似然函数的方法,第 5.6 节描述了逆概率加权广义估计方程方法. 第 5.7 节将广义估计方程方法扩展到响应变量间歇性缺失的情况. 第 5.8 节介绍了多重填补过程. 第 5.9 节介绍了在响应变量和协变量都有缺失的情况下的贝叶斯推断框架. 最后,我们在 5.10 节介绍分析纵向缺失数据的其他现有方法. 本章介绍的一些方法的技术细节以及部分用于实现方法的代码会在 5.11 节的附录中进行展示.

5.2 例子

5.2.1 IMPACT 研究

IMPACT 研究在第一章和第四章中已经进行过介绍. 简单地说,为了探究 IMPACT 协作护理管理项目对改善晚年生活抑郁的作用,总计 1 801 名 60 岁或者更年长的患者被选入并且随机化到 IMPACT 治疗组或者普通的护理组,患者中 17% 有严重抑郁,30% 患有心境恶劣障碍,53% 两者都有. 被实施干预的患者可以在抑郁症护理主管的陪伴下长达 12 个月,该主管由一名精神科医生和一名初级护理专家进行监督,提供教育、护理管理和由患者的初级护理专家支持的抗抑郁药管理,或对抑郁症进行简短的心理治疗. 抑郁症症状由症状清单 -20(SCL-20)的 20 个抑郁指标的平均值进行评估,分别在基线、第 3、6、12、18 和 24 个月的时候进行测量. 试验设计以及初步分析的细节请参见 Un utzer 等(2002).

下面我们用 SCL-20 抑郁得分这一响应变量来进行纵向数据分析,并将对各种缺失数据方法进行对比. 图 5.1 展示了 40 个随机选择的个体的轨迹以及这一组个体随着时间变化的平均轨迹. 可以明显看出,受到干预的个体倾向于有更低的 SCL-20 得分.

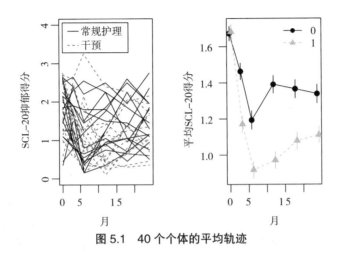

图 5.1 40 个个体的平均轨迹

我们考虑针对 IMPACT 治疗能否减轻 SCL-20 所检测的抑郁症症状这一问题的分析. 为了解决这一问题,我们对比在试验的两个分组的患者中每个个体从基线到随访的 SCL-20 得分的变化. 我们考虑如下的针对特定个体平均 SCL-20 得分的线性混合效应回归模型:

$$E(Y_{ij}|b_i) = \beta_1 + \beta_2 period_{ij} + \beta_3 group_i + \beta_4 group_i \times period_{ij} + b_{1i} + b_{2i} period_{ij}$$
$$= (\beta_1 + b_{1i}) + (\beta_2 + b_{2i}) period_{ij} + \beta_3 group_i + \beta_4 group_i \times period_{ij}. \quad \#(5.1)$$

其中 Y_{ij} 是第 i 个患者在第 j 个时间点的 SCL-20 得分的评估结果($j=0,3,6,12,18,24$). 组别(group)是试验组的指示变量,若一个个体被随机分配到平常护理组,则等于 0,若被随机分配到 IMPACT 治疗组,则等于 1;时期(period)表示基线和随访阶段的二值变量,基线等于 0,在随访阶段等于 1(对应于 3~24 个月). 这使得我们可以评估时间平均的干预效果. 我们也可以用实际的月份变量来替代时期变量,这也使得我们可以在之后对某些特定月份的治疗效果进行评估. 尽管 SCL-20 得分是有着 0~4 的边界的,但是因为它是 20 个项目的平均值,我们仍然在我们的分析中假定它服从正态分布. 最后,我们假设随机截距和斜率 b_i 服从二元正态分布,其均值为 0,具有无固定结构的 2×2 协方差矩阵 G.

我们决定用 STATA 软件(版本 13.0)来说明我们的分析. 不过重点是,很多缺失数据方法都已经在各种软件中得到了实现,读者可以选择他们已经熟悉或者用起来更为舒服的那一款来使用.

STATA 中的 misstable 命令让我们可以检验 SCL-20 得分中的缺失数据模式,它被展示在表 5.1 中. 可以看出,162 个个体(9%)有间歇性的缺失,370 个个体(20%)在 24 个月的阶段内中途失访,1 269 个个体(71%)是有完整数据的.

表 5.1　SCL-20 的缺失数据模式:基线与第 3、6、12、18 和 24 个月

频率	SCL0	SCL3	SCL6	SCL12	SCL18	SCL24
1 269	1	1	1	1	1	1

续表

频率	SCL0	SCL3	SCL6	SCL12	SCL18	SCL24
117	1	0	0	0	0	0
69	1	1	0	0	0	0
64	1	1	1	0	0	0
60	1	1	1	1	0	0
60	1	1	1	1	1	0
45	1	0	1	1	1	1
22	1	1	1	1	0	1
14	1	1	1	0	1	1
12	1	0	1	0	0	0
11	1	1	0	1	1	1
5	1	0	0	1	1	1
5	1	1	0	1	0	0
4	1	0	0	1	0	0
4	1	0	1	1	1	0
4	1	1	0	1	0	1
4	1	1	1	0	0	1
4	1	1	1	0	1	0
3	1	0	0	0	1	0
3	1	0	1	0	0	1
3	1	0	1	1	0	0
3	1	1	0	0	0	1
2	0	1	1	1	1	1
2	1	0	0	0	1	1
2	1	0	0	1	0	1
2	1	0	1	0	1	1
2	1	1	0	0	1	1
2	1	1	0	1	1	0
1	0	0	0	0	0	0
1	0	1	1	1	1	0
1	1	0	1	1	0	1
1	1	1	0	0	1	0

研究中的患者总数为 1 801 人.

5.2.2 NACC UDS 数据

第一章中我们介绍了美国阿尔茨海默病协调中心（NACC）统一数据集．该数据集也由 Monsell 等人（2012）进行了分析．我们的目的是模拟轻度认知损害（aMCI）首次诊断以来的简易精神状态检查（MMSE）这一响应变量的下降情况．

响应变量 MMSE 得分、协变量教育程度（education）、Hachinski 缺血评分（HIS）和载脂蛋白 E（APOE）-e4 等位基因中都发生了数据缺失．正如表 5.2 所示的，缺失模式是非单调的．

表 5.2　UDS 数据的缺失数据模式

频率（随访次数）	简易精神状态检查	教育程度	Hachinski 缺血评分	载脂蛋白 E-e4
5 809	1	1	1	1
98	0	1	1	1
13	1	0	1	1
23	1	1	0	1
2 482	1	1	1	0
1	0	0	1	1
156	0	1	0	1
49	0	1	1	0
21	1	1	0	0
100	0	1	0	0

数据被储存在"长数据"中，这意味着每一行都代表了一个人的一次随访，每个个体都贡献了许多行．我们观察到在 300 次临床访问中 Hachinski 缺血评分是缺失的，简易精神状态检查得分则在 404 个访问中有缺失．教育程度和载脂蛋白 E-e4 是个体水平的，有 4 个个体缺失教育程度，有 949 个个体缺失载脂蛋白 E-e4 信息．

5.3　完整数据的纵向回归模型

纵向数据分析要求我们考虑随时间重复测量的同一个人的观测结果之间的相关性结构．分析纵向数据的方法主要分为三类：边际模型、随机效应模型和转换模型．在本章中，我们简要回顾一下前两种方法，因为它们在许多软件包中相对容易实现，并且大多数缺失数据的方法都基于前两种方法．纵向数据分析的更详细描述可以在 Diggle 等人（2012）的文章中找到．

假设样本中有 N 个个体独立地受到观测．我们用 Y_{ij} 表示第 i 个个体在时间 t_{ij} 测量的响应结局，$i=1,\cdots,N, j=1,\cdots,n_i$．需要注意，不同个体间观测的数量可以是不同的，这也被叫作不平衡设计．我们用 $Y_i=(Y_{i1},Y_{i2},\cdots,Y_{in_i})'$ 来表示 $n_i \times 1$ 的个体 i 的响应向量，这一向量可能在某些时间点有缺失．我们用 $X_i=(X_{i1},X_{i2},\cdots,X_{in_i})'$ 来表示个体 i 在各个时间点的 $n_i \times q$ 的协变量矩阵．X_i 的第 j 行 X'_{ij} 是在时间 t_{ij} 观测到的 q 个协变量．到现在为止，我们没有对随时间变化的协变量（例如年龄、在各个 t_{ij} 时间测量的纵向的 MMSE 得分）和不随时间变化的协变量（例如性别、基线 t_{i0} 的 MMSE 得分）进行区分.

5.3.1　连续纵向数据的线性混合模型

5.3.1.1　模型设置

假设结果向量 Y_i 是连续取值的,这样我们可以考虑一个线性回归模型. 线性混合模型可以从一个两阶段的模型公式来解释. 我们首先为每个个体单独拟合一条回归直线:

$$Y_i = Z_i\beta_i + \varepsilon_i, \#(5.2)$$

其中 β_i 是一个 q 维的个体特异的回归参数向量,Z_i 是协方差设计矩阵,并且 $\varepsilon_i \sim N(0, \sum_i)$ 是 Gaussian 残差. 注意到 ε_i 描述了个体内的方差,并且通常我们假设 ε_i 的各成分间是独立的,也就是说 $\sum_i = \sigma^2 I_{n_i}$. 第二阶段模型对 β_i 加入了一个结构:

$$\beta_i = K_i\beta + b_i, \#(5.3)$$

其中 K_i 是设计矩阵,β 是感兴趣参数的回归向量,并且 $b_i \sim N(0, D)$ 是残差项. 注意到 b_i 代表了个体间的方差,它的元素间通常是相关的. 我们可以把 β 看作是"平均"协方差效应,并且 b_i 是个体 i 偏离人群平均的效应.

由公式(5.2)和(5.3)定义的两阶段模型,可以被合并为如下的一个模型:

$$Y_i = (Z_iK_i)\beta + Z_ib_i + \varepsilon_i,$$

我们把 β 叫作固定效应,b_i 叫作随机效应,这是由于 β 是未知参数向量而 b_i 是随机向量的事实. 更一般地,下面四个假设构建了一个线性混合模型:

$$Y_i = X_i\beta + Z_ib_i + \varepsilon_i,$$
$$b_i \sim N(0, D(\alpha)),$$
$$\varepsilon_i \sim N(0, \sum_i(\alpha)),$$
$$b_1, \cdots, b_N, \varepsilon_i, \cdots, \varepsilon_N \text{ 是相互独立的},$$

其中 $D(\alpha)$ 和 $\sum_i(\alpha)$ 被叫作方差成分,并且 α 是一个决定这些方差组成的冗余参数向量. LMM 也可以被等价地看作一个分层模型;也就是说,一个给定 b_i 的 Y_i 模型和一个 b_i 的边际模型:

$$Y_i | b_i \sim N(X_i\beta + Z_ib_i, \sum_i(\alpha)), \#(5.4)$$
$$b_i \sim N(0, D(\alpha)). \#(5.5)$$

Y 的边缘分布也服从一个多元正态分布:

$$Y_i \sim N(X_i\beta, Z_iD(\alpha)Z_i' + \sum_i(\alpha)), \#(5.6)$$

我们可以由线性混合模型推出边际模型,但是反之却不是这样的. 因此参数向量 β 可以有两种解释:人群平均的协变量效应,或者条件于一个给定个体的协变量效应. 边际模型和条件模型解释的兼容性只对线性混合模型成立,对广义线性混合模型是不成立的,在后面的章节里我们将看到这一点.

5.3.1.2　模型估计和推断

我们首先假设方差构成中的冗余参数向量 α 是已知的,并且我们记 $V_i(\alpha) = Z_iD(\alpha)Z_i' + \sum_i(\alpha)$. β 可以通过加权最小二乘解出:

$$\hat{\beta}(\alpha) = \left(\sum_{i=1}^N X_i'V_i^{-1}(\alpha)X_i\right)^{-1} \sum_{i=1}^N X_i'V_i^{-1}(\alpha)Y_i. (5.7)$$

容易验证方程(5.7)是极大似然估计,因为极大似然函数是:

$$L(\alpha,\beta) \propto \prod_{i=1}^{N} |V_i(\alpha)|^{-1/2} \exp\left[-\frac{1}{2}(Y_i - X_i\beta)'V_i^{-1}(\alpha)(Y_i - X_i\beta)\right]. \tag{5.8}$$

我们应该注意到极大似然估计仅仅利用了边际模型(5.6),但是没有用分层模型(5.4)和(5.5).

然而在大多数情况下, α 是未知的,并且需要进行估计. 估计 α 的两个常见方法是极大似然方法(ML)和带约束的极大似然估计(REML). 极大似然方法通过最大化公式(5.8)的似然函数同时估计 α 和 β. 得分方程可以写成如下形式:

$$U_\beta(\alpha,\beta) = -\sum_{i=1}^{N} X_i'V_i^{-1}(\alpha)(Y_i - X_i\beta),$$

$$U_{\alpha_j}(\alpha,\beta) = \sum_{i=1}^{N} \frac{1}{2}\left[(Y_i - X_i\beta)'V_i^{-1}(\alpha)\frac{\partial V_i(\alpha)}{\partial \alpha_j}V_i^{-1}(\alpha)(Y_i - X_i\beta)\right.$$
$$\left. -\mathrm{tr}\left(V_i^{-1}(\alpha)\frac{\partial V_i(\alpha)}{\partial \alpha_j}\right)\right],$$

其中 α_j 是 α 的第 j 个元素,$\mathrm{tr}(A)$ 是矩阵 A 的迹.

由于要同时对 β 进行估计,在小样本情况下,极大似然估计可能会导致 α 的估计产生相当大小的偏差. 一个简单的类比是,极大似然估计 $N^{-1}\sum_{i=1}^{N}(X_i - \bar{X})^2$ 是人群方差的一个有偏的估计. 纠正偏差的方法就是用 $(N-1)^{-1}$ 来代替 N^{-1}. REML 方法用了相近的技术,并且给出了方差构成的一个更好的估计. REML 的想法是构造一个不是 β 的函数的似然函数. 注意到方程(5.7)中的 $\hat{\beta}(\alpha)$ 是 β 的充分统计量,REML 实际上是一个条件似然函数 $L(Y|\hat{\beta}(\alpha))$. 我们下面给出有限制的似然函数,更多的细节和推导可以在 Patterson 和 Thompson(1971)中找到:

$$L_{\mathrm{REML}}(\alpha) \propto \prod_{i=1}^{N} |X_i'V_i^{-1}(\alpha)X_i|^{-1/2}|V_i(\alpha)|^{-1/2} \times$$

$$\exp\left[-\frac{1}{2}(Y_i - X_i\hat{\beta}(\alpha))'V_i^{-1}(\alpha)(Y_i - X_i\hat{\beta}(\alpha))\right].$$

评注 5.1 REML 对于方差成分的估计总是比 ML 估计在数值上要大(Verbeke 和 Molenberghs,2000). 随着 β 的维数变大和样本量 N 变小,这一差异就变得更加明显. 在实践中,如果我们对方差成分感兴趣,那么就应该用 REML 方法来纠正偏差. 使用 REML 所带来的弊端是对固定效应的估计将没有极大似然方法那么有效率.

评注 5.2 如果要对方差成分作假设检验,不论对似然函数还是有限制的似然函数,似然比检验都是有效的. 但是如果需要对固定效应作检验,我们就无法使用有限制的似然函数方法,因为它不是一个 β 的似然函数.

我们用极大似然或者 REML 方法估计 α,并且把 $\hat{\alpha}$ 带入到方程(5.7)中以估计 β. 条件于 α, $\hat{\beta}(\alpha)$ 服从多元正态分布,均值为 β,方差为

$$\mathrm{var}(\hat{\beta}) = \left(\sum_{i=1}^{N} X_i'V_i^{-1}X_i\right)^{-1}.$$

实践中,我们再一次用 α 的 ML 或者 REML 估计替代 α 来估计这个方差.

5.3.1.3 随机效应的经验贝叶斯估计

在某些情况下,我们希望知道随机效应 b_i 的值,这样我们就可以刻画个体的轨迹. 由于 b_i 是随机的,贝叶斯分析的想法是一个最为自然的选择,它可以用来"猜想"一个随机变量最有说服力的值. 如果我们想要得到后验分布 $[b_i|Y_i,\alpha,\beta]$,那么我们就可以很简单地通过后验均值 E

$[b_i|Y_i,\hat{\alpha},\hat{\beta}]$ 来估计随机效应. b_i 的估计依赖于分层模型,我们有:

$$\begin{pmatrix} Y_i \\ b_i \end{pmatrix} \sim N\left[\begin{pmatrix} X_i\beta \\ 0 \end{pmatrix}, \begin{pmatrix} V_i & Z_iD \\ DZ_i' & D \end{pmatrix} \right].$$

这就得出了条件分布,

$$b_i|Y_i \sim N(DZ_i'V_i^{-1}(Y_i-X_i\beta), \Lambda_i),$$

其中

$$\Lambda_i = D - DZ_i'V_i^{-1}Z_iD = (Z_i'\textstyle\sum_i^{-1}Z_i + D^{-1})^{-1}.$$

因此 b_i 的经验贝叶斯估计是

$$\widetilde{b}_i = E[b_i|Y_i,\hat{\alpha},\hat{\beta}] = D(\hat{\alpha})(Z_i'V_i^{-1}(\hat{\alpha})(Y_i-X_i\hat{\beta}).$$

这也被叫作 b_i 的最佳线性无偏估计(Robinson,1991).

5.3.2 广义估计方程

5.3.2.1 模型和推断

在横截面研究中,如果我们假设标量响应变量 Y_i 是来自于一个指数分布族,则得分方程有如下的形式:

$$U(\beta) = \sum_{i=1}^N \frac{\partial\mu_i}{\partial\beta} v_i^{-1}(Y_i-\mu_i) = 0, \qquad (5.9)$$

其中 $v_i = var(Y_i)$. 在纵向数据中,广义估计方程(generalized estimating equation,GEE)的想法来自于方程(5.9)的得分方程的类比:

$$U(\beta) = \sum_{i=1}^N D_i'V_i^{-1}(Y_i-\mu_i) = 0, \qquad (5.10)$$

其中

$$D_i = \frac{\partial\mu_i}{\partial\beta} = \left(\frac{\partial\mu_{ij}}{\beta_k}\right)_{n_i\times p}$$

并且 V_i 是 Y_i 的一个作业协方差矩阵. 我们通常把作业协方差分解为 $V_i = S_i^{1/2}R_i(\alpha)S_i^{1/2}$,其中 $S_i = diag(var(Y_{i1}),\cdots,var(Y_{in_i}))$ 是一个对角矩阵,并且 $R_i(\alpha)$ 是一个未知参数向量 α 的作业协方差矩阵. 对指数分布族,S_i 服从均值 - 方差关系,并且我们只需要给定一个 $R_i(\alpha)$ 的有说服力的猜想. 常见的 R_i 的选择列在表 5.3 中.

表 5.3 常见的作业相关性矩阵 R_i,集群水平 $n_i=4$

独立的结构	AR-1
$\begin{pmatrix} 1 & 0 & 0 & 0 \\ 0 & 1 & 0 & 0 \\ 0 & 0 & 1 & 0 \\ 0 & 0 & 0 & 1 \end{pmatrix}$	$\begin{pmatrix} 1 & \alpha & \alpha^2 & \alpha^3 \\ \alpha & 1 & \alpha & \alpha^2 \\ \alpha^2 & \alpha & 1 & \alpha \\ \alpha^3 & \alpha^2 & \alpha & 1 \end{pmatrix}$
可交换性结构	未指定结构
$\begin{pmatrix} 1 & \alpha & \alpha & \alpha \\ \alpha & 1 & \alpha & \alpha \\ \alpha & \alpha & 1 & \alpha \\ \alpha & \alpha & \alpha & 1 \end{pmatrix}$	$\begin{pmatrix} 1 & \alpha_{12} & \alpha_{13} & \alpha_{14} \\ \alpha_{12} & 1 & \alpha_{23} & \alpha_{24} \\ \alpha_{13} & \alpha_{23} & 1 & \alpha_{34} \\ \alpha_{14} & \alpha_{24} & \alpha_{34} & 1 \end{pmatrix}$

当样本量 N 很大的时候,方程(5.10)的解 $\hat{\beta}$ 近似服从均值为 β、方差为 $\Gamma_0^{-1} I_1 \Gamma_0^{-1}$ 的正态分布,其中

$$I_0 = \sum_{i=1}^{N} D_i' V_i^{-1} D_i$$

并且

$$I_1 = \sum_{i=1}^{N} D_i' V_i^{-1} \operatorname{var}(Y_i) V_i^{-1} D_i.$$

在实践中,我们可以用 $(Y_i - \hat{\mu}_i)(Y_i - \hat{\mu}_i)'$ 来替代 $\operatorname{var}(Y_i)$. 尽管对每个单独的 $\operatorname{var}(Y_i)$ 这都是一个相当粗糙的估计,但是如果有多个样本,这可以得出 I_1 的一个很好的估计. 方差 $\Gamma_0^{-1} I_1 \Gamma_0^{-1}$ 也叫作"三明治"方差估计. 广义估计方程的一个优势是,即使工作相关性矩阵是不正确的,这一统计推断也往往是有效的. 换句话说,广义估计方程的唯一的假设是均值结构:

$$E(Y_i | X_i) = \mu_i = g^{-1}(X_i \beta),$$

其中 $g(\cdot)$ 是连接函数,而作业相关性不是那么重要. 如果有正确的作业相关性,广义估计方程与似然函数推断是相似的,三明治方差简化为 $\Gamma_0^{-1} I_1 \Gamma_0^{-1} = \Gamma_0^{-1}$,这可以被看作是信息矩阵的逆. 参数向量 β,可以解释为人群平均的协变量效应.

5.3.2.2 作业相关性估计

作业相关性可以通过未知的冗余参数向量 α 来确定,这需要从数据中来估计. Liang 和 Zeger(1986)提出使用 α 的矩估计. 他们的估计是基于 Pearson 残差:

$$r_{ij} = \frac{Y_{ij} - \mu_{ij}(\hat{\beta})}{\hat{V}_{ij}^{1/2}},$$

其中 $\hat{V}_{ij}$ 是 Y_{ij} 方差的估计. 例如,在可交换的作业相关性之下,冗余参数向量 α 就变成了一个集群内的相关系数 α. α 的矩估计如下:

$$\hat{\alpha} = \frac{1}{N} \sum_{i=1}^{N} \frac{1}{n_i(n_i - 1)} \sum_{j \neq k} r_{ij} r_{ik}.$$

在大多数软件中得到实现的 GEE 过程如下:

1. 用广义线性模型计算 $\hat{\beta}$ 的初始估计.

2. 计算 $\hat{\alpha}$ 的估计值以及 Pearson 残差 r_{ij}(因此也计算了 R_i 和 V_i).

3. 用第二步中估计的相关性来更新 $\hat{\beta}$ 的估计.

4. 迭代步骤二和步骤三直到收敛.

一些文章中提出了更先进的 α 的估计. 感兴趣的读者请参见 Prentice(1998)、Lipsitz 等(1991)、Carey 等(1993)、Pretice 和 Zhao(1991). 这些方法通常需要明确另一组二阶矩的估计方程,来用来估计 α.

5.3.3 广义线性混合模型

5.3.3.1 模型设置

在 5.3.1 节中我们介绍了线性回归的混合模型. 当每个个体有着随时间变化的重复观测时,同样的想法可以被应用到广义线性模型中. 假设给定随机效应 b_i,所有的响应变量 Y_{ij} 是独立并且服从指数分布族. 广义线性混合模型(generalized linear mixed model,GLMM)假设

$$Y_{ij} | X_{ij}, b_i \sim \text{分布},$$

$$Y_{ij} \perp Y_{ik}|b_i : 独立性,$$
$$g\{E(Y_{ij}|X_{ij}, b_i)\} = X'_{ij}\beta + Z'_{ij}b_i,$$
$$b_i \sim N(0, D),$$

其中"⊥"表示独立性. 注意到参数向量 β 可以被解释为个体特异的协方差效应(条件于随机效应). 相反地,广义估计方程的参数有着完全不同的边际解释——人群平均的协方差效应. 通常来说,广义估计方程和广义线性混合模型是不可比的:如果我们根据广义线性混合模型的描述将 $E(Y_{ij}|X_{ij}, b_i)$ 中的 b_i 整合掉的话,则边缘均值 $E(Y_{ij}|X_{ij})$ 通常不具有广义线性的形式.

用 $f_{ij}(y_{ij}|b_i; \beta)$ 表示给定 b_i 下 Y_{ij} 的条件密度,而 $f(b_i; D)$ 是 b_i 的边缘密度. β 和 D 的似然函数等于

$$L(\beta, D) = \prod_{i=1}^{N} \int \left(\prod_{j=1}^{n_i} f_{ij}(y_{ij}|b_i; \beta) \right) f(b_i; D) \, db_i. \quad \#(5.11)$$

如果 f_{ij} 是正态密度的话,积分可以显式地计算出来,这就是 5.3.1 节中的线性混合模型. 否则,为了评估似然函数我们需要作近似.

5.3.3.2　近似方法

我们给出四种用来近似方程(5.11)中积分的方法,分别为惩罚半似然(PQL)、边缘半似然(MQL)、Laplace 近似和 Gaussian 二乘法,这四种近似方法的技术细节展示在附录 5.A 中.

PQL 和 MQL 都使用了广义线性模型中线性化的想法(McCullagh 和 Nelder, 1989). 它们的计算是相对简单的. 但是,当集群量较小的时候,这个近似是相对粗糙的. 也就是说,当每个个体观测数量较小的时候,这两种方法对二值响应变量的表现较差,通常会造成固定效应和方差成分的严重低估. MQL 近似是在 $b_i = 0$ 附近的近似,因此它只在随机效应较为小的时候才会被推荐. 高阶的 PQL 和 MQL 方法可以潜在地减少误差(Rodriguez 和 Goldman, 1995;Coldstein 和 Rasbash, 1996),但是它们现在并没有在 R、STATA 或者 SAS 中得到实现.

Laplace 近似使用多元正态密度来近似每个个体的被积函数. Laplace 近似计算起来也较为快速,但是和 PQL 有着相似的局限性. 由于近似是在每个个体上进行的,当每个个体有着更多观测的时候,就会更加准确. 当数据是二值的时候,近似结果往往表现较差. Raudenbush 等(2002)开发了高阶 Laplace 近似,这带来了对精确度的很好提升,并且计算起来较为快速.

Gaussian 求积法是所有近似方法中最慢的,但是它可以带来似然函数的最优近似,因此也是广义线性混合模型的更为可靠的估计. 只要计算设备允许,我们在实际应用中都推荐使用 Gaussian 求积方法.

一阶 PQL 和 MQL、一阶 Laplace 近似、Gaussian 求积法都已经在标准软件中得到实现,例如 R、STATA、SAS 等. 其他的统计学软件包例如 MLwiN(Rasbash 等,2012)和 HLM(Raudenbush 等,2000)也可以实现一些高阶方法. Breslow(2003)给出了估计广义线性混合模型的一个对现有方法的比较性评价.

5.3.4　依赖于时间的协变量

在纵向数据分析方法的讨论中,到现在为止我们感兴趣的都是给定 X_{ij} 的 Y_{ij} 均值,这也叫作横截面均值. 然而在实践中,往往 Y_{ij} 的均值会被既往的协变量观测值 $X_{i1}, \cdots, X_{i,j-1}$ 所影响. 例如,当研究肺部功能和空气污染的关联性的时候,在污染物的峰值和肺功能的变化之间通常有一段间隔,所以我们感兴趣的量应当是 $E(Y_{ij}|X_{i,j-1})$. 当研究一种新药在临床试验中的效用的时候,

我们感兴趣的是给定整个治疗史的 $E(Y_{ij}|X_{i1},\cdots,X_{ij})$.

我们下面介绍与时间相关的协变量的一个重要的概念:外生性. 一个协变量过程被称作外生于结果过程,如果当前的协变量值的分布完全被它以往的值所决定,也就是说,

$$P(X_{ij}|H_i^Y(j),H_i^X(j-1),W_i)=P(X_{ij}|H_i^X(j-1),W_i),$$

其中 $H_i^Y(j)=\{Y_{i1},\cdots,Y_{ij}\}$ 和 $H_i^X(j)=\{X_{i1},\cdots,X_{ij}\}$ 是直到时间 t 为止的 Y 和 X 的观测,并且 W_i 是基线的向量或者是不随时间变化的协变量. 如果条件独立性没有被满足,那么协变量过程就被叫作是内生的. 例如,在有交叉设计的临床试验中,如果治疗方法是在试验开始的时候就已经规定好的,那么这个治疗变量就是外生的. 相反地,如果治疗方案根据患者对药物的反应而发生变化,那么治疗变量就是内生的. 通常来说,我们可以通过用 X_{ij} 对 $H_i^Y(j)$ 和 $H_i^X(j-1)$ 做回归来检验内生性.

外生性的一个好处是 Y 和 X 的联合似然函数可以被分解为:

$$f(X_i,Y_i|W_i)=\left\{\prod_{j=1}^{n_i}f(Y_{ij}|H_i^Y(j-1),H_i^X(j),W_i)\right\}$$
$$\times\left\{\prod_{j=1}^{n_i}f(X_{ij}|H_i^X(j-1),W_i)\right\}$$
$$=f_{Y|X}\times f_X,$$

其中 n_i 是个体 i 的观测的次数,$X_i=(X_{i1},\cdots,X_{in_i})'$,并且 $Y_i=(Y_{i1},\cdots,Y_{in_i})'$. 因此,如果我们只对 $f_{Y|X}$ 感兴趣,那么就没有必要对协变量过程做出假设. 外生性同样意味着:

$$E(Y_{ij}|X_{i1},\cdots,X_{in_i},W_i)=E(Y_{ij}|X_{i1},\cdots,X_{ij},W_i).$$

当一个协变量是内生性的,我们需要仔细地选择有意义的感兴趣的模型.

Pepe 和 Anderson(1994)证明了当把内生性变量加入到回归模型的时候,广义估计方程是有偏的,除非下列假设中的一个成立:

1. 完全协变量条件均值假设:

$$E(Y_{ij}|X_i)=E(Y_{ij}|X_{ij}).$$

2. 假设了一个作业独立相关性结构.

5.4 缺失数据设置和简单的方法

5.4.1 设定

在第 5.3 节中,我们总结了用于分析没有缺失的纵向数据的常用方法. 从这一节开始,我们介绍一些处理纵向数据缺失的统计学方法. 第 5.5~5.7 节专注于仅响应变量有缺失的情况. 响应变量和协变量都有缺失的情况将在第 5.8~5.10 节中进行讨论.

缺失数据模式可以被分为单调缺失和非单调缺失. 单调缺失的一种特殊情况——失访意味着如果 Y_{ij} 是缺失的,那么时间 j 后所有的观测都是缺失的. 否则,缺失就被叫作间歇性缺失.

在第一章中,我们把缺失机制分为完全随机缺失、随机缺失和非随机缺失. 对纵向缺失数据,我们进一步定义依赖于协变量的缺失(CDM):一个随机缺失过程是 CDM 的,如果无响应的概率仅取决于协变量 X,而不取决于 Y. 第五章完全基于随机缺失假设,而非随机缺失模型将在第七章中进行介绍.

5.4.2 简单的方法

用来处理纵向数据缺失的一个方法是简单地将所有有缺失观测的个体全部移除,这叫作完全案例分析. 尽管实现起来很容易,当缺失机制是随机缺失或者完全随机缺失的时候,这个方法通常是有偏的. 即使在完全随机缺失情况下,删除带有不完整观测的个体可能导致严重的信息缺失,并且会导致较差的估计.

处理缺失数据的另一个方法是单一填补,也就是用某种"猜测"来替代缺失值. 最广泛使用的单一填补方法之一是末次观测值结转法(LOCF). 这种方法用同一个个体的最后一次观测到的值来替代每一个缺失值. LOCF 方法做出了很强的假设,即在缺失后响应变量的值是保持不变的. 如果缺失数据是由于患者被治愈而造成的,这个假设通常是合适的. 但是在许多其他的情况下,LOCF 很可能带来有偏的结果. Saha 和 Jones(2009)在线性混合效应模型下得到了LOCF 的偏差的一个明确的表达式. 他们发现,如果失访的时间越短,或者失访的概率和个体随机效应的关联性越强,那么两组间均值比较的偏差就越严重. 其他单一填补方法例如均值填补或者热卡填补也可以被使用. 这些单一填补方法的缺点是,填补的观测被当作是已知的,因此若没有特殊的调整,统计推断无法反映填补取样的方差.

5.5 似然函数方法

R_{ij} 表示 Y_{ij} 的缺失指示变量,如果 Y_{ij} 被观测到则为 1,否则为 0. 我们记 $R_i = (R_{i1}, \cdots, R_{in_i})'$. 结果向量 Y_i 可以被分割为 (Y_i^{obs}, Y_i^{mis}). 对第 i 个个体,它对似然函数的贡献是:

$$
\begin{aligned}
&\int f(Y_i, R_i | X_i; \theta, \eta) \, dY_i^{mis} \\
={}&\int f(Y_i | X_i; \theta) f(R_i | Y_i^{obs}, Y_i^{mis}, X_i; \eta) \, dY_i^{mis} \\
={}&\int f(Y_i | X_i; \theta) f(R_i | Y_i^{obs}, X_i; \eta) \, dY_i^{mis} \\
={}&f(R_i | Y_i^{obs}, X_i; \eta) \int f(Y_i | X_i; \theta) \, dY_i^{mis} \\
={}&f(R_i | Y_i^{obs}, X_i; \eta) f(Y_i^{obs} | X_i; \theta).
\end{aligned}
$$

上面的第二个等号成立是因为随机缺失假设. 这里 θ 是感兴趣的参数向量,η 是缺失机制模型涉及的冗余参数向量. 最后一个等式意味着在似然函数中 θ 和 η 是分开的,因此对 θ 的推断可以单纯地基于 $f(Y_i^{obs} | X_i; \theta)$. 换句话说,使用完全似然函数方法的可用案例分析可以得到相合并且有效的估计. 线性混合模型和广义线性混合模型都是似然函数方法;因此,当缺失数据存在,我们可以对 Y_i^{obs} 拟合相同的模型而不作任何特殊处理.

然而,如果分析方法不是基于似然函数的,可用案例分析并不总是有效的. 通常,仅仅当缺失机制是 CDM 时,Y_i^{obs} 的广义估计方程模型是无偏的. 下面给出了一个启发性的证明. 可用案例分析的估计方程是:

$$
\sum_{i=1}^{N} D_i' V_i^{-1} \Delta_i (Y_i - \mu_i) = 0, \tag{5.12}
$$

其中

$$
\Delta_i = \mathrm{diag}\{ R_{i1}, \cdots, R_{in_i} \}.
$$

我们有

$$
E_{R_i, Y_i | X_i} \left[D_i' V_i^{-1} \Delta_i (Y_i - \mu_i) | X_i \right]
$$

$$=E_{Y_i|X_i}\{ E_{R_i|Y_i,X_i}[D_i'V_i^{-1}\Delta_i(Y_i-\mu_i)]\}$$

$$=\begin{cases} E_{Y_i|X_i}[D_i'V_i^{-1}\Pi_i(X_i,Y_i^{obs})(Y_i-\mu_i)], & \text{MAR}, \\ E_{Y_i|X_i}[D_i'V_i^{-1}\Pi_i(X_i)(Y_i-\mu_i)], & \text{CDM}, \end{cases}$$

$$=\begin{cases} E_{Y_i|X_i}[D_i'V_i^{-1}\Pi_i(X_i,Y_i^{obs})(Y_i-\mu_i)], & \text{MAR}, \\ 0, & \text{CDM}, \end{cases}$$

其中 $\Pi_i(\cdot)$ 是给定 X_i 和 Y_i 时 Δ_i 的期望. 仅在 CDM 下, $\Pi_i(\cdot)$ 不依赖于 Y_i^{obs}, 并且因此估计方程的期望是 0. 在随机缺失假设下, 期望可能依赖于 Y_i^{obs} 的二阶矩并且不一定是 0. 在 R_i 同时依赖于 Y_i^{obs} 和 X_i 的情况下, 可以使用加权广义估计方程方法, 在第 5.6 节会有相关的展示.

5.5.1 例子: IMPACT 研究

表 5.4 列出了相对于治疗和月份的缺失的比例. 它显示处理组 SCL-20 得分的缺失数据比例略低, 但是两组间的差异看起来并不是显著的.

表 5.4 相对于治疗和月份的缺失比例

月份	常规护理组	干预组	两个组
3 个月	12.40	10.26	11.33
6 个月	14.08	11.59	12.83
12 个月	18.44	15.01	16.71
18 个月	22.12	19.43	20.77
24 个月	23.46	22.08	22.77

值得注意的是, 我们可以用方程 (5.1) 来对 IMPACT 数据进行建模. 下面我们进行一些分析. 对单调缺失, 现在有一些更加有效的填补技术. 为了说明方法, 我们首先把有间断性结果值缺失的个体去除, 最后再回到完整样本.

5.5.1.1 完全案例分析

我们首先考虑有完整数据的个体 ($N=1\,269$). 干预组比普通治疗组估计得到 SCL-20 得分相比基线有 0.311 5 的下降.

对完全案例分析, 从线性混合效应模型估计的固定效应和协变量参数展示在表 5.5 中. 对零假设 $H_0:\beta_4=0$ 的检验表明, 组别和时间段的交互项在 0.05 水平下是显著的. 这些结果表明 SCL-20 得分期望值的个体特异的变化值在两个试验组间有差异. 尤其是, 在 IMPACT 治疗下的患者相对于基线的 SCL-20 得分的期望值有着更明显的减少 (与接受普通治疗的患者相对比).

表 5.5 完全案例分析的估计量

参数	估计	稳健标准差	95% 置信区间
β_1	1.689	0.025	$(1.639, 1.738)$
β_2	-0.347	0.024	$(-0.395, -0.299)$
β_3	-0.006	0.034	$(-0.073, 0.060)$

续表

参数	估计	稳健标准差	95% 置信区间
β_4	-0.312	0.034	$(-0.378, -0.245)$
$\sqrt{g_{11}} = SD(b_{1i})$	0.452	0.016	$(0.422, 0.484)$
$\sqrt{g_{22}} = SD(b_{2i})$	0.412	0.019	$(0.377, 0.450)$
$Corr(b_{1i}, b_{2i})$	-0.235	0.051	$(-0.332, -0.134)$

随机截距和斜率的协变量参数估计值表明, 在研究的人群中基线的 SCL-20 得分有着显著的方差, 并且在 SCL-20 得分对治疗响应的患者对患者的变化上也有显著的方差. 例如, 随机截距的估计的标准差 ($\sqrt{\hat{g}_{11}} = 0.452$) 表明, 在 SCL-20 得分对治疗响应的患者对患者的变化上也有显著的方差, 因为有大约 95% 基线 SCL-20 得分在 $1.689 - 1.96 \times 0.452$ 和 $1.689 + 1.96 \times 0.452$ 也就是 0.803 到 2.575 之间变化. 类似地, SCL-20 得分在患者对患者间的变化上有着中等的异质性. 最后, 在随机截距和斜率间的负相关性是显著的, 这意味着 SCL-20 得分变化的期望值与基线的 SCL-20 得分有着直接的关联, 并且与那些有着更低的基线 SCL-20 得分的患者相比, 具有更高基线 SCL-20 得分的患者倾向于有着更小的 SCL-20 得分变化.

5.5.1.2 可用案例分析

混合效应模型的一个优势是它可以将所有可以获得的数据都包含到分析中. 下面的例子中我们再一次考虑有着单调缺失的样本 ($N=1\ 639$), 基于可以获得的数据的分析结果列在表 5.6 中. 相比于完全案例分析, 估计的交互效应 (组 × 阶段) 更小并且其标准差也更小.

表 5.6 可用案例分析的估计量

参数	估计	稳健标准差	95% 置信区间
β_1	1.686	0.022	$(1.644, 1.729)$
β_2	-0.335	0.022	$(-0.378, -0.291)$
β_3	-0.003	0.030	$(-0.056, 0.062)$
β_4	-0.295	0.031	$(-0.356, -0.235)$
$\sqrt{g_{11}} = SD(b_{1i})$	0.455	0.014	$(0.428, 0.484)$
$\sqrt{g_{22}} = SD(b_{2i})$	0.414	0.018	$(0.380, 0.451)$
$Corr(b_{1i}, b_{2i})$	-0.200	0.048	$(-0.292, -0.105)$

5.5.1.3 单调缺失的末次观测值结转分析

临床医师常用的一个不那么复杂的方法是末次观测值结转法. 如它的名字, 如果一个个体失访, 那么该方法用该个体的最后一次观测到的值来替代所有的缺失值. 末次观测值结转法分析的结果列在表 5.7 中. 注意到估计的交互效应比完全案例分析和可用数据分析都要小很多, 这意味着这个方法容易导致偏差.

表 5.7　末次观测值结转法分析的估计量

参数	估计	稳健标准差	95% 置信区间
β_1	1.686	0.022	$(1.644, 1.729)$
β_2	-0.313	0.021	$(-0.354, -0.271)$
β_3	-0.003	0.030	$(-0.056, 0.062)$
β_4	-0.264	0.030	$(-0.323, -0.206)$
$\sqrt{g_{11}} = SD(b_{1i})$	0.481	0.013	$(0.458, 0.508)$
$\sqrt{g_{22}} = SD(b_{2i})$	0.449	0.016	$(0.419, 0.482)$
$Corr(b_{1i}, b_{2i})$	-0.193	0.040	$(-0.270, -0.113)$

5.6　随机缺失失访的逆概率加权广义估计方程方法

标准的广义估计方程模型只在 CDM 假设下才是有效的. 在弱一些的随机缺失假设下, Robins 等（1995）提出了两种不同的逆概率加权 GEE 公式, 分别叫作 IPWGEE1 和 IPWGEE2. 它们的不同之处在于 IPWGEE1（Robins 等, 1995）使用了观测等级的加权, 而 IPWGEE2（Fitzmaurice 等, 1995）使用了集群级别的加权.

5.6.1　为选择概率建模

失访的模型意味着如果 $R_{ij}=0$, 那么 $R_{i,j+1}=0$. 假设在第一个时间点 $R_{i1}=0$. 我们记 $M_i=1+\sum_{j=1}^{n_i} R_{ij}$, 这表示了失访的时间, 它在 2 到 n_i+1 之间取值. 最大值 $M_i=1+n_i$ 对应一个有着完整的纵向观测的个体.

可以用延续率模型来估计选择模型. 定义
$$\lambda_{ij} \equiv \Pr(R_{ij}=1 | R_{i,j-1}=1, X_i, Y_{i1}, \cdots, Y_{i,j-1}).$$
假设
$$\text{logit}(\lambda_{ij}) = W_{ij}'\alpha,$$
其中 W_{ij} 是由 $X_i, Y_{i1}, \cdots, Y_{i,j-1}$ 组成的设计矩阵. 延续率可以被看作是离散时间生存模型, 它在给定失访没有在过去的时间点发生的条件下估计当前时间点的失访概率. 注意到
$$v_{ij} \equiv \Pr(M_i=j | X_i, Y_i^{obs})]$$
$$= \begin{cases} (1-\lambda_{ij}) \times \prod_{k=2}^{j-1} \lambda_{ik}, & \text{if } j \leq n_i, \\ \prod_{k=2}^{n_i} \lambda_{ik}, & \text{if } j = n_i+1, \end{cases}$$

这是第 i 个个体对估计选择模型的似然函数的贡献. 延续率模型的极大似然估计已经可以在很多标准统计软件包中获得.

5.6.2　IPWGEE1 和 IPWGEE2

Robins 等（1995）提出对观测 Y_{ij} 使用如下公式进行加权

$$\frac{R_{ij}}{\Pr(R_{ij}=1|X_i,Y_i^{obs})},$$

其中分母记作 π_{ij}. 注意到

$$\pi_{ij}=\Pr(R_{i1}=\cdots=R_{ij}=1|X_i,Y_i^{obs})$$
$$=\prod_{k=2}^{j}\lambda_{ik}.$$

第二个等号是将 $R_{i1},\cdots,R_{ij}$ 的联合分布分解得到的. 这就得出了如下的 IPWGEE1 的估计方程:

$$\sum_{i=1}^{N}D_i'V_i^{-1}\Delta_i^*(Y_i-\mu_i)=0,\qquad(5.13)$$

其中

$$\Delta_i^*=\mathrm{diag}\left\{\frac{R_{i1}}{\pi_{i1}},\cdots,\frac{R_{in_i}}{\pi_{in_i}}\right\}.$$

$\hat{\pi}_{ij}$ 是用延续率模型估计得到的选择概率. 由于 λ_{ik} 总是小于 1 的, 因此 π_{ij} 随着 j 的增加而减小. 换句话说, 时间更靠后的观测被赋予了更大的权重.

一个替代的模型是用在某个观测时间失访的概率的逆对每个个体进行加权 (Fitzmaurice 等, 1995). 在这个公式中, IPWGEE2 的估计方程变为

$$\sum_{i=1}^{N}D_i'V_i^{-1}\Delta_i^{**}(Y_i-\mu_i)=0,\qquad(5.14)$$

其中

$$\Delta_i^{**}=\mathrm{diag}\left\{\frac{R_{i1}}{\hat{v}_{im_i}},\cdots,\frac{R_{in_i}}{\hat{v}_{im_i}}\right\}.$$

$\hat{v}_{im_i}$ 是从延续率模型估计出来的失访概率, 而 m_i 是个体 i 的观测到的失访时间.

如果使用 λ_{ik} 的真实值替代用延续率模型估计出来的值, 估计方程的标准定理引出了 $\hat{\theta}$ 的三明治形的方差估计:

$$\mathrm{var}(\hat{\theta})\approx\Gamma_N^{-1}\left(\sum_{i=1}^{N}U_iU_i'\right)\Gamma_N^{-1}.\qquad(5.15)$$

这里 U_i 是公式 (5.13) 或者公式 (5.14) 中被相加的项, 而 I_N 是 $\sum_iU_i$ 的导数:

$$U_i=\begin{cases}D_i'V_i^{-1}\Delta_i^*(Y_i-\mu_i),&\text{for IPWGEE1},\\ D_i'V_i^{-1}\Delta_i^{**}(Y_i-\mu_i),&\text{for IPWGEE2},\end{cases}$$

$$I_N=\sum_i\frac{\partial}{\partial\theta}U_i.$$

然而, 估计选择模型会为公式 (5.15) 的三明治形的方差贡献一个额外的项, Robins 等 (1995) 给出了一个严格的证明. 为了简单起见, 我们只忽略这个额外项, 并且三明治形的方差在我们的模拟研究中看起来效果很好.

5.6.3 模拟研究

我们进行一项模拟研究来比较使用简单忽视缺失数据的 GEE 估计的两种 IPWGEE 方法. 考虑 $N=400$ 个有着 $n_i=5$ 次观测的个体. 真实的模型是由一个混合效应模型生成的:

$$Y_{ij}^* = 4 + 2 \times Age_i + 1.2 \times Time_{ij} + 1.5 \times Treatment_i + b_i + \varepsilon_{ij}$$
$$Y_{ij} = 1,\ \text{如果}\ Y_{ij}^* > 10,\ \text{否则为}\ 0.$$

年龄（Age）变量服从 0 到 1 之间的均匀分布，代表个体基线时的年龄；时间（Time）变量在 1 到 5 之间取值，是观测的时间；治疗（Treatment）变量对一半的个体取 0，一半的个体取 1；b_i 是随机截距而 ε_{ij} 是随机误差，它们都独立且服从正态分布，方差分别为 1.2^2 和 1. 边际均值模型是一个概率模型：

$$\Phi^{-1}\left(pr\left(Y_{ij}=1|X_{ij}\right)\right)$$
$$= -3.841 + 1.280 \times Age_i + 0.768 \times Time_{ij} + 0.960 \times Treatment_i,$$

其中 Φ 是标准正态分布的累积分布函数. 失访过程是由一个延续率模型生成的：

$$logit\left(R_{ij}=1|R_{i,j-1}=1, X_{ij}, Y_{i,j-1}\right)$$
$$= 2.5 \times I(j=2) + 3 \times I(j=3) + 2 \times I(j=4) + 2.2 \times I(j=5)$$
$$-1.3 \times Age_i + 0.8 \times Treatment_i - 2 \times Y_{i,j-1}.$$

平均参数估计和 95% 置信区间展示在表 5.8 中. IPWGEE1 和 IPWGEE2 都是相合的并且置信覆盖率和名义水平相近. 一般的 GEE 方法如我们所料是有偏的.

表 5.8　完整数据分析、可用案例分析（GEE）、IPWGEE1 和 IPWGEE2 的
回归参数估计值平均水平，以及 95% 名义置信区间的覆盖率

	真值	完整数据	GEE	IPWGEE1	IPWGEE2
截距	−3.841	−3.867（94.6）	−3.697（84.6）	−3.871（92.6）	−3.892（93.8）
年龄	1.280	1.282（95.0）	1.157（89.0）	1.277（93.2）	1.261（95.0）
时间	0.768	0.774（94.4）	0.716（71.6）	0.775（94.0）	0.781（91.8）
治疗	0.960	0.969（96.2）	0.949（94.0）	0.973（95.4）	0.991（94.0）

在 Preisser 等（2002）中可以找到更广泛的关于 IPWGEE1 和 IPWGEE2 的比较. 他们发现 IPWGEE2 比 IPWGEE1 效率低的多，尽管他们都是相合的. 当失访率低的时候，IPWGEE2 会相当低效并且对小样本来说第一类错误率比预期更大.

5.6.4　例子：IMPACT 研究

我们下面说明如何应用两种 IPWGEE 方法来分析有失访的纵向数据（这样的情况下缺失数据模式是单调的）.

在本章的附录展示的 STATA 代码中，我们首先用罗杰斯迪科回归估计在给定以前的观测到的响应变量和一些选定的基线特征的时候，在某个特定时间结果被观测到的概率. 我们之后基于估计的概率生成观测层面的权重和集群（个体）层面的权重. 值得一提的是，合并分析不会考虑估计权重导致的不确定性. 解决此问题的一种方法是使用自采样方法.

从两种 IPWGEE 方法得到的结果展示在表 5.9 和表 5.10 中. 可以看到估计的 IPWGEE1 的处理效应（$\beta_4 = -0.3140$）接近我们以前的估计. 然而 IPWGEE2 估计得到的处理效应（$\beta_4 = -0.2044$）相比那些基于多重填补的结果小了很多，这意味着按照集群（个体）层面加权可能不是一个好的选择.

表 5.9 IPWGEE1 分析的估计量

参数	估计量	稳健标准误差	95% 置信区间
β_1	1.686	0.022	$(1.644, 1.729)$
β_2	−0.327	0.023	$(−0.372, −0.282)$
β_2	−0.003	0.030	$(−0.056, 0.062)$
β_4	−0.314	0.032	$(−0.377, −0.251)$

表 5.10 IPWGEE2 分析的估计量

参数	估计量	稳健标准误差	95% 置信区间
β_1	1.679	0.041	$(1.599, 1.759)$
β_2	−0.374	0.050	$(−0.472, −0.276)$
β_2	−0.013	0.060	$(−0.105, 0.131)$
β_4	−0.204	0.070	$(−0.343, −0.066)$

5.7 向非单调缺失的扩展

在纵向研究中,个体错过间歇性访问或者在某次访问中某些测量值缺失是很常见的事情,也就是说,项目无响应. 在这种情况下,基于似然函数的推断仍然是有效的,而 IPWGEE 方法需要进行修改. 修改后的 IPWGEE 方法被叫作 IPWGEE3.

我们仍然使用 R_{ij} 来作为缺失指示变量,但是 $R_{ij}=0$ 不再意味着 $R_{i,j+1}=0$. 方法的扩展是基于 IPWGEE2,其中权重是观测到当前缺失模式的概率的逆,也就是,

$$\lambda_i \equiv \mathrm{Pr}(R_{i1}, \cdots, R_{in_i} | X_i, Y_i^{obs}). \tag{5.16}$$

一个更简单的情况是当我们愿意假设在同一个个体 i 内 R_{ij} 的条件独立性. 我们可以使用罗杰斯迪科回归来估计 $Pr(R_{ij}|Y_i^{obs})$,并且对所有 j 求乘积得到联合概率公式 (5.16). 这种情况的一个例子可能是在聚类调查抽样中,其中 i 代表一个班级,j 代表班级里的一个学生,这样条件于某些学生特征,一个学生无响应和其他学生无响应是独立的.

然而,在纵向研究中条件独立是没那么可能成立. 一个个体通常有一些潜在的特征导致他 / 她更容易发生缺失. 因此缺失指示变量在不同的情况下通常是正相关的. 例如,在 NACC UDS 数据中,一个有着更严重的认知障碍的患者倾向于缺失更多的检测结果. 当然,我们可以根据疾病的严重程度(例如,临床痴呆症评分总和)做出调整,并且假设条件独立. 但是一个更现实的模型结构可能是随机效应模型. 联合分布公式 (5.16) 实际上是第 i 个个体在对随机效应分布积分后对似然函数的贡献,这是使用 Gaussian 求积法估计随机效应模型的副产品.

现在我们可以对个体 i 的可用案例广义估计方程用 $1/\lambda_i$,如果假设独立的缺失,我们把这种方法叫作 IPWGEE3a,如果使用随机效应模型来估计选择概率则叫作 IPWGEE3b. 与公式 (5.15) 中 IPWGEE1 和 IPWGEE2 相同的方差公式可以直接应用到 IPWGEE3 中.

5.8 多重填补

似然函数方法和加权估计方程方法为单调缺失模式（失访）提供了有效的推断，并且它们向间歇性缺失模式的推广是很直接的．然而，如果某些协变量也发生缺失，这两种方法都没有简单推广．多重填补，正如我们在第四章看到的那样，现在是用来处理复杂缺失模式的灵活选择．只要填补模型是仔细确定以用来近似真实的数据生成机制的（尽管这在现实中一般很困难），推断马上就简化为对于完整数据模型的分析，并且根据 Rubin 的结合准则，这通常是有效的．正如van Buuren 和 Groothuis-Oudshoorn（2011）评论的那样，好的填补模型应当反映真实的数据生成过程，保留变量之间的相关性，并且包含相关性之间的不确定性．在纵向研究内容方面，难点是填补模型应当考虑到在一个时间点缺失变量的多元关系，以及它们的纵向模式．在这一节中，我们介绍两种主要的设置填补模型的方法：联合建模以及条件建模．

5.8.1 联合填补模型

Schafer（1997a）提出了一个使用多元线性混合模型的多重填补的贝叶斯框架．他做出的一个重要的假设是所有遭遇缺失的变量服从多元正态分布．我们下面概述这个方法．

我们首先介绍与以前章节不同的如下记号．y_i 是一个 $n_i \times r$ 的矩阵，其中 y_i 的每一行表示个体 i 某个时间点的观测，每一列表示一个有缺失的变量．因此这个"结果"矩阵包括了所有需要进行填补的变量：不仅是主要分析的响应变量，也包括有缺失值的协变量．假设 y_i 服从多元线性混合模型：

$$y_i = X_i\beta + Z_i b_i + \varepsilon_i, \tag{5.17}$$

其中 X_i 是没有缺失的协变量的 $n_i \times p$ 矩阵，Z_i 是随机成分的 $n_i \times q$ 的设计矩阵，β 是固定效应的 $p \times r$ 的矩阵，b_i 是随机效应 $q \times r$ 矩阵．我们进一步假设残差矩阵的每一行，ε_i，独立服从 $N(0, \sum)$，而随机效应分布服从

$$b_i^V \sim N(0, \Psi)$$

对 $i = 1, \cdots, N$ 是独立的．上标 V 表示通过堆叠矩阵的列来进行矩阵的矢量化．通过对 b_i 积分，边际模型变为

$$y_i^V \sim N((X_i\beta)^V, |(I_r \otimes Z_i)\Psi(I_r \otimes Z_i)^T + \sum \otimes I_{n_i}),$$

其中 I_r 是 r 维的单位矩阵，$\otimes$ 是 Kronecker 积．我们将 y_i 分为 $y_{i(obs)}$ 和 $y_{i(mis)}$，分别代表 y_i 观测到的和缺失的部分．$Y_{obs} = \{y_{i(obs)}\}_{i=1}^N$ 并且 $Y_{mis} = \{y_{i(mis)}\}_{i=1}^N$．$B = (b_1^V, \cdots, b_N^V)'$ 并且 $\theta = (\beta, \sum, \Psi)$．在下面的三个步骤中，Gibbs 取样反复地更新 b_i, θ 和 $y_{i(mis)}$：

（ⅰ）$b_i^{(t+1)} \sim P(b_i | Y_{obs}, Y_{mis}^{(t)}, \theta^{(t)}), i = 1, \cdots, N.$

（ⅱ）$\theta^{(t+1)} \sim P(\theta | Y_{obs}, Y_{mis}^{(t)}, B^{(t+1)}).$

（ⅲ）$y_{i(mis)}^{(t+1)} \sim P(y_{i(mis)} | Y_{obs}, B^{(t+1)}, \theta^{(t+1)}), i = 1, \cdots, N.$

这三个步骤给出一列 $\{\theta^{(t)}\}$ 和 $\{Y_{mis}^{(t)}\}$，分别收敛到 $P(\theta | Y_{obs})$ 和 $P(Y_{mis} | Y_{obs})$．第一步是从一个多元正态分布中抽样．第二步是假定我们有完整数据情况下的全贝叶斯分析．有着 θ 的共轭先验，可以证明 β 的后验分布服从多元正态分布，并且方差组成 $\sum^{-1}$ 和 Ψ^{-1} 都是服从 Wishart 分布．因为多元线性混合模型的正态性假设，最后一步也是从多元正态分布中取样．完整的算法在 R 的 PAN 包中得到实现．

Gibbs 采样类似于从后验预测分布中抽取随机样本的数据扩充的想法（Tanner 和 Wong，1987）．主要的区别是 θ 的估计并不是高优先级的，因为（5.17）的多重填补模型本身就是一个冗余．这里我们感兴趣的只是从后验预测分布 $P(Y_{mis}|Y_{obs})$ 中抽取样本．在实际中，经过合适次数的定型（burn-in），每第 k 次迭代的样本将作为填补数据存储，以消除样本内的自相关．联合填补模型的优势在于，只要多元线性混合模型（5.17）成立，就可以保证填补模型是合适的（即填补来自后验预测分布）．但是，它不能处理分类变量的缺失．

5.8.2　基于链式方程的填补

对于有着固定时间设计的纵向研究，填补数据集可以被设置为"宽数据"，这意味着每个个体占据了一行．在不同但是固定的时间点观察到的结果和随时间变化的协变量被当作不同的变量（列）．在这种情况下，多重填补过程和横截面研究中的是一样的．在填补模型中，在一个时间点的响应变量可以预测在另一个时间点的结果，这反映了个体内的依赖性．如果纵向研究没有采用固定时间设计，数据集只能被记录在"长数据"，也就是说每行代表一个个体的一个观测而且每个个体贡献了多行．NACC UDS 数据集就是这样一个例子，因为参与者在不同时间访问诊所．这样的话填补模型应当区分个体水平和观测水平的变量．对观测水平的变量，条件分布 $P(Y_1^{mis}|Y_1^{obs}, Y_2^{(t)}, \cdots, Y_p^{(t)}, \theta_1^{*(t+1)})$ 应当指明集群结果，这通常通过包含随机效应来实现．对个体水平的变量，每个个体应当仅进行一次填补．我们会用 NACC UDS 数据的分析来演示这些细节．

Beunckens 等（2008）比较了多重填补和逆概率加权广义估计方程方法在分析有失访的二值纵向数据的表现．他们发现在有限数据的情形下，多重填补偏差更小并且更加精确．此外，多重填补对填补模型的错误设定没有那么敏感．逆概率加权广义估计方程的效率问题可以潜在地由强化的逆概率加权估计来解决，我们将在下一节介绍这项内容．然而，加强的逆概率加权估计的实现可能相当困难，特别是当缺失同时涉及结果和协变量的时候．在这些情况下，我们通常推荐多重填补方法．

5.8.3　例子：NACC USD 数据

NACC UDS 例子在 5.2 节进行过介绍，我们现在介绍使用 R 软件包 mice 来填补和分析这个例子的过程．让我们回想一下，我们的目标是探索影响简易精神状态检查得分下降的风险因素．Y_{ij} 是个体 i 在第 j 个时间 t_{ij} 的简易精神状态检查得分；X_{ij} 是协变量向量，包含基线的年龄、性别、教育程度、Hachinski 缺血评分和载脂蛋白 E-e4．使用广义估计方程，我们可以拟合如下的回归模型：

$$E(Y_{ij}|X_{ij}, t_{ij}) = \theta_0 + \theta_1 t_{ij} + \theta_2' X_{ij} + \theta_3' X_{ij} \times t_{ij}. \tag{5.18}$$

我们主要感兴趣的是交互项，它被解释为 X_{ij} 单位增长带来的 MMSE 降低的平均比率的增长．

有四个变量有缺失：响应变量简易精神状态检查得分，是一个连续尺度的个体水平的变量；Hachinski 缺血评分是一个普通的观测水平的变量；载脂蛋白 E-e4 是一个二值的个体水平的变量；教育是一个普通的个体水平的变量．由于交互项被包含在分析模型（5.18）中，因此建议它们应当被包含在填补模型中．

我们按照如下步骤执行多重填补．

1. 准备好待填补的数据集，把变量的变换、虚拟变量、交互项放在数据集中．把迭代的最大次数设为 0,通过"试运行"初始化填补参数.

2. 我们指定填补模型. 用两水平线性混合效应模型(R 软件包 mice 中的 2l.norm)来填补简易精神状态检查得分. 简易精神状态检查得分在 0 到 30 之间取值,而 2l.norm 方法从一个没有界的正态分布抽取后验样本. 因此,我们将简易精神状态检查得分转换为 $logit$ $((MMSE+0.5)/31)$ 的形式,使其无界,并且填补转换后的得分. 转换回去的原始得分通过"被动填补"来生成. 被动填补的意思是,目标填补值是从其他填补变量计算出来的,而不是从一个填补模型生成的. 对于原始的 Hachinski 缺血评分,mice 无法处理两水平的集群,因此我们可以选择预测均值匹配(pmm)或者有序逻辑模型(polr)方法,这两种方法都忽视了纵向结构. 在我们的例子中,我们实用 pmm 方法. 对于填补教育和载脂蛋白 E-e4 变量时,我们仅选择个体水平的预测均值匹配(R 包 mice 中的 2lonly.pmm). 观测值水平的变量在每个集群中聚合,以作为填补模型中的协变量. 所有涉及缺失数据的虚拟变量和交互项都是被动填补的.

3. 指定填补模型的预测矩阵. 预测矩阵的每一行对应着一个变量的一个填补模型,其中"1"表示这个列变量被用作预测变量,而"0"表示没有用它. 在两水平填补模型中,"−2"表示集群变量,"2"表示随机效应。被动填补不适用预测矩阵的元素,所以被动填补变量的行可以被设成任意值.

4. 指定访问方案,即明确填补的顺序. 我们需要保持被动填补与填补值同步进行. 在我们的例子中,应该首先更新 mmse2、eduation、apoee4 和 hachin 的填补,之后生成变换项、虚拟变量和交互项.

5. 调用 mice 函数,从而填补数据集.

我们也尝试使用预测均值匹配的方法来填补简易精神状态检查得分,并且看看结果是否因为我们忽略了集群内的相关性而产生变化. 两种填补模型分别实现 $m=20$ 次. 我们设定 $m=20$ 主要是为了诊断的目的. 填补的值绘制在图 5.2 中,从中可以看到 20 次填补混合得很好,这意味着收敛是良好的.

我们现在可以对 20 个填补的数据集进行分析. 组合是使用 Rubin 的规则来进行的. 分析结果展示在表 5.11 中. CC 代表完全案例分析,imputation1 使用 2l.norm 来进行简易精神状态检查得分填补,imputation2 使用 pmm(R 软件包 mice 中的预测均值匹配)来进行简易精神状态检查得分填补. 我们可以看到两种填补方法得出了相似的结果,并且 CC 的结果可能是有一点偏差并且有着更大的标准差. 由于基线的年龄集中于 75 岁,遗忘型轻度认知损害的系数被解释为一个基线年龄为 75 岁的女性、有着 0~12 年的教育、Hachinski 缺血评分为 0 并且没有载脂蛋白 E-e4 基因每年减少的平均比例(大约每年较少 0.3 分). 填补模型 2 确定全部 5 个风险因素都会影响简易精神状态检查的水平;3 个风险因素显著影响简易精神状态得分减少的比率,分别是年龄、载脂蛋白 E-e4 和教育程度. 例如,一个有着载脂蛋白 E-e4 基因的个体相比于没有 APOE-e4 基因的个体每年多出 0.44 分的简易精神状态检查得分的降低.

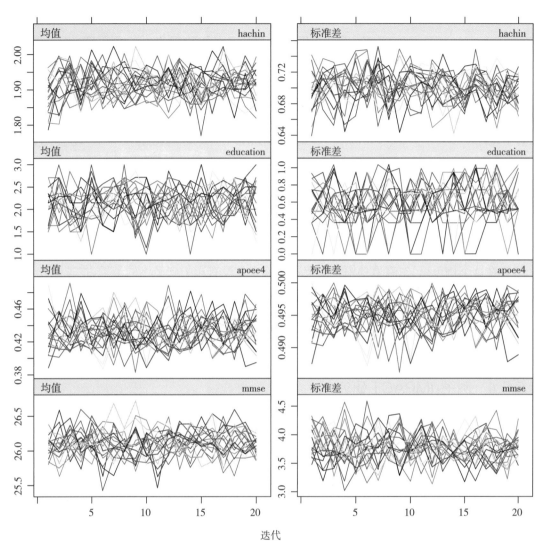

图5.2 填补的缺血评分（hachin）、教育（education）、简易精神状态检查得分（mmse2）、载脂蛋白E-e4(apoee4) 诊断图

表 5.11 NACCUDS 数据的分析结果

		填补 1	填补 2	CC
（截距）		26.51（0.15）	26.51（0.15）	26.55（0.18）
年龄	每 10 岁	−0.39（0.08）	−0.37（0.07）	−0.33（0.09）
性别	男性	−0.40（0.10）	−0.36（0.10）	−0.44（0.13）
APOE-E4		−0.48（0.13）	−0.49（0.12）	−0.45（0.13）
教育	13~16 年	1.31（0.14）	1.35（0.14）	1.25（0.17）
	17 年及以上	1.71（0.15）	1.74（0.14）	1.81（0.18）
HIS	1 点	−0.12（0.11）	−0.11（0.11）	−0.09（0.13）
	2 点及以上	−0.33（0.16）	−0.32（0.16）	−0.10（0.19）

续表

		填补 1	填补 2	CC
自从 AMCI 后年份		−0.26(0.10)	−0.29(0.11)	−0.24(0.12)
年龄:年	每 10 岁	−0.06(0.05)	−0.14(0.06)	−0.14(0.06)
性别:年	男性	−0.02(0.07)	−0.04(0.07)	−0.05(0.08)
APOE-E4:年		−0.42(0.08)	−0.44(0.09)	−0.53(0.09)
教育:年	13~16 年	−0.21(0.09)	−0.22(0.09)	−0.18(0.10)
	17 年及以上	−0.14(0.09)	−0.13(0.10)	−0.12(0.11)
HIS:年	1 点	0.09(0.08)	0.09(0.09)	0.10(0.10)
	2 点及以上	0.02(0.11)	−0.03(0.12)	−0.10(0.14)

尽管在这个例子里,忽略填补模型的集群看起来并没有影响到最终的结果,在其他设置里这可能是很危险的. 为了探究填补模型错误的影响,未来需要更多的模拟研究. 线性混合效应模型是 mice 中唯一可以获得的两水平填补的内置函数,但是多元正态假设在现实中较强. 如果想要在 mice 中使用更复杂的填补模型,读者应当参考 van Buuren 和 Groothuis-Oudshoorn(2011)来得到用户自定义的填补函数.

5.8.4 例子:IMPACT 研究

5.8.4.1 单调缺失的多重填补

单调缺失的填补有着更有效率的技术. 基本的想法是缺失数据是依次填补的,从缺失数量最少的变量开始,到缺失最多的变量结束. 我们也注意到,当填补纵向数据的时候,个体内的相关性也需要被考虑到. 通常,我们建议多元填补模型,例如多元正态或者链式方程来应对这类填补任务. 在附录 5.A 的 STATA 代码中,基线协变量例如年龄、性别、研究中心等首先被用来通过线性回归模型填补基线的 SCL-20 得分,之后基线协变量加上基线的 SCL-20 得分被用来填补第3 个月的 SCL-20 得分,并且依次这样做下去直到第 24 个月的 SCL-20 得分被填补. 在下面的代码中,生成了 10 个填补后的数据集. 每个数据集上都进行了估计,结果被合并到一起来生成最终的结果. 我们同样注意到对试验组和控制组的填补是分开进行的.

结果被列在表 5.12 中. 估计的交互效应(组别 × 时期)比基于可用数据分析的结果要稍微小一点.

表 5.12 基于单调缺失的多重填补估计

参数	估计	稳健标准差	95% 置信区间
β_1	1.686	0.022	$(1.644, 1.729)$
β_2	−0.335	0.022	$(−0.379, −0.291)$
β_3	−0.003	0.030	$(−0.056, 0.062)$
β_4	−0.288	0.031	$(−0.350, −0.227)$
$\sqrt{g_{11}} = SD(b_{1i})$	0.453	0.014	$(0.426, 0.482)$

参数	估计	稳健标准差	95% 置信区间
$\sqrt{g_{22}}=SD(b_{2i})$	0.415	0.018	$(0.382,0.451)$
$Corr(b_{1i},b_{2i})$	−0.202	0.048	$(-0.293,-0.108)$

5.8.4.2　基于多元正态分布的多重填补

对一个有着缺失值的连续的纵向结果,另一种对缺失数据进行填补的方法是假设结果向量的多元正态分布,之后可以用似然函数方法来进行填补. 细节由 Schafer(1997b)给出. 同样注意到这种填补方法对任意的缺失数据模型都是成立的. 对于含有缺失数据的分类响应变量,为了使用这个填补方法,可以借助隐性变量模型.

表 5.13 展示了基于多元正态分布的多重填补方法的结果. 可以看出,结果和基于单调缺失的多重填补是相近的,后者的结果在表 5.12 中.

表 5.13　基于多元正态分布的多重填补估计

参数	估计	稳健标准差	95% 置信区间
β_1	1.686	0.022	$(1.644,1.729)$
β_2	−0.338	0.023	$(-0.383,-0.293)$
β_3	−0.003	0.030	$(-0.056,0.062)$
β_4	−0.286	0.032	$(-0.348,-0.224)$
$\sqrt{g_{11}}=SD(b_{1i})$	0.454	0.014	$(0.427,0.482)$
$\sqrt{g_{22}}=SD(b_{2i})$	0.422	0.019	$(0.386,0.462)$
$Corr(b_{1i},b_{2i})$	−0.207	0.049	$(-0.301,-0.109)$

5.8.4.3　基于链式方程的多重填补

我们下面应用基于链式方程的多重填补方法来处理有着单调缺失的 IMPACT 数据集. 结果展现在表 5.14 中,从中我们看出结果和基于上面两种多重填补方法的结果是相近的. 值得注意的是,基于链式方程的多重填补适用于广泛的缺失数据模式. 这个结果与单调多重填补和多元正态分布多重填补都非常相近.

表 5.14　基于链式方程的多重填补估计

参数	估计	稳健标准差	95% 置信区间
β_1	1.686	0.022	$(1.644,1.729)$
β_2	−0.335	0.022	$(-0.379,-0.291)$
β_3	−0.003	0.030	$(-0.056,0.062)$
β_4	−0.288	0.031	$(-0.350,-0.227)$
$\sqrt{g_{11}}=SD(b_{1i})$	0.453	0.014	$(0.426,0.482)$

参数	估计	稳健标准差	95% 置信区间
$\sqrt{g_{22}} = SD(b_{2i})$	0.415	0.018	$(0.382, 0.451)$
$Corr(b_{1i}, b_{2i})$	−0.202	0.048	$(−0.293, −0.108)$

5.8.4.4　广义缺失数据模式的链式方程的多重填补

我们现在解释当结果和协方差都缺失的有着广义缺失数据模式的基于链式方程的多重填补方法. 在 IMPACT 数据中,不仅 SCL-20 得分有缺失值,基线的慢性病数量(numdis1)、抑郁症治疗的意愿(pref00)、是否是白人(white)、基线总体健康状况(ghlth00)和收入(inc400)也都有缺失. 如果我们能获取这些重要的协变量的更多的信息,我们填补缺失结果的工作可以做得更好就是更有说服力的. 尤其是,在给定这些变量是多水平分类变量的情况下,我们用逻辑回归来填补是否是白人,用有序逻辑回归来填补治疗意愿和总体健康情况,用泊松回归模型来填补慢性病情况,用预测均值匹配来填补收入,最后用线性回归来填补 SCL-20 得分. 结果展示在表 5.15 中. 可以看出对 IMPACT 研究,所有的 4 个多重填补方法有着近似的结果.

表 5.15　对于一般缺失模式的基于链式方程的多重填补估计

参数	估计	稳健标准差	95% 置信区间
β_1	1.672	0.020	$(1.632, 1.712)$
β_2	−0.315	0.022	$(−0.358, −0.273)$
β_3	−0.010	0.029	$(−0.046, 0.066)$
β_4	−0.289	0.031	$(−0.349, −0.227)$
$\sqrt{g_{11}} = SD(b_{1i})$	0.448	0.014	$(0.422, 0.476)$
$\sqrt{g_{22}} = SD(b_{2i})$	0.419	0.019	$(0.384, 0.457)$
$Corr(b_{1i}, b_{2i})$	−0.206	0.047	$(−0.295, −0.112)$

从表 5.5~ 表 5.7、表 5.9、表 5.10 和表 5.12~ 表 5.15,可以看出对 IMPACT 研究来说,所有的缺失数据方法都给出了相近的结果,除了 IPWGEE1. 通常来说,我们建议使用混合效应模型和多重填补方法来进行有缺失数据的纵向数据分析. 这也是 Schafer 和 Graham(2002)给出的建议.

5.9　贝叶斯分析

横截面回归模型的贝叶斯方法已经在第四章中进行过讨论. 在随机缺失假设下,缺失机制模型就可以被忽略. 因此,可以用数据扩充过程来估计回归参数的后验分布. 同样的模型框架也适用于纵向研究,除了在缺失数据模型中,集群内的相关性需要通过混合效应模型来刻画.

响应向量 Y_i 被划分为 (Y_i^{obs}, Y_i^{mis}). 协方差矩阵 X_i 也可以被划分为 $(X_i^{(1)}, X_i^{(2)})$,其中 $X_i^{(1)}$ 包含有缺失的协变量,而 $X_i^{(2)}$ 包含完全被观测到的协变量. 为了简单起见,假设只有一个协变量缺失,因此 $X_i^{(1)}$ 只有一列. 如果 $X_i^{(1)}$ 是一个随时间变化的协变量,我们可以进一步将 $X_i^{(1)}$ 分划为 $(X_i^{(1),obs}, X_i^{(1),mis})$ 并且我们用 X_i^{obs} 来表示 $\{X_i^{(1),obs}, X_i^{(2)}\}$,并且用 X_i^{mis} 来表示 $X_i^{(1),mis}$. 我们用 θ 来表

示 Y_i 对 X_i 回归模型中的未知参数,以及用来确定缺失协变量模型,$X_i^{(1)}|X_i^{(2)}$ 的冗余参数.

后验分布 $f(\theta|Y_i^{obs},X_i^{(1),obs},X_i^{(2)})$ 的估计是我们主要的目的. 可以用数据扩充过程通过填补步骤和后验步骤这两个迭代步骤来从目标后验分布中抽样. 在第 $(t+1)$ 次迭代中,填补步骤从下面的条件分布中抽取缺失的数据:

$$f(Y_i^{mis},X_i^{mis}|Y_i^{obs},X_i^{obs},\theta^{(t)}). \tag{5.19}$$

填补步骤将得到一个没有缺失值的完整数据集. 之后的后验步骤从后验条件分布中抽取随机样本:

$$\left\{\prod_{i=1}^{N}L(\theta|Y_i^{obs},X_i^{obs},Y_i^{mis,(t+1)},X_i^{mis,(t+1)})\right\}\times p(\theta),$$

其中 $L(\theta|Y_i^{obs},X_i^{obs},Y_i^{mis,(t+1)},X_i^{mis,(t+1)})$ 是个体 i 的完整数据似然函数,而 $p(\theta)$ 是参数的先验分布.

后验步骤单纯是一个没有缺失数据的标准贝叶斯分析,并且后验样本可以使用 Gibbs 取样来抽取. 困难主要出现在填补步骤里. 注意到

$$\begin{aligned}&f(Y_i^{mis},X_i^{mis}|Y_i^{obs},X_i^{obs},\theta^{(t)})\\&\propto f(Y_i^{mis},X_i^{mis},Y_i^{obs},X_i^{obs}|\theta^{(t)})\\&=f(Y_i,X_i^{(1)},X_i^{(2)}|\theta^{(t)})\\&=f(Y_i|X_i,\theta^{(t)})f(X_i^{(1)}|X_i^{(2)},\theta^{(t)})f(X_i^{(2)}|\theta^{(t)})\\&\propto f(Y_i|X_i,\theta^{(t)})f(X_i^{(1)}|X_i^{(2)},\theta^{(t)}).\end{aligned}$$

这里 $X_i^{(2)}$ 的密度可以被忽略,因为它不包含任何缺失值. 只要确定完整数据模型 $Y_i|X_i$ 和 $X_i^{(1)}|X_i^{(2)}$ 就足够了. $Y_i|X_i$ 的条件分布通过感兴趣的回归模型给出,后者通常是一个广义线性混合效应模型;$X_i^{(1)}|X_i^{(2)}$ 的条件分布可以通过另一个回归模型来确定.

尽管贝叶斯分析可以简单地用两个迭代过程来概括,但是出于一些原因计算过程可能是相当困难的. 首先,如果结果 Y_i 是分类的,边际似然函数就会涉及难以处理的积分. 因此需要用额外的步骤来增强随机效应,就好像它们是缺失数据一样. 其次,在现实中,多个协变量可能会有缺失,因此填补步骤涉及缺失数据的较为复杂的多元分布计算. 抽取填补样本可能是很花费时间的.

5.10 其他方法

在文献中有很多其他的缺失数据方法. 然而,它们没有在标准的统计学软件包中得到实现,并且在现实中用的没有那么常见. 在这一节中我们简要地介绍一些估计方程的方法,并且为感兴趣的读者提供相应的参考资料. 尤其是,我们首先讨论一种均值得分填补方法,之后介绍一些双稳健方法.

5.10.1 填补估计方程

Paik(1997)提出了一种可以处理响应变量失访的填补方法. 这种方法基于广义估计方程,有缺失观测的方程由它们的条件期望来代替. 这个方法和横截面研究(第四章)中的"平均得分填补"是一样的. 两个重要的假设是:(a)纵向观测全都是在固定的时间点 $j=1,\cdots,M$ 进行的;(b)失访过程仅取决于观测到的变量,也就是说,失访过程是随机缺失的.

令 $Y_i^F=(Y_{i1},\cdots,Y_{in_i},\cdots,Y_{iM})'$ 是个体 i 的响应变量的全向量,且 $X_i^F=(X_{i1},\cdots,X_{in_i},\cdots,X_{iM})'$ 是对相应协变量的全矩阵. 我们主要感兴趣的是 $\mu_i^F\equiv E(Y_i^F|X_i^F)$ 的回归模型. 个体 i 观测到的数据来

自于前 n_i 次访问：$Y_i=(Y_{i1},\cdots,Y_{in_i})'$ 和 $X_i=(X_{i1},\cdots,X_{in_i})'$. $H_{ij}=(X_i,Y_{i1},\cdots,Y_{ij})$ 是直到时间 t 的第 i 个个体的历史记录. R_{ij} 是 Y_{ij} 的缺失指示变量,与我们在之前的章节里描述的类似.

完全数据估计方程可以被写作

$$U(\beta)=\sum_{i=1}^{N}(D_i^{\mathrm{F}})'(V_i^{\mathrm{F}})^{-1}(Y_i^{\mathrm{F}}-\mu_i^{\mathrm{F}})=0,$$

其中 $D_i^F=\partial\mu_i^F/\partial\beta$,并且 V_i^F 是 Y_i^F 的作业协方差矩阵. Paik 的方法用 $\tilde{Y}_{ij}\equiv E(Y_{ij}|H_{in_i},R_{ij}=0)$ 来代替那些缺失的 $Y_{ij}(j>n_i)$. 之后填补的估计方程变成

$$\tilde{U}(\beta)=\sum_{i=1}^{N}(D_i^{\mathrm{F}})'(V_i^{\mathrm{F}})^{-1}(\tilde{Y}_i^{\mathrm{F}}-\mu_i^{\mathrm{F}})=0, \tag{5.20}$$

其中 $\tilde{Y}_i^F=(Y_{i1},\cdots,Y_{in_i},\tilde{Y}_{i,n_i+1},\cdots,\tilde{Y}_{iM})'$. 方程(5.20)的期望是 0,这就得到了 β 的一个相合的估计. 现在关键的步骤是估计条件期望 $\tilde{Y}_{ij}$.

注意在 MAR 失访下,

$$E(Y_{ij}|H_{i,j-1},R_{i,j-1}=1,R_{ij}=0)=E(Y_{ij}|H_{i,j-1},R_{i,j-1}=1,R_{ij}=1). \tag{5.21}$$

因此可以用回归模型来拟合观测到的数据,以估计脱落后的第一个缺失的观测. 对脱落后的第二次缺失的观测,我们有

$$E(Y_{ij}|H_{i,j-2},R_{i,j-2}=1,R_{i,j-1}=0)=E(Y_{ij}|H_{i,j-2},R_{i,j-1}=1). \tag{5.22}$$

因此可以用另一个回归模型来拟合条件期望 $E(Y_{ij}|H_{i,j-2},R_{i,j-2}=1)$. 现在回归模型不仅包含了观测到的数据(那些 $R_{i,j-1}=1$ 和 $R_{i,j}=1$ 的),同时也包含了以前填补的观测(那些 $R_{i,j-1}=1$ 和 $R_{i,j}=0$ 的). 换句话说,在拟合回归模型以填补第二个缺失的观测的时候,第一个缺失的观测的填补值也被用来作为结果. 如果以前的填补是相合的,那么当前的回归也是相合的. 同样的技术可以被重复到第三个潜在的观测上,以此类推,直到所有的缺失数据都被拟合的条件期望替代. 如果所有的填补模型都是正确确定的,那么最后估计值 $\tilde{Y}_{ij}$ 的相合性由这个过程来保证.

整个过程可以用图 5.3 来解释. 行代表缺失模式,而列代表观测的次数. 阴影的格子是需要填补的缺失的观测. 我们根据个体的失访时间把他放入某一行中. 个体 i 的 n_i 次观测进入它所在行的 n_i 个格子里. 第一对角线的缺失值是第一步填补的,之后是第二对角线,以此类推. 对一个格子 c 的填补,回归模型使用所有在同一列但是在格子 c 之下的格子. 例如,当填补格子(3,4)的时候,回归模型是由格子(4,4)和(5,4)这些观测到的格子里的观测值来拟合的. 当填补格第二对角线的格子(2,4)时,不仅使用格子(4,4)和(5,4),填补后的格子(3,4)也会作为结果进入回归模型. 然而,设计矩阵是直到第二次时间点的历史记录((5.22)中的 $H_{i,j-2}$ 现在是 H_{i2}),这不涉及任何填补的格子或者缺失的格子. 对角线的依次填补最终会生成完整的数据,并且紧接着就是通过解方程(5.20)来进行回归参数的估计.

缺失模式	$j=1$	$j=2$	$j=3$	$j=4$	$j=5$	
1						
2				(2, 4)		第4对角线
3				(3, 4)		第3对角线
4				(4, 4)		第2对角线
5				(5, 4)		第1对角线

图 5.3　多重填补过程图示

明确的方差公式在 Paik(1997)的定理 1 和附录 B 中给出. 方差实际上有两个来源:一个来自于估计方程中假定所有填补的数据都是被观测到的(5.20);另一个是来源于用于填补的额外回归模型的估计.

在 Paik 的均值得分填补中,缺失的变量被用拟合的值来替代,因为完全数据估计方程对缺失的 Y_{ij} 是线性的. 作为对比,在多重填补中,缺失的 Y_{ij} 用来自后验预测分布随机抽样来代替. 在正确的填补模型下,多重填补的值 $\hat{Y}_{ij}^{(1)},\cdots,\hat{Y}_{ij}^{(M)}$ 的均值与回归模型拟合的值 $\tilde{Y}_{ij}$ 是相近的,也就是说,Paik 的均值得分在 M 较大的时候:

$$\frac{1}{K}\sum_{k=1}^{K}\hat{Y}_{ij}^{(k)}\approx\tilde{Y}_{ij},$$

在某种意义上,Paik 的均值得分填补是多重填补的一种特殊情况. 正如 Paik(1997)中的模拟结果显示的,Paik 的填补和多重填补的结果在许多设置下是相似的.

5.10.2 双稳健估计

Seaman 和 Copas(2009)提出了一种双稳健估计方程方法来处理响应变量的单调失访. 他们的方法和 Paik 的平均得分填补相关密切. 他们的想法是强化完全案例逆概率加权(IPWCC)估计方程. 增强项是完整数据估计方程的期望,后者可以用和 Paik(1997)相同的方法来计算.

我们继续使用上一小节中的所有标记. 注意到强化完全案例逆概率加权估计方程是由下式给出

$$\sum_{i=1}^{N}\frac{R_{iM}}{\pi_{iM}}U_i(\beta)=\sum_{i=1}^{N}\frac{R_{iM}}{\pi_{iM}}(D_i^{\mathrm{F}})'(V_i^{\mathrm{F}})^{-1}(Y_i^{\mathrm{F}}-\mu_i^{\mathrm{F}}).$$

强化完全案例逆概率加权方程忽略了在试验结束之前(时间 M)脱落个体的可用数据,因此通常是相当低效率的. 一种提高效率的方法是添加一个补充项 A,A 是可用数据和参数向量 β 的方程,并且满足 $E(A|H_{iM})=0$. 增广的强化完全案例逆概率加权(AIPWCC)方程由下式给出

$$\sum_{i=1}^{N}\left\{\frac{R_{iM}}{\pi_{iM}}U_i(\beta)+A_i\right\}=0.$$

我们用 C_{ij} 表示指示函数,如果 $R_{ij}=1$ 并且 $R_{i,j+1}=0$ 那么 $C_{ij}=1$,否则就为 0. 增强函数 A_i 的一种选择是

$$A_i=\sum_{j=1}^{M-1}\left(\frac{C_{ij}-(1-\lambda_{i,j+1})R_{ij}}{\pi_{i,j+1}}\right)E\{U_i(\beta)|H_{ij},R_{ij}=1\}, \tag{5.23}$$

其中 $\lambda_{i,j+1}=Pr(R_{i,j+1}=1|R_{ij}=1,H_{ij})$ 是在 5.6.1 节中定义的. 注意到期望是在给定直到时间 j 的历史并且该患者直到时间 j 也还没有失访的前提下,对未来的响应变量取的.

由于 $U_i(\beta)$ 对所有的响应变量 Y_{ij} 是线性的,因此只要计算期望 $E(Y_{im}|H_{ij},R_{ij}=1)$ 就足够了. 如果 $m\leqslant j$,期望就是观测到的值 Y_{im}. 否则,Paik 的填补过程就被用来计算估计的均值.

增广强化完全案例逆概率加权估计是双稳健的,这意味着只要失访模型或者填补模型并不都是错误的,那么估计就是相合的. 如果两个模型都是正确的,那么(5.23)中选择的 A_i 对 β 的效率来说是最佳的.

β 方差的估计值有着三明治的形式,并且公式在 Seaman 和 Copas(2009)第四章中给出. 当失访模型和填补模型都是正确的,忽略冗余参数的不确定性就是有效的. 换句话说,使用正确的失访和填补模型和使用估计的模型是近似一样的.

5.10.3 缺失结果和协变量

有关缺失数据方法的文章大多聚焦于缺失响应或者缺失协变量的情况. 在现实中, 纵向结果和一些重要的随时间变化的协变量的数据不完整通常是难以避免的. 我们将讨论一些处理这个问题的文章(Chen 等, 2010; Chen 和 Zhou, 2011). 一种是基于 Robins 等(1995)的结果扩展的加权广义估计方程方法, 而另一种在结果是二值的时候进一步发展了一种双稳健估计.

我们需要重新定义一些标记. 考虑一个由 i 编号的 N 个个体的数据集, 个体 i 在时间点 $j=1, \cdots, n_i$ 进行检测. 用 $Y_i=(Y_{i1}, \cdots, Y_{in_i})'$ 表示结果向量, $X_i=(X_{i1}, \cdots, X_{in_i})'$ 是有缺失的协变量向量, $Z_i=(Z_{i1}, \cdots, X_{in_i})'$ 是完全被观测到的协变量矩阵. 为了简单起见, 我们假设只有一个协变量缺失. 感兴趣的模型是 Y_i 的条件均值, 也就是说, $\mu_i=(\mu_{i1}, \cdots, \mu_{in_i})'=E(Y_i|X_i, Z_i)$ 假设边际回归模型是由下式给出

$$g(\mu_{ij})=X_{ij}\beta_x+Z'_{ij}\beta_z,$$

对 $i=1, \cdots, N, j=1, \cdots, n_i$, 其中 g 是已知的联系方程. R_{ij} 是 (Y_{ij}, X_{ij}) 的缺失模型的指示变量, 并且:

$$R_{ij}=\begin{cases} 0, \text{如果 } Y_{ij} \text{ 和 } X_{ij} \text{ 都缺失} \\ 1, \text{如果 } Y_{ij} \text{ 缺失而 } X_{ij} \text{ 被观测到} \\ 2, \text{如果 } Y_{ij} \text{ 被观测到而 } X_{ij} \text{ 缺失} \\ 3, \text{如果 } Y_{ij} \text{ 和 } X_{ij} \text{ 都被观测到} \end{cases}$$

用 $R_i=(R_{i1}, \cdots, R_{in_i})'$ 表示个体 i 的全缺失记录, 并且 $\bar{R}_{ij}=\{R_{i1}, \cdots, R_{i,j-1}\}$ 是时间 j 之前的缺失记录. 假设基线结果和协变量总是被观测到的, 也就是 $R_{i1}=3$.

Chen 和 Zhou(2011)提出条件于过去的缺失记录来对每个 R_{ij} 建模, $P(R_{ij}|\bar{R}_{ij}, Y_i, X_i, Z_i)$, 来获得 R_i 的联合概率. R_i 的联合概率可以被表示为

$$P(R_i|Y_i, X_i, Z_i)=\prod_{j=2}^{n_i} P(R_{ij}|\bar{R}_{ij}, Y_i, X_i, Z_i).$$

在随机缺失假设下, 我们很自然地假设

$$P(R_{ij}|\bar{R}_{ij}, Y_i, X_i, Z_i)=P(R_{ij}|\bar{R}_{ij}, \bar{Y}^o_{ij}, \bar{X}^o_{ij}, Z_i),$$

其中 $\bar{Y}^o_{ij}$ 和 $\bar{X}^o_{ij}$ 表示时间 j 之前的 Y_i 和 X_i 组成的观测到的历史记录. 让 $\lambda_{ijk}\equiv P(R_{ij}=k|\bar{R}_{ij}, \bar{Y}^o_{ij}, \bar{X}^o_{ij}, Z_i)$, 并且为 R_{ij} 假定一个多分类逻辑模型, 也就是:

$$\log \frac{\lambda_{ijk}}{\lambda_{ij0}}=W'_{ijk}\alpha_k, \quad \text{for } k=1, 2, 3,$$

其中 W_{ijk} 是 $\{\bar{R}_{ij}, \bar{Y}^o_{ij}, \bar{X}^o_{ij}, Z_i\}$ 的一个子集. 让 $\pi_{ij}=P(R_{ij}=3|Y_i, X_i, Z_i)$ 是观测到的 Y_{ij} 和 X_{ij} 的边际概率, 它可以通过对 $R_{i1}, \cdots, R_{i,j-1}$ 的所有可能的组合加和来写作一个 λ_{ijk} 的函数.

与 Robins 等(1995)的想法相似, 一个加权矩阵被定义为

$$\Delta^*_i=\text{diag}\left\{\frac{I(R_{i1}=3)}{\pi_{i1}}, \cdots, \frac{I(R_{in_i}=3)}{\pi_{in_i}}\right\}.$$

之后 β 的估计方程就得到如下

$$\sum_{i=1}^N D'_i V_i^{-1} \Delta^*_i (Y_i-\mu_i)=0, \tag{5.24}$$

其中 $D_i=\partial\mu_i/\partial\beta$ 和 V_i 是 Y_i 的作业协方差矩阵. 我们也可以将 V_i 表达为 $F_i^{1/2}C_iF_i^{1/2}$, 其中 C_i 是作业协方差矩阵, 并且 $F_i=diag\{v_{ij}, j=1, \cdots, n_i\}$ 描述了协方差和均值的关系. 等式(5.24)只有在 C_i

是单位矩阵的时候才是可以计算的,也就是,在作业独立相关性结构下. 否则,由于 D_i 可能涉及一些没有被观测到的协变量 X_{ij},等式(5.24)就无法被评估. 一种修改方法是定义一个新的加权矩阵

$$\Delta_i = [\ \delta_{ijj'}\ ]_{n_i \times n_i},$$

$$\delta_{ijj'} = \begin{cases} \dfrac{I(R_{ij}=1, R_{ij'}=3) + I(R_{ij}=3, R_{ij'}=3)}{\pi_{ijj'}}, \text{for } j \neq j', \\[4mm] \dfrac{I(R_{ij}=3)}{\pi_{ij}}, \qquad\qquad \text{for } j = j', \end{cases}$$

$$\pi_{ijj'} = P(R_{ij}=1, R_{ij'}=3 | Y_i, X_i, Z_i)$$
$$+ P(R_{ij}=3, R_{ij'}=3 | Y_i, X_i, Z_i).$$

让 $M_i = F_i^{-\frac{1}{2}} (C_i^{-1} \cdot \Delta_i) F_i^{-1/2}$,其中 $A \cdot B = [\ a_{ij} b_{ij}\ ]$ 表示 $n_i \times n_i$ 矩阵 $A = [\ a_{ij}\ ]$ 和 $B = [\ b_{ij}\ ]$ 的 Hadamard 乘积. 现在下面的修改的估计方程可以用来解 β:

$$\sum_{i=1}^{N} D_i' M_i (Y_i - \mu_i) = 0. \tag{5.25}$$

方程(5.25)是 Chen 等(2010)的关键结论,它不再包含缺失的 X_{ij}. 同样也值得注意的是,Chen 等(2010)采用了一种稍有不同的方法来对缺失机制建模. 用来代替建立一个条件模型,他们使用了一个 Bahadur 模型框架并且确定 X_{ij} 和 Y_{ij} 的边际缺失机制,以及成对的相关性. 感兴趣的读者可以去参考他们的工作和 Bahadur(1961)以获得更多的细节.

众所周知,在文献中的逆概率加权估计通常是低效的,特别是当选择概率低的时候. 通常来说,人们可以增强加权估计方程来得到效率(Chen 和 Zhou,2011),也就是说,

$$\sum_{i=1}^{N} \{\ D_i' M_i (Y_i - \mu_i) + \phi_i\ \} = 0. \tag{5.26}$$

Φ_i 的一个最佳的选择是

$$\phi_{i,\text{opt}} = E_{Y_i^n, X_i^m | Y_i^o, X_i^o, Z_i, R_i} \{\ D_i' N_i (Y_i - \mu_i)\ \}, \tag{5.27}$$

$N_i \equiv F_i^{-\frac{1}{2}} \{\ C_i^{-1} \cdot (1 - \Delta_i)\ \} F_i^{-1/2}$,其中 1_i 是 $n_i \times n_i$ 的 1 的方形矩阵.

为了评估条件期望(5.27),我们需要确定两个缺失数据模型,$Y_i^m | Y_i^o, X_i, Z_i$ 和 $X_i^m | Y_i^o, X_i^o, Z_i$. 当结局是二分类时,$Y_i$ 的缺失数据模型由 Bahadur 模型确定. 让 $Y_{ij}^* = (Y_{ij} - \mu_{ij}) / \sqrt{\mu_{ij}(1 - \mu_{ij})}$,并且

$$\rho_{i,jk} = \text{corr}(Y_{ij}^*, Y_{ik}^*) = E(Y_{ij}^* Y_{ik}^*),$$
$$\rho_{i,jkl} = E(Y_{ij}^* Y_{ik}^* Y_{il}^*),$$
$$\vdots \quad \vdots \quad \vdots$$
$$\rho_{i,1 \cdots n_i} = E(Y_{i1}^* \cdots Y_{in_i}^*).$$

于是 Bahadur 模型确定了 Y_i 的联合概率密度,为

$$P(Y_i | X_i, Z_i) = \left\{ \prod_{j=1}^{n_i} \mu_{ij}^{Y_{ij}} (1 - \mu_{ij})^{1-Y_{ij}} \right\}$$

$$\times \left(1 + \sum_{j<k} \rho_{i,jk} Y_{ij}^* Y_{ik}^* + \sum_{j<k<l} \rho_{i,jkl} Y_{ij}^* Y_{ik}^* Y_{il}^* + \cdots + \rho_{i,1 \cdots n_i} Y_{i1}^* \cdots Y_{in_i}^* \right).$$

假设第三阶和更高阶的关联是 0,我们可以写出如下的 Bahadur 模型:

$$P(Y_i | X_i, Z_i) = \left\{ \prod_{j=1}^{n_i} \mu_{ij}^{Y_{ij}} (1 - \mu_{ij})^{1-Y_{ij}} \right\} \left(1 + \sum_{j<k} \rho_{i,jk} Y_{ij}^* Y_{ik}^* \right). \tag{5.28}$$

用这个联合概率,我们可以使用全概率公示来得到 $Y_i^m|Y_i^o,X_i,Z_i$ 的条件分布. 注意到 μ_{ij} 和 $\rho_{i,jk}$ 都是参数向量 β 的函数. 我们也可以把联合概率写作 $P(Y_i|X_i,Z_i;\beta)$.

对于缺失协变量模型,$X_i^m|Y_i^o,X_i^o,Z_i$,我们考虑给定过去观测的条件模型. X_i 的联合密度可以被写作

$$P(X_i|Y_i^o,Z_i)=P(X_{i1}|Z_i)\prod_{j=2}^{n_i}P(X_{ij}|\bar{X}_{ij},\bar{Y}_{ij}^o,Z_i).$$

同样,$\bar{X}_{ij}$ 和 $\bar{Y}_{ij}^o$ 代表时间 j 之前观测到的协变量和结果. 为了强调确定缺失协变量模型的冗余参数向量 γ,我们也把联合概率写作 $P(X_i|Y_i^o,Z_i;\gamma)$. 这个模型可以通过最大化观测到的似然函数方程来估计:

$$L_X(\gamma)=\prod_{i=1}^{N}\int P(X_i|Y_i^o,Z_i)\,\mathrm{d}X_i^m.$$

现在我们转向增强的估计方程并且尝试估计(5.27)中的 $\phi_{i,\mathrm{opt}}$. 当 X_i^m 是离散的时候,补充项变为

$$\phi_{i,\mathrm{opt}}=\sum_{X_i^m,Y_i^m}\omega_{ixy}(\beta)\{D_i'N_i(Y_i-\mu_i)\},$$

其中

$$\begin{aligned}\omega_{ixy}(\beta)&=P(Y_i^m,X_i^m|Y_i^o,X_i^o,Z_i;\beta,\hat{\gamma})\\&=P(Y_i^m|Y_i^o,X_i,Z_i;\beta)P(X_i^m|Y_i^o,X_i^o,Z_i;\hat{\gamma})\\&=\frac{P(Y_i|X_i,Z_i;\beta)}{\sum_{Y_i^m}P(Y_i|X_i,Z_i;\beta)}\cdot\frac{P(X_i|Y_i^o,Z_i;\hat{\gamma})}{\sum_{X_i^m}P(X_i|Y_i^o,Z_i;\hat{\gamma})}.\end{aligned}$$

如果 X_i^m 是连续的,求和 $\sum_{X_i^m}$ 由积分 $\int_{X_i^m}$ 替代. 可以用一个拒绝采样过程来评估这个积分. 一个 EM 种类的算法被提出来解方程(5.26)以得到 β,并且迭代的过程描述如下

1. 初始化参数 $\beta^{(0)}$.
2. 第 k 次迭代中,得到 $\beta^{(k)}$ 并且用来更新 $\omega_{ixy}^{(k)},M_i^{(k)}$ 和 $N_i^{(k)}$.
3. 把 $\omega_{ixy}^{(k)},M_i^{(k)}$ 和 $N_i^{(k)}$ 当作固定的,之后解如下方程来得到 $\beta^{(k+1)}$:

$$\sum_{i=1}^{N}\left\{D_i'M_i^{(k)}(Y_i-\mu_i)+\sum_{X_i^m,Y_i^m}\omega_{ixy}^{(k)}\{D_i'N_i^{(k)}(Y_i-\mu_i)\}\right\}=0,$$

4. 迭代第二步和第三步直到收敛.

Chen 和 Zhou(2011)证明估计值 $\hat{\beta}$ 是近似正态的并且得到了一个三明治形状的方差公式.

附录 5.A:广义线性混合模型近似方法的技术细节和案例的程序代码

5.A.1　PQL 和 MQL

PQL 方法从广义线性模型中使用的线性化中借鉴想法. 将均值结构模型重新写作

$$Y_{ij}=\mu_{ij}^C+\varepsilon_{ij}=h(X_{ij}'\beta+Z_{ij}'b_i)+\varepsilon_{ij},$$

其中 h 是逆关联函数 g^{-1},并且 ε_{ij} 是均值为 0 的误差项. 定义 ϕ 是超散度参数. 用自然(典范)连接函数,逆关联函数的导数 h' 刻画了均值方差关系,也就是:

$$V_{ij}^C=\mathrm{var}(Y_{ij}|b_i)=\phi h'[g(\mu_{ij}^C)]=\phi h'(X_{ij}'\beta+Z_{ij}'b_i).$$

用在当前 $\hat{\beta}$ 和 $\hat{b}_i$ 附近的泰勒展开,我们有

$$Y_{ij} \approx h(X'_{ij}\hat{\beta}+Z'_{ij}\hat{b}_i)+h'(X'_{ij}\hat{\beta}+Z'_{ij}\hat{b}_i)X'_{ij}(\beta-\hat{\beta})+h'(X'_{ij}\hat{\beta}$$
$$+Z'_{ij}\hat{b}_i)Z'_{ij}(b_i-\hat{b}_i)+\varepsilon_{ij}$$
$$\approx \hat{\mu}^{\mathrm{C}}_{ij}+\hat{V}^{\mathrm{C}}_{ij}X'_{ij}(\beta-\hat{\beta})+\hat{V}^{\mathrm{C}}_{ij}Z'_{ij}(b_i-\hat{b}_i)+\varepsilon_{ij}, \tag{5A.1}$$

其中 $\hat{\mu}^{\mathrm{C}}_{ij}$ 和 $\hat{V}^{\mathrm{C}}_{ij}$ 分别是当前拟合的条件均值和方差. 定义作业响应变量

$$Y^*_{ij}=\frac{Y_{ij}-\hat{\mu}^{\mathrm{C}}_{ij}}{\hat{V}^{\mathrm{C}}_{ij}}+X'_{ij}\hat{\beta}+Z'_{ij}\hat{b}_i.$$

重组(5A.1)得到一个链形混合模型:

$$Y^*_{ij} \approx X'_{ij}\beta+Z'_{ij}b_i+\varepsilon^*_{ij}.$$

新的残差 ε^*_{ij} 被重新调整为 $\varepsilon^*_{ij}=(\varepsilon_{ij}-\hat{\mu}^{\mathrm{C}}_{ij})/\hat{V}^{\mathrm{C}}_{ij}$. 因此我们可以在拟合线性混合模型和更新 Y^*_{ij} 间迭代直到收敛.

MQL 方法和 PQL 方法非常相似,除了 $h(\cdot)$ 是在 $\hat{\beta}$ 和 $\hat{b}_i=0$ 附近展开的:

$$Y_{ij} \approx h(X'_{ij}\hat{\beta})+h'(X'_{ij}\hat{\beta})X'_{ij}(\beta-\hat{\beta})+h'(X'_{ij}\hat{\beta})Z'_{ij}b_i+\varepsilon_{ij}$$
$$\approx \hat{\mu}^{\mathrm{M}}_{ij}+\hat{V}^{\mathrm{M}}_{ij}X'_{ij}(\beta-\hat{\beta})+\hat{V}^{\mathrm{M}}_{ij}Z'_{ij}b_i+\varepsilon_{ij}. \tag{5A.2}$$

这里 $\hat{\mu}^{\mathrm{M}}_{ij}$ 和 $\hat{V}^{\mathrm{M}}_{ij}$ 是现在拟合的边际均值和方差:

$$\hat{\mu}^{\mathrm{M}}_{ij}=h(X'_{ij}\hat{\beta}),$$
$$V^{\mathrm{M}}_{ij}=\phi h'[\,\mathrm{g}(\hat{\mu}^{\mathrm{M}}_{ij})\,]=\phi h'(X'_{ij}\hat{\beta}).$$

因此我们有

$$Y^{**}_{ij}=\frac{Y_{ij}-\hat{\mu}^{\mathrm{M}}_{ij}}{\hat{V}^{\mathrm{M}}_{ij}}+X'_{ij}\hat{\beta}\approx X'_{ij}\beta+Z'_{ij}b_i+\varepsilon^{**}_{ij},$$

这里残差被重新调整为 $\varepsilon^{**}_{ij}=(\varepsilon_{ij}-\hat{\mu}^{\mathrm{M}}_{ij})/\hat{V}^{\mathrm{M}}_{ij}$. 广义线性混合模型可以通过在更新 Y^{**}_{ij} 和拟合上述线性混合模型间进行迭代来进行估计.

5.A.2 Laplace 近似

$L(\beta,D)$ 中的积分可以被写作 $I=\int exp(Q(b))db$ 的形式. Laplace 近似的想法是用一个多元正态分布来近似被积分项,或者等价地说,用 b 的二次项来替代 $Q(b)$. 通过 $Q(b)$ 在其最大值点 $\hat{b}$ 附近的二阶泰勒展开,我们有

$$Q(b) \approx Q(\hat{b})+\frac{1}{2}(b-\hat{b})'Q''(\hat{b})(b-\hat{b}),$$

因此

$$I \propto |-Q''(\hat{b})|^{-1/2}\exp[\,Q(\hat{b})\,].$$

最大值点 $\hat{b}$ 是通过解 $Q'(b)=0$ 来得到的,是一个 β 和 D 的函数. 现在似然函数可以用解析形式来近似地评估并且可以通过进行最大化来估计 β 和方差成分.

5.A.3 Gaussian 求积法

Gaussian 求积法的想法是用小矩形来近似积分. 积分有 $\int f(z)\Phi(z)dz$ 的形式,其中 $\Phi(z)$ 是多元正态分布的密度,它可以用一个加权和来代替:

$$\int f(z)\phi(z)\mathrm{d}z \approx \sum_{q=1}^{Q}w_q f(z_q),$$

其中 z_q 是提前确定的第 q 个面积分位数点或者结(用小矩形来评估积分的位置),并且 w_q 是选择好的权重. 一个可用的算法是为任何个数的面积分位数点 Q 计算所有的 z_q 和 w_q. 自适应 Gaussian 求积法由 Pinheiro 和 Bates(1995)提出,以用来减少近似误差. 想法是把节重新调整进入到 $f(z)\Phi(z)$ 的值域里,并且相应地改变权重. 值得注意的是,当只有一个求积点的时候,Laplace 近似和自适应 Gaussian 求积法是等价的.

5.A.4 本章所用代码

5.A.4.1 5.5.1.1 节所用 STATA 代码

下面的代码执行了对 IMPACT 数据的完全案例分析.

```
xtset sid
xi : xtmixed scl i.group*i.period ‖ sid : period,///
   vce(robust)cov(un)
```

5.A.4.2 5.5.1.2 节所用 STATA 代码

下面代码用来为 IMPACT 研究进行可用数据分析.

```
xtset sid
xi : xtmixed scl i.group*i.period ‖ sid : period,///
   vce(robust)cov(un)
```

5.A.4.3 5.5.1.3 节所用 STATA 代码

下面的 STATA 代码说明了 IMPACT 研究的 LOCF 分析.

```
use impact_wide,clear
   keep if mtype<.

   # 末次观测值结转(LVCF)
   foreach x of numlist 3 6 12 18 24{
       replace scl ‘x' =scl0 if mtype==5
   }
   foreach x of numlist 6 12 18 24{
       replace scl ‘x' =scl3 if mtype==4
   }
   foreach x of numlist 12 18 24{
       replace scl ‘x' =scl6 if mtype==3
   }
   foreach x of numlist 18 24{
       replace scl ‘x' =scl12 if mtype==2
   }
   foreach x of numlist 24{
       replace scl ‘x' =scl18 if mtype==1
```

```
}
keep sid nmiss mtype group scl*
reshape long scl,i(sid)j(month)

* 线性混合效应模型
xtset sid
xi：xtmixed scl i.group*i.period || sid：period,///
        vce(robust)cov(un)
```

5.A.4.4 5.6.4 节所用 STATA 代码

这里我们展示用 IPWGEE1 和 IPWGEE2 分析 IMPACT 研究的 STATA 代码. 在下面的代码中,我们用罗杰斯迪科回归估计给定预先观测到的响应变量和一些选定的基线的特征下,一个结果在某个确定时间点被观测到的概率,之后基于估计的概率生成观测水平的权重和集群(个体)水平的权重.

```
use impact_wide,clear
  keep if mtype<. // 仅单调缺失

  misstable pattern scl*,freq

  * 是否观测到的指示变量
  gen r0=1-dscl0
  gen r3=1-dscl3
  gen r6=1-dscl6
  gen r12=1-dscl12
  gen r18=1-dscl18
  gen r24=1-dscl24

  * 预测观察到的条件概率,当也被观测到时
      * 在之前时间点
  gen lam0=1 // pr(r1=1)
  // 条件于在之前时间点观察到
  xi：logistic r3 scl0 i.group i.site i.recmethd
  predict lam3,pr

  * 默认情况下,排除 3 个月时脱落的受试者,预测值缺失
  xi：logistic r6 scl0 scl3 i.group i.site ///
        i.recmethd
  predict lam6,pr

  xi：logistic r12 scl0 scl3 scl6 i.group ///
        i.site i.recmethd
  predict lam12,pr
```

```
xi：logistic r18 scl0 scl3 scl6 scl12 i.group ///
        i.site i.recmethd
predict lam18,pr

xi：logistic r24 scl0 scl3 scl6 scl12 scl18 i.group ///
        i.site i.recmethd
predict lam24,pr

* 在每个时间点被观察到的观测值水平权重概率
gen owts0=1/lam0
gen owts3=1/(lam0*lam3)
gen owts6=1/(lam0*lam3*lam6)
gen owts12=1/(lam0*lam3*lam6*lam12)
gen owts18=1/(lam0*lam3*lam6*lam12*lam18)
gen owts24=1/(lam0*lam3*lam6*lam12*lam18*lam24)

* 在观察到的退出时间,集群(受试者)水平的退出的权重概率
gen cwts=.
replace cwts=1/(lam0*lam3*lam6*lam12*lam18*lam24)///
        if mtype==0
replace cwts=1/(lam0*lam3*lam6*lam12*lam18*(1-lam24))///
        if mtype==1
replace cwts=1/(lam0*lam3*lam6*lam12*(1-lam18))
        if mtype==2
replace cwts=1/(lam0*lam3*lam6*(1-lam12))if mtype==3
replace cwts=1/(lam0*lam3*(1-lam6))if mtype==4
replace cwts=1/(lam0*(1-lam3))if mtype==5
```

下面的代码使用观测水平的权重来应用 IPWGEE1. 因为这个方法现在没有在 STATA 中得到应用,我们使用一项用 glm 命令的工作.

```
xi：glm scl i.group*i.period[pweight=owts],///
        vce(cluster sid)family(gaussian)link(identity)
```

下面的代码之后用集群水平的权重进行 IPWGEE2：

```
keep sid scl* group period* cwts mtype dscl*
    reshape long scl dscl period,i(sid)j(month)
xtset sid month
    xi：xtgee scl i.group*i.period[pweight=cwts],///
        vce(robust)corr(uns)
```

5.A.4.5 5.8.3 节所用的 R 代码

这里我们展示用 R 代码对 NACC UDS 数据实现多重填补. 我们使用软件包 mice. 我们首先通过加入变量的转换、虚拟变量和交互项来创造填补的数据集.

```
> attach(NACCUDS)
> NACCUDS2=cbind(NACCUDS,cons=1,logcdr=log(cdr+1),
+ mmse2=logit((mmse+0.5)/31),edu2=(education==2)+0,
+ edu3=(education==3)+0,hachin2=(hachin==2)+0,
+ hachin3=(hachin==3)+0,age.year=age0*year,
+ gender.year=gender*year,edu.year2=(education==2)*year,
+ edu.year3=(education==3)*year,his.year2=(hachin==2)*year,
+ his.year3=(hachin==3)*year,ap.year=apoee4*year,
+ mmse.year=mmse*year)
> detach()
```

一个最大迭代次数被设置为 0 的"试运行"被放在第一步来初始化填补参数.

```
> ini=mice(NACCUDS2,maxit=0)
```

之后确定填补模型.

```
> meth=ini$meth
> meth["mmse2"]="2l.norm"
> meth["mmse"]="~I(round(1/(1+exp(-mmse2))*31-0.5))"
> meth["hachin"]="pmm"
> meth["education"]="2lonly.pmm"
> meth["apoee4"]="2lonly.pmm"
> meth["edu2"]="~I(education==2)"
> meth["edu3"]="~I(education==3)"
> meth["hachin2"]="~I(hachin==2)"
> meth["hachin3"]="~I(hachin==3)"
> meth["edu.year2"]="~I((education==2)*year)"
> meth["edu.year3"]="~I((education==3)*year)"
> meth["his.year2"]="~I((hachin==2)*year)"
> meth["his.year3"]="~I((hachin==3)*year)"
> meth["ap.year"]="~I(apoee4*year)"
> meth["mmse.year"]="~I(mmse*year)"
```

下一步是确定填补模型的预测矩阵. 每一行代表一个变量的填补模型,其中"1"表示这一行的变量被用作预测因子,0 代表它没有被使用. "−2"表示那些两水平填补模型的集群变量,并且"2"代表 2l.norm 方法的随机效应. 被动填补否决了预测矩阵元素,因此可以将被动填补变量的行设置为任何值. 下面是我们指定的预测变量矩阵的一个展示:

```
> pred[ c ( "mmse2", "education", "apoee4", "hachin" ), ]
```

	mmse	age0	gender	education	apoee4	year	cdr	hachin	ID
mmse2	0	1	1	0	1	1	0	0	−2
education	1	1	1	0	1	0	0	0	−2
apoee4	1	1	1	0	0	0	0	0	−2
hachin	1	1	1	0	1	1	0	0	0

	cons	logcdr	mmse2	edu2	edu3	hachin2	hachin3	age.year
mmse2	2	1	0	1	1	1	1	1
education	0	1	0	0	0	1	1	0
apoee4	0	1	0	1	1	1	1	0
hachin	0	1	0	1	1	0	0	1

	gender.year	edu.year2	edu.year3	his.year2	his.year3
mmse2	1	1	1	1	1
education	0	0	0	0	0
apoee4	0	0	0	0	0
hachin	0	1	1	0	0

	ap.year	mmse.year
mmse2	1	0
education	0	0
apoee4	0	0
hachin	1	1

访问方案确定了填补的顺序. 我们需要使被动填补与填补的变量保持同步.

```
> vis=ini$vis
> vis["mmse2"]=1
> vis["mmse"]=12
> vis
```

mmse	education	apoee4	hachin	mmse2	edu2
12	4	5	8	1	13

edu3	hachin2	hachin3	edu.year2	edu.year3	his.year2
14	15	16	19	20	21

his.year3	ap.year	mmse.year
22	23	24

我们也尝试用预测均值匹配方法来填补简易精神状态检查（MMSE）. pmm 指令没有对分布作任何假设, 仅仅需要一个有恒等连接函数的均值模型.

```
> meth2=meth
> meth2 [ "mmse2" ]="pmm"
> pred2=pred
```

```
> pred2["mmse2","ID"]=0
> pred2["mmse2","cons"]=0
```

下面的代码生成了 20 个缺失值分别由两种方法填补的完整数据集.

```
> imp2=mice(NACCUDS2,m=20,me=meth2,pred=pred2,vis=vis,maxit=20,
+       seed=10065)
> imp1=mice(NACCUDS2,m=20,me=meth,pred=pred,vis=vis,maxit=20,
+       seed=7523)
> plot(imp1,c("hachin","education","apoee4","mmse"),
+     layout=c(2,4))
```

对 20 个填补后的数据集的分析是由下述代码执行的.

```
> library(gee)
> fitC=gee(mmse~I((age0-75)/10)+gender+apoee4+
+       as.factor(education)+as.factor(hachin))*year,
+       corstr="independence",id=ID,data=NACCUDS)
> fit1=with(imp1,gee(mmse~I((age0-75)/10)+gender+apoee4+
+       as.factor(education)+as.factor(hachin))*year,
+       corstr="independence",id=ID))
> fit2=with(imp2,gee(mmse~I((age0-75)/10)+gender+apoee4+
+       as.factor(education)+as.factor(hachin))*year,
+       corstr="independence",id=ID))
```

用 Rubin 原则结合 fit1 的代码给出如下:

```
> PE1=VAR1=matrix(0,20,16)
> for(i in 1:20){
+ PE1[i,]=(fit1$analyses[[i]])$coef
+ VAR1[i,]=summary(fit1$analyses[[i]])$coef[,4]^2
+ }
> COEF1=apply(PE1,2,mean)
> U1=apply(VAR1,2,mean)
> B1=apply(PE1,2,var)
> SE1=(U1+(1+1/20)*B1)^.5
> RES1=cbind(COEF1,SE1)
```

5.A.4.6 5.8.4.1 节所用 STATA 代码
下述的 STATA 代码是用来对有单调缺失的多重填补进行分析的.

```
//==> 单调填补:推荐真正的单调缺失时使用
    use impact_wide,clear
```

```
keep if mtype<.
```

* 保持数据的广泛格式,因此一行是一个受试者的记录
    * 1）mi set 你的数据

```
mi set wide
```

* 2）通常使用 mi describe

```
mi describe
```

* 3）确定缺失数据值

```
mi misstable summarize
```

* 4）登记我们想要填写的变量

```
mi register imputed scl*
mi describe
```

* 5）填补缺失结局,我们首先考虑单调.
* 受试者内集群. 注意下一步 scl 值将使用早期的 scl 填补值进行填补

```
values set seed 45078
```

* 由于有太多的缺失值,因此不使用 satis00 和 inc400
* 通过组别分层,即对于不同组分别进行填补

```
mi impute monotone (regress) scl0 scl3 scl6 scl12 ///
        scl18 scl24 = site recmethd age male white ///
        married educat work00 pref00 ghlth00 numdis1 , ///
        by (group) force add (10)
```

  * 重塑数据为长格式

```
mi reshape long scl period , i (sid) j (month)
```

* 混合效应模型

```
mi xtset sid
xi: mi estimate: xtmixed scl i. group*i. period || ///
        sid : period , vce (robust) cov (un)
```

5.A.4.7　5.8.4.2 节所用 STATA 代码

对 IMPACT 数据使用基于多元正态分布的多重填补方法进行分析的 STATA 代码列在下面：

```
set seed 45078
mi impute mvn scl0 scl3 scl6 scl12 scl18 scl24 = ///
    site recmethd age male white married educat work00 ///
    pref00 ghlth00 numdis1 , by (group) force add (10)
```

5.A.4.8　5.8.4.3 节所用 STATA 代码

使用链式方程的多重填补被应用于 IMPACT 数据并且由如下一块代码达成：

```
set seed 45078
mi impute chained (regress) scl0 scl3 scl6 scl12 scl18 ///
    scl24 = site recmethd age male white married educat ///
    work00 pref00 ghlth00 numdis1, by (group) force add (10)
```

5.A.4.9　5.8.4.4 节所用 STATA 代码

下面是使用针对广义缺失模型的链式方程,使用多重填补对 IMPACT 数据进行分析 STATA 代码. 我们建议读者从列在下面一块的代码中的步骤开始. 一个提示是常用 "mi describe",这样你可以对你的填补进行密切的观察.

```
//==> mice 用于一般缺失数据模式
  use impact_wide, clear

  * 1) 设置如何储存填补数据
  mi set wide

  * 2) 检查缺失数据模式
  mi describe
  mi misstable summarize

  * 3) 使 stata 知道你想填补哪个变量
  mi register imputed white pref00 numdis1 ghlth00 ///
      scl* inc400
  mi describe

  * 4) 使用链式方程填补
  set seed 45078
  mi impute chained ///
      (logit) white (ologit) pref00 ghlth00 (poisson) ///
      numdis1 (pmm) inc400 ///
      (regress) scl0 scl3 scl6 scl12 scl18 scl24 = ///
      site recmethd age male married educat work00, ///
      by (group) force add (10)

  * 5) 进行分析
  mi reshape long scl period, i (sid) j (month)
  mi xtset sid
  xi: mi estimate: xtmixed scl i. group*i. period || ///
      sid:period, vce (robust) cov (un)
```

第六章

可忽略缺失机制下的生存分析

6.1　本章概述

在前面的两章中,我们介绍了横截面研究和纵向数据研究,其中的响应变量可以是被完全观测到的或者存在缺失. 在生存分析中,感兴趣的响应变量——寿终时间——可能存在删失,因此我们观测到的数据要么是实际寿终时间,要么是删失时间(参考 1.3.6 节中路径的例子),这是本章区别于前面两章的地方. 生存分析的一个基本任务是对寿终时间和协变量的关系建模,但由于昂贵的试验费用或其他种种原因,某些协变量可能没有被收集. 在本章中,对于协变量可能存在缺失的情形,我们提供了一些生存分析研究方法. 我们主要关注 Cox 比例风险模型,因为这一模型是生存分析中最常用的模型,而且大多数关于缺失协变量的文献都是在这一模型的基础上展开的. 此外,我们还将讨论一类更广泛的半参变换回归模型,Cox 比例风险模型是这类模型的一个特例.

本章的结构如下:第 6.2 节介绍生存分析中常用的符号,并回顾协变量被完全观测时的 Cox 回归和一些方法,第 6.3 节介绍强化完全案例分析,第 6.4 节介绍加权方法,第 6.5 节介绍填补方法,第 6.6 节和 6.7 节分别介绍非参的极大似然估计和它在变换模型上的应用,第 6.8 节以路径数据集为例展示这些方法的实现手段,最后第 6.9 节给出总结.

6.2　介绍

在探讨处理缺失数据的方法之前,我们首先给出简单的介绍. 第 6.2.1 节介绍没有任何缺失数据的 Cox 比例风险模型,这有助于我们理解一旦有缺失数据会引发什么样的后果,以及该用什么样的思路来处理缺失数据. 第 6.2.2 节介绍缺失机制.

6.2.1　协变量完全观测下的 Cox 模型回顾

在生存分析中,Cox 比例风险模型被广泛使用. 这一模型自从 1972 年被 Cox 提出以来,受到大量研究者的关注,提出 Cox 模型的原始文章成为统计学和药学领域被引用量最高的文章之一. 对于协变量被完全观测到的情形,我们在这里给出一个简单介绍.

假设有一个样本量为 n 的样本,用 T_i 表示个体的寿终时间,在生存分析的一般设定中,允许

T_i 存在删失,用 C_i 表示删失时间,于是实际观测到的时间是 $X_i=\min\{T_i,C_i\}$. 记 $\Delta_i=I(T_i\leqslant C_i)$ 是删失指标,$\Delta_i=1$ 表示观测到寿终,$\Delta_i=0$ 表示删失. 记 $N_i(t)=\Delta_iI(X\leqslant t)$ 和 $Y_i(t)=I(X_i\geqslant t)$ 分别表示寿终的计数过程和风险集过程. 把协变量排成一个列向量,记作 Z_i. 如果协变量是随时间变化的,那么记 t 时刻的协变量向量为 $Z_i(t)$. 本章我们主要考察协变量不依赖于时间的情形,但也会介绍其中哪些方法能够推广到依赖于时间的情形上.

在 Cox 模型下,第 i 个个体 $(i=1,\cdots,n)$ 在 t 时刻的危险率函数是

$$\lambda(t|Z_i)=\lambda_0(t)\exp(\beta^\mathsf{T}Z_i),$$

其中 β 是回归系数,$\lambda_0(t)$ 是基线危险率函数,基线危险率函数是完全未知的. 由于 β 可以被解释为协变量的作用强弱,因此我们通常对 β 的估计感兴趣,常用的估计方法是 Cox(1975)提出的部分似然方法.

定义

$$s^{(k)}(\beta,t)=\mathbb{E}\{Y(t)\exp(\beta^\mathsf{T}Z)Z^{\otimes k}\},k=0,1,2,$$

$$e(\beta,t)=\frac{s^{(1)}(\beta,t)}{s^{(0)}(\beta,t)},$$

$$v(\beta,t)=\frac{s^{(2)}(\beta,t)}{s^{(0)}(\beta,t)}-e(\beta,t)^{\otimes 2},$$

其中,对于一个向量 a 来说,$a^{\otimes 0}=1,a^{\otimes 1}=a,a^{\otimes 2}=aa^\mathsf{T}$. 它们的估计量分别为

$$S^{(k)}(\beta,t)=n^{-1}\sum_{i=1}^{n}Y_j(t)\exp(\beta^\mathsf{T}Z_j)Z_j^{\otimes k},k=0,1,2,$$

$$E(\beta,t)=\frac{S^{(1)}(\beta,t)}{S^{(0)}(\beta,t)},$$

$$V(\beta,t)=\frac{S^{(2)}(\beta,t)}{S^{(0)}(\beta,t)}-E(\beta,t)^{\otimes 2}.$$

如果协变量被完全观测,则部分似然得分函数为

$$U_f(\beta)=\sum_{i=1}^{n}\Delta_i\{Z_i-E(\beta,X_i)\}. \tag{6.1}$$

注意 $E(\beta,X_i)$ 是给定截止到 t 时刻的信息后协变量 Z_i 的条件期望. 通过 Newton-Raphson 算法解估计方程 $U_f(\beta)=0$,可以求出 β 的极大部分似然估计 $\hat\beta$. Begun 等(1983)指出,这一估计量是半参有效的. 用

$$M(t)=N(t)-\int_0^\tau Y(u)\exp(\beta^\mathsf{T}Z)\lambda_0(u)\,du. \tag{6.2}$$

表示寿终过程的计数过程鞅(martingale),用

$$M_{\bar Z}=\int_0^\tau[Z-e(\beta,t)]dM(t). \tag{6.3}$$

表示均值为 0、方差为 $\sum=\mathbb{E}\{M_{\bar Z}^{\otimes 2}\}$ 的鞅变换. Anderson 和 Gill(1982)、Tsiatis(1981)指出,β 的极大部分似然估计量是渐近正态的,当 $n\to\infty$,

$$n^{1/2}(\hat\beta-\beta)\xrightarrow{d}N(0,\sum^{-1}).$$

$\hat\beta$ 的极限方差可由下面公式计算.

$$\hat{\Sigma} = -n^{-1} \frac{\partial U_f(\hat{\beta})}{\partial \beta} = n^{-1} \sum_{i=1}^{n} \Delta_i V(\hat{\beta}, X_i).$$

6.2.2　缺失数据

由于调查的无应答、高昂成本或其他原因,一些协变量可能有缺失. 不失一般性,我们把协变量向量划分为 $Z_i^{\mathsf{T}} = (Z_{1i}^{\mathsf{T}}, Z_{2i}^{\mathsf{T}})^{\mathsf{T}}$,其中 Z_{1i} 是被完全观测的部分,Z_{2i} 是可能存在缺失的部分,Z_{1i}、Z_{2i} 和 Z_i 的维数分别为 p、q 和 $r=p+q$. 用 R_{ji} 表示每一个成分的缺失指标,$R_{ji}=1$ 表示 Z_i 的第 j 个分量被观测到,$R_{ji}=0$ 表示这个分量缺失,显然 $R_{1i}, \cdots, R_{pi}=1$. 令 $R_{0i} = \prod_{j=1}^{r} R_{ji}$ 表示整体缺失指标,若 Z_i 的所有分量都被观测到,则 $R_{0i}=1$,否则 $R_{0i}=0$. 令 R_i 是一个 $r \times r$ 对角矩阵,对角元为缺失指标 $\{R_{1i}, \cdots, R_{pi}\}$. 即,

$$R_i = \begin{pmatrix} I_p & 0_{p \times q} \\ 0_{q \times p} & R_{2i} \end{pmatrix},$$

其中 I_p 是 $p \times p$ 维单位矩阵,$0_{p \times q}$ 是 $p \times q$ 维零矩阵,R_{2i} 是对角元为 $\{R_{p+1,i}, \cdots, p_{ri}\}$ 的 $q \times q$ 维对角矩阵. 一个特例是 Z_i 的所有成分都可能缺失,即 $p=0, q=r$.

一般我们假设数据是完全随机缺失(MCAR)或随机缺失(MAR)的. 完全随机缺失的假设是

$$R_{ji} \perp \{Z_{1i}, Z_{2i}, X_i, \Delta_i\}, j=1, \cdots, r,$$

其中符号 $\perp$ 表示统计独立. 上式的含义是,缺失概率不依赖于任何变量. 随机缺失的假设是

$$R_{ji} \perp Z_{2i}|W_i, \qquad\qquad\qquad\qquad \#(6.4)$$

其中 W_i 是个体 i 的可观测变量集合. 在一些简单的实际情形中 $W_i=Z_{1i}$,例如在一个临床试验中,治疗方案和某一些变量可以被完全观测,另外一些变量的观测概率只取决于治疗方案. 更一般的,$W_i = (X_i, \Delta_i, Z_{1i}^{\mathsf{T}})^{\mathsf{T}}$,例如,一些受试者本身疾病严重,寿终时间短,因此一些协变量更可能缺失.

从公式(6.1)可以看出,如果要使用部分似然方法处理协变量缺失问题,需要考虑两方面的问题. 首先,注意到当协变量被完全观测时 $E(\beta,t)$ 是 $e(\beta,t)$ 的估计,所以第一个问题是如果协变量有缺失,如何把 $E(\beta,t)$ 替换成 $e(\beta,t)$ 的估计量? 一旦 $e(\beta,t)$ 的估计量可以获得,我们还可以看出 Z_i 的每个分量对部分似然得分函数的每个分量都有贡献,部分似然得分函数的这一特性引出了第二个问题,如何在特殊结构下处理缺失数据?

众所周知,完全案例分析和逆概率加权是处理缺失数据问题的常用方法,事实上这两种方法也可以被推广到带有协变量缺失的 Cox 回归上. 由于部分似然得分的特殊结构,这些方法可以变得更加精确复杂. 在第 6.3 节,我们介绍强化完全案例分析,这一方法是在完全随机缺失机制下对完全案例分析的改进,第 6.4 节将会介绍加权方法.

6.3　强化完全案例分析

完全案例分析剔除了那些有缺失值的个体,是处理缺失数据最简单的方法. 在完全案例分析中,$s^{(k)}(\beta,t)$ 可以通过下面公式来估计($k=0,1,2$)

$$S_{cc}^{(k)}(\beta,t) = n^{-1} \sum_{j=1}^{n} R_{0j} Y_j(t) \exp(\beta^{\mathsf{T}} Z_j) Z_j^{\otimes k},$$

$e(\beta,t)$ 可以通过下面公式来估计

$$E_{cc}(\beta,t) = S_{cc}^{(1)}(\beta,t)/S_{cc}^{(0)}(\beta,t).$$

于是,完全案例的部分似然得分是

$$U_{cc}(\beta) = \sum_{i=1}^{n} \Delta_i R_{0i} \left\{ \begin{pmatrix} Z_{1i} \\ Z_{2i} \end{pmatrix} - E_{cc}(\beta, X_i) \right\}.$$

一般来说,只有 Z_{2i} 是完全随机缺失时,完全案例分析估计量才是相合的.

从 $U_{cc}(\beta)$ 的表达式可以看出,缺失 Z_{2i} 的个体对 U_{cc} 没有贡献. 然而,理论上第 i 个个体的观测数据仍然可以对其得分函数中的被观测分量有所帮助,以提升统计推断的效率. Lin 和 Ying (1993) 提出了一个更有效的估计量 $\hat{\beta}_{ecc}$,通过求解得分函数来估计,其中 $R_{2i}Z_{2i}$ 是 R_{2i} 和 Z_{2i} 在每个分量上作乘积得到的向量:

$$U_{ecc}(\beta) = \sum_{i=1}^{n} \Delta_i R_i \{ Z_i - E_{cc}(\beta, X_i) \}$$
$$= \sum_{i=1}^{n} \Delta_i \left\{ \begin{pmatrix} Z_{1i} \\ R_{2i}Z_{2i} \end{pmatrix} - E_{cc}(\beta, X_i) \right\}.$$

Lin 和 Ying (1993) 最初给这一估计量命名为近似部分似然估计量,但我们更倾向于把它称作强化完全案例估计量 (enhanced complete-case estimator),因为它是由完全案例分析导出的,并且和完全案例分析一样,只有当缺失机制是完全随机缺失时它才是相合的. U_{ecc} 与 U_{cc} 的唯一不同之处在于,U_{cc} 中的 R_{0i} 被替换成了 R_i. 正如 Lin 和 Ying (1993) 指出的,强化完全案例估计一般比完全案例估计更有效. 如果我们感兴趣的主要协变量(如治疗方案)在所有个体上都有观测,而次级协变量遭受严重缺失,那么强化完全案例估计在效率上将有很大提升.

可以证明,在一些正则化条件下,强化完全案例估计量是相合的,并且以 $\sqrt{n}$ 的速度收敛到渐近正态分布. 另外,我们可以构造强化完全案例估计量极限方差矩阵的简单相合估计. 定义 $r = \mathbb{E}(R_i), r_0 = \mathbb{E}(R_{01})$,

$$W_i(\beta) = \Delta_i R_i \{ Z_i - e(\beta, X_i) \} - \int_0^{X_i} \frac{r}{r_0} R_{0i} \exp(\beta^\mathsf{T} Z_i) \{ Z_i - e(\beta, t) \} \lambda_0(t) dt,$$

令 $B(\beta) = \mathbb{E}\{ W_1(\beta)^{\otimes 2} \}$,则 $B(\beta)$ 可由 $B_n(\beta) = n^{-1} \sum_{i=1}^n \widetilde{W}_i(\beta)^{\otimes 2}$ 估计,其中

$$\widetilde{W}_i = \Delta_i R_i \{ Z_i - E(\beta, X_i) \} - \frac{1}{n} \sum_{l=1}^{n} \Delta_l Y_i(X_l) R_{0i} R_l \exp(\beta^\mathsf{T} Z_i) \{ Z_i - E_{cc}(\beta, X_l) \} / S^{(0)}(\beta, X_l).$$

再令 $A_n(\beta) = -n^{-1} \partial U_{ecc}(\beta) / \partial \beta, A(\beta) = \lim_{n \to \infty} A_n(\beta)$,其中

$$\partial U_{ecc} / \partial \beta = - \sum_{i=1}^{n} \Delta_i R_i \left\{ \frac{S_{cc}^{(2)}(\beta, X_i)}{S_{cc}^{(0)}(\beta, X_i)} - E_{cc}(\beta, X_i)^{\otimes 2} \right\}.$$

则强化完全案例估计量的极限方差矩阵为 $[A^{-1}(\beta)] B(\beta) [A^{-1}(\beta)]^\mathsf{T}$,相合估计为 $[A_n^{-1}(\hat{\beta}_{ecc})] B_n(\hat{\beta}_{ecc}) [A_n^{-1}(\hat{\beta}_{ecc})]^\mathsf{T}$.

值得注意的是,完全案例分析和强化完全案例分析可以推广到协变量的所有分量都有缺失的情形,即 Z_1 是空的且 $p=0$. 事实上,我们可以把这种情形定义为一个更一般的缺失机制. 在接下来将要介绍的几种方法中,非参的极大似然方法可以处理这种缺失机制. 完全案例分析和强化完全案例分析的另一点好处是,它们可以推广到协变量随时间变化的情形上.

6.4　加权方法

加权方法是处理缺失数据的重要手段之一. Horvitz 和 Thompson (1952) 很早就提出了 Horvitz-

Thompson 加权估计量, Robins 等 (1994) 提出了比 Horvitz-Thompson 估计量更有效且稳健的估计量. 本节我们介绍简单加权和完全增广加权方法, 以及它们在 Cox 回归中相应的再加权方法.

6.4.1 简单加权估计

在这一小节, 我们介绍 β 的简单加权估计. 用 (向量) π 表示选择概率, $\pi_i = P(R_{0i} = 1 | X_i, \Delta_i, Z_i)$. 假设随机缺失机制成立, 则 $\pi_i = P(R_{0i} = 1 | W_i)$, 其中 W_i 包含部分或全部被观测到的协变量. 一般的, 我们令 $W_i = \{X_i, \Delta_i, Z_{1i}\}$.

我们首先考虑选择概率 π 已知这一情形下的加权估计. 如果 π 未知, 可以设定一个参数模型来拟合它, 然后就可以把 π 当作 "已知", 进而使用加权估计. 需要注意的是, π 是已知的还是估计出来的, 会影响 β 的估计量方差. 由于我们无法确定 π 的参数模型是否被正确设定, 如果模型设定错误, 那么 β 的估计量会产生较大偏差, 因此, 在本节中我们也会考虑 π 的非参数估计.

6.4.1.1 假设 π 已知

假设选择概率 π_i 是已知的, 则 $s^{(k)}(\beta, t)$ 和 $e(\beta, t)$ 的简单加权估计分别是

$$S_{sw}^{(k)}(\beta, \pi, t) = n^{-1} \sum_{j=1}^{n} (R_{0j}/\pi_j) Y_j(t) \exp(\beta^{\mathsf{T}} Z_j) Z_j^{\otimes k},$$

$$E_{sw}(\beta, \pi, t) = S_{sw}^{(1)}(\beta, \pi, t) / S_{sw}^{(0)}(\beta, \pi, t).$$

定义简单加权得分函数

$$U_{sw}(\beta, \pi) = \sum_{i=1}^{n} \frac{R_{0i}}{\pi_i} \Delta_i \{ Z_i - E_{sw}(\beta, \pi, X_i) \}. \tag{6.5}$$

求解方程 $U_{sw}(\beta, \pi) = 0$, 可以得到 β 的估计量 $\hat{\beta}_{sw}(\pi)$.

回忆公式 (6.2) 和公式 (6.3) 定义的寿终过程计数过程鞅 $M(t)$ 和鞅变换 $M_{\tilde{Z}}$, 可以证明, 在适当的正则条件下,

$$\sqrt{n} (\hat{\beta}_{sw}(\pi) - \beta) \xrightarrow{d} N(0, \textstyle\sum^{-1}\sum_{sw}(\pi)\sum^{-1}),$$

其中 $\sum = \mathbb{E}\{ M_{\tilde{Z}}^{\otimes 2} \}$, $\sum_{sw}(\pi) = \mathbb{E}\{ \pi^{-1} M_{\tilde{Z}}^{\otimes 2} \} = \sum + \mathbb{E}\{ (\pi^{-1} - 1) M_{\tilde{Z}}^{\otimes 2} \}$. $\sum_{sw}(\pi)$ 的第一项 $\sum$ 从属于完整数据的 Cox 部分似然估计, 第二项是协变量缺失造成了效率损失.

$\hat{\beta}_{sw}(\pi)$ 的极限方差可以通过嵌入估计方式获得, 令

$$V_{sw}(\beta, \pi, t) = \frac{S_{sw}^{(2)}(\beta, \pi, t)}{S_{sw}^{(0)}(\beta, \pi, t)} - E_{sw}(\beta, \pi, t)^{\otimes 2}.$$

$\sum$ 的相合估计是

$$\hat{\sum} = \sum_{i=1}^{n} \Delta_i \frac{R_{0i}}{\pi_i} V_{sw}(\hat{\beta}_{sw}(\pi), \pi, X_i). \tag{6.6}$$

为了估计 $\sum_{sw}(\pi)$, 首先令

$$d\hat{\Lambda}_0^{sw}(t, \pi) = \frac{1}{n} \frac{\sum_{j=1}^{n}(R_{0j}/\pi_j) dN_j(t)}{S_{sw}^{(0)}(\hat{\beta}_{sw}(\pi), \pi, t)},$$

$$d\hat{M}(t) = dN_i(t) - Y_i(t) \exp\{ \hat{\beta}_{sw}(\pi) Z_i \} d\hat{\Lambda}_0^{sw}(t, \pi),$$

再令

$$\hat{M}_{\tilde{Z}, i} = \int_0^\tau [Z_i - E_{sw}(\hat{\beta}_{sw}(\pi), \pi, t)] d\hat{M}(t), \tag{6.7}$$

进一步写成

$$\hat{M}_{\tilde{Z},i} = \Delta_i \{ Z_i - E_{sw}(\hat{\beta}_{sw}(\pi),\pi,X_i) \}$$
$$- \exp\{ \hat{\beta}_{sw}^{\mathsf{T}}(\pi) Z_i \} \sum_{j=1}^{n} \frac{R_{0j}\Delta_j Y_i(X_j) \{ Z_i - E_{sw}(\hat{\beta}_{sw}(\pi),\pi,X_j) \}}{n\pi_j S_{sw}^{(0)}(\hat{\beta}_{sw}(\pi),\pi,X_j)}.$$

则 $\sum_{sw}(t)$ 的相合估计是

$$\hat{\sum}_{sw}(t) = n^{-1} \sum_{i=1}^{n} R_{0i}\pi_i^{-2} M_{\tilde{Z},i}^{\otimes 2}.$$

最后，$\hat{\beta}_{sw}(\pi)$ 的极限方差估计是 $\hat{\sum}^{-1}\hat{\sum}_{sw}(t)\hat{\sum}^{-1}$.

6.4.1.2 参数模型拟合 π

在大多数情况下，π 是未知的，需要通过参数方法或非参数方法估计. Pugh 等(1994)和 Xu 等(2009)使用了参数模型来拟合选择概率 π，即 π 由有限个参数决定. 具体来说，$\pi(W)=\pi(W;\alpha)$，其中 α 是有限维参数向量. 例如在逻辑模型下，$\pi(W;\alpha)=\exp(\alpha^{\mathsf{T}}W)/\{1+\exp(\alpha^{\mathsf{T}}W)\}$，$\alpha$ 的估计 $\hat{\alpha}$ 可通过求解下面方程得到.

$$U^{\alpha}(\alpha) \equiv \sum_{i=1}^{n} \frac{R_{0i}-\pi(W_i;\alpha)}{\pi(W_i;\alpha)\{1-\pi(W_i;\alpha)\}} \cdot \frac{\partial\pi(W_i;\alpha)}{\partial\alpha^{\mathsf{T}}} = 0.$$

用 $\pi(W_i;\hat{\alpha})$ 替换公式(6.5)中的 π_i，记由之得来的得分函数为 $U_{sw}^{\beta}(\beta,\hat{\alpha})$，则 β 的估计 $\hat{\beta}_{sw}(\hat{\alpha})$ 是方程 $U_{sw}^{\beta}(\beta,\hat{\alpha})=0$ 的解.

如果选择概率模型 $\pi(W;\alpha)$ 设定正确，则在一些正则条件下 $\hat{\beta}_{sw}(\hat{\alpha})$ 是相合的，并且有极限分布

$$\sqrt{n}\,(\hat{\beta}_{sw}(\hat{\alpha})-\beta) \xrightarrow{d} N(0,\sum^{-1}(\sum_{sw}-I_{\alpha\beta}I_{\alpha}^{-1}I_{\alpha\beta}^{\mathsf{T}})\sum^{-1}), \qquad \#(6.8)$$

其中 $I_{\alpha\beta}=\mathbb{E}\{\pi^{-1}(W;\alpha)M_{\tilde{Z}}\partial\pi(W;\alpha)/\partial\alpha^{\mathsf{T}}\}$，$I_{\alpha}=\mathbb{E}\{U^{\alpha}(\alpha)^{\otimes 2}\}$，它们可以分别由 $\hat{I}_{\alpha\beta}=-\partial U_{sw}^{\beta}(\hat{\beta}_{sw}(\hat{\alpha}),\hat{\alpha})/\partial\alpha^{\mathsf{T}}$ 和 $\hat{I}_{\alpha}=-\partial U^{\alpha}(\hat{\alpha})/\partial\alpha^{\mathsf{T}}$ 相合地估计.

注意到由于 $I_{\alpha\beta}I_{\alpha}^{-1}I_{\alpha\beta}^{\mathsf{T}}$ 是正定的，所以通过估计 π 我们可以得到 β 的更加渐近有效的估计量. 此外，如果 π 只依赖于 Z_1，则 π 是可料的(predictable)，根据鞅理论，有 $I_{\alpha\beta}=0$. 因此，即使 π 是已知的，我们仍然推荐用包含所有可以利用的变量(特别是响应变量)的参数模型来估计 π. 具体来说，我们可以在参数模型中加入所有完全协变量、删失指标、随访时间的显著多项式阶，以及这些变量之间显著的交互作用，更加精细的模型可以帮助防止模型错误设定.

6.4.1.3 非参模型拟合 π

鉴于参数模型拟合 π 无法保证模型正确，Qi 等(2005)使用非参数的 Nadaraya-Watson 回归对缺失机制建模. 如果 W 是分类变量，

$$\hat{\pi}(w) = \frac{\sum_{i=1}^{n} R_{0i}I(W_i=w)}{\sum_{i=1}^{n} I(W_i=w)};$$

如果 W 是连续变量，则

$$\hat{\pi}(w) = \frac{\sum_{i=1}^{n} R_{0i}K_h(W_i=w)}{\sum_{i=1}^{n} K_h(W_i=w)},$$

其中 K_h 是一个带宽为 h 的核函数. 在实际情况中，W 可能同时包含分类的和连续的元素，我们可以按照 W 的分类元素把 W 分层，然后在每一层中使用 Nadaraye-Watson 估计. 在公式(6.5)中用 $\hat{\pi}$ 替换 π，记所得到的 β 的估计为 $\hat{\beta}_{sw}(\hat{\pi})$，Qi 等(2005)证明了

$$\sqrt{n}\,(\hat{\beta}_{sw}(\hat{\pi})-\beta) \xrightarrow{d} N(0,\sum^{-1}\sum_{sw}^{\hat{\pi}}(\pi)\sum^{-1}), \qquad \#(6.9)$$

其中 $\sum_{sw}^{\hat{\pi}}(\pi)=\sum+\sum_{sw}^{*}(\pi)$，$\sum_{sw}^{*}(\pi)=\mathbb{E}\{(\pi^{-1}-1)\mathbb{V}(M_{\tilde{Z}}|W)\}$.

可以看出，$\sum_{sw}^{\hat{\pi}}(\pi)=\sum_{sw}(\pi)-\mathbb{E}\{(\pi^{-1}-1)M_Z^{0\otimes2}\}$，其中 $M_Z^0=\mathbb{E}(M_{\tilde{Z}}|W)$. 这意味着，如果选择概率的估计量 $\hat{\pi}$ 是相合的，那么 $\hat{\beta}_{sw}(\hat{\pi})$ 也是相合的，并且渐近方差比 $\hat{\beta}_{sw}(\pi)$ 小. 通过非参数估计 π 得到的 $\hat{\beta}_{sw}(\hat{\pi})$ 比 $\hat{\beta}_{sw}(\pi)$ 更加有效，因为前者使用了可用数据，而后者只用了完全案例数据. 这说明即使 π 是已知的，我们仍然可以通过估计 π 来提升参数 β 的估计有效性. 另外，$\mathbb{V}(M_{\tilde{Z}}|W)$ 是关于 W 中变量数的非增函数，如果 W 中包含了更多变量，我们就能利用更多信息，$\hat{\beta}_{sw}(\hat{\pi})$ 的渐近方差就会更小. 因此，为了估计效率的提升，不仅可以使用那些直接决定缺失机制的变量进行估计，还可以引入某些可能和缺失的协变量相关的变量. 这样估计出来的 $\hat{\pi}$ 是相合于 π 的，所以 $\hat{\beta}_{sw}(\hat{\pi})$ 也将是相合于 β 的.

类似地，$\hat{\beta}_{sw}(\hat{\pi})$ 的渐近方差可以由 $\hat{\sum}^{-1}\hat{\sum}_{sw}^{\hat{\pi}}(\pi)\hat{\sum}^{-1}$ 来估计，其中 $\hat{\sum}$ 可以通过在公式 (6.6) 中把 π 替换为 $\hat{\pi}$ 得到，而 $\hat{\sum}_{sw}^{\hat{\pi}}(\pi)=\hat{\sum}+\hat{\sum}_{sw}^*(\pi)$，为了获得 $\hat{\sum}_{sw}^*(\pi)$，注意到 $M_Z^0=\mathbb{E}(M_{\tilde{Z}}|W)$，可以先在公式 (6.7) 中 $\tilde{M}_{\tilde{Z},i}$ 的把 π 替换为 $\hat{\pi}$，然后再用 Nadaraya-Watson 方法估计 $\tilde{M}_Z^0$，于是：

$$\hat{\sum}_{sw}^*(\pi)=\frac{1}{n}\sum_{i=1}^{n}\frac{R_{0i}(1-\hat{\pi}_i)}{\hat{\pi}_i^2}(\hat{M}_{\tilde{Z},i}-\hat{M}_{\tilde{Z}}^0)^{\otimes2}.$$

6.4.2　增广加权估计

在随机缺失假设下，Robins 等（1994）提出在对未删失数据标准回归的简单加权估计方程后面补充一项，基于这一思路，我们可以提出带有缺失协变量 Cox 回归的增广加权估计（augmented weighted estimation）.

根据前一小节的讨论，W 应该包含尽可能多的变量，所以我们让 $W=\{X,\Delta,Z_1\}$. 于是，$s^{(k)}(\beta,t)$ 和 $e(\beta,t)$ 的增广版本分别为

$$S_{aw}^{(k)}(\beta,\pi,t)=\frac{1}{n}\sum_{j=1}^{n}\left[\frac{R_{0j}}{\pi_j}Y_j(t)\exp(\beta^{\mathsf{T}}Z_j)Z_j^{\otimes k}\right.$$
$$\left.+\left(1-\frac{R_{0j}}{\pi_j}\right)Y_j(t)\mathbb{E}\{\exp(\beta^{\mathsf{T}}Z_j)Z_j^{\otimes k}|X_j,\Delta_j,Z_{1j}\}\right],$$

$$E_{aw}(\beta,\pi,t)=\frac{S_{aw}^{(1)}(\beta,\pi,t)}{S_{aw}^{(0)}(\beta,\pi,t)}.$$

在 (6.1) 中，把 Z_i 替换为它的增广加权版本，把 E 替换为 E_{aw}，得到增广加权得分函数：

$$U_{aw}(\beta,\pi)=\sum_{i=1}^{n}\Delta_i\left\{\left(\begin{array}{c}Z_{1i}\\\frac{R_{0i}}{\pi_i}Z_{2i}+\left(1-\frac{R_{0i}}{\pi_i}\right)\mathbb{E}[Z_{2i}|X_i,\Delta_i,Z_{1i}]\end{array}\right)-E_{aw}(\beta,\pi,X_i)\right\}. \#(6.10)$$

如果对于给定的 β、π、$\mathbb{E}\{Z_2|X,\Delta,Z_1\}$ 和 $\mathbb{E}\{\exp(\beta^{\mathsf{T}}Z)Z^{\otimes k}|X,\Delta,Z_1\}$ 是已知的，那么 $U_{aw}(\beta,\pi)=0$ 的解 $\hat{\beta}_{aw}(\pi,\mathbb{E})$ 是 β 的相合估计. Qi 等（2005）把 $U_{aw}(\beta,\pi)$ 称作完全增广加权得分函数，因为 $e(\beta,t)$ 是通过增广加权方法估计的，而整个得分函数是 $\sum_{i=1}^{n}\pi^{-1}R_{0i}\Delta_i\{Z_i-E_{aw}(\beta,\pi,X_i)\}$ 相应的增广加权版本. 在一些正则条件下，可以证明

$$\sqrt{n}(\hat{\beta}_{aw}(\pi,\mathbb{E})-\beta)\xrightarrow{d}N(0,\sum{}^{-1}\sum_{aw}(\pi)\sum{}^{-1}),$$

其中 $\sum_{aw}(\pi)=\sum+\sum_{aw}^*(\pi)$，$\sum_{aw}^*(\pi)=\mathbb{E}\{(\pi^{-1}-1)\mathbb{V}(M_{\tilde{Z}}|X,\Delta,Z_1)\}$. 在真实的 π 下，增广估计比简单加权估计更有效，但如果 π 是条件于 $\{X,\Delta,Z_1\}$ 上的，那么这两者的效率是相同的.

在实际情况中，选择概率 π 和/或条件期望 $\mathbb{E}(\cdot|X,\Delta,Z_1)$ 很可能是未知的. 正如前一节所讨论的，π 可以由参数的或非参数的方法估计. 对于条件期望的估计，很容易通过非参的

Nadaraya-Watson 估计实现. 如果选择概率 π 和 / 或条件期望 $\mathbb{E}(\cdot|X,\Delta,Z_1)$ 是通过非参数方法估计的,然后把相应的估计量带入增广加权得分函数,记所得到的 β 的估计为 $\hat{\beta}_{aw}(\pi,\hat{\mathbb{E}}),\hat{\beta}_{aw}(\pi,\mathbb{E})$ 或 $\hat{\beta}_{aw}(\hat{\pi},\hat{\mathbb{E}})$,Qi 等(2005)证明了 β 的这三个估计量有相同的渐近性质,都以 $\sqrt{n}$ 的速度收敛到均值为 0、方差为 $\sum^{-1}\sum_{aw}(\pi)\sum^{-1}$ 的正态分布,这说明选择概率或条件期望的非参估计不影响增广估计量的渐近性质.

和简单加权估计类似,可以通过如下方式获得 $\hat{\beta}_{aw}(\pi,\mathbb{E})$ 方差的相合估计. 令

$$V_{aw}(\beta,\pi,t)=\frac{S_{aw}^{(2)}(\beta,\pi,t)}{S_{aw}^{(2)}(\beta,\pi,t)}-E_{aw}(\beta,\pi,t)^{\otimes 2},$$

$$d\hat{\Lambda}_0^{aw}(t,\hat{\pi})=\frac{1}{n}\frac{\sum_{j=1}^n dN_j(t)}{S_{aw}^{(0)}(\hat{\beta}_{aw}(\hat{\pi},\hat{\mathbb{E}}),\hat{\pi},t)},$$

$$d\hat{M}_i(t)=dN_i(t)-Y_i(t)\exp\{\hat{\beta}_{aw}(\hat{\pi},\hat{\mathbb{E}})Z_i\}d\hat{\Lambda}_0^{aw}(t,\hat{\pi}),$$

以及

$$\hat{M}_{\tilde{Z},i}=\int_0^\tau[Z_i-E_{aw}^{(1)}(\hat{\beta}_{aw}(\hat{\pi},\hat{\mathbb{E}}),\hat{\pi},t)]d\hat{M}_i(t).$$

于是 $\sum$ 和 $\sum_{aw}^*(\pi)$ 可以由

$$\hat{\Sigma}=\sum_{i=1}^n \Delta_i V_{aw}(\hat{\beta}_{aw}(\hat{\pi},\hat{\mathbb{E}}),\hat{\pi},X_i)$$

$$\hat{\Sigma}_{aw}^*(\pi)=\frac{1}{n}\sum_{i=1}^n \frac{R_{0i}(1-\hat{\pi}_i)}{\hat{\pi}_i^2}(\hat{M}_{\tilde{Z},i}-\hat{M}_{\tilde{Z}}^0)^{\otimes 2},$$

估计,其中 $\hat{M}_{\tilde{Z}}^0$ 是由 Nadaraya-Watson 估计获得的. 最后,$\hat{\beta}_{aw}(\pi,\mathbb{E})$ 的方差估计量是 $\hat{\Sigma}^{-1}+\hat{\Sigma}^{-1}\hat{\Sigma}_{aw}^*(\pi)\hat{\Sigma}^{-1}$.

选择概率和条件期望的非参核估计导出了大样本条件下和选择概率、条件期望已知时同等有效的估计量. 但如果 Z_1 的维数较高,核函数需要更高的阶数以及更大的带宽,这可能会导致在优先样本下估计效果不理想. 这时,人们更倾向于参数估计选择概率和条件期望. Wang 和 Chen(2001)、Xu 等(2009)研究了这一做法,他们建议使用增广加权估计方程,只要选择概率或条件期望的模型之一设定正确,β 的估计就是相合的. Wang 和 Chen(2001)建议使用 EM 算法从估计方程中求解估计量,但如果条件期望模型过于复杂,EM 算法也许并不可行,所以下面我们只介绍 Xu 等(2009)提出的方法.

设选择概率由参数模型估计,令 $\pi_i=\pi(W_i;\alpha)$,W_i 包含 X_i、Δ_i 和 Z_{1i}. 如果条件期望未知,为简单起见,我们假设删失时间分布不依赖于未观测到的协变量. 为了构造给定观测数据时缺失协变量的条件期望,我们只需要考虑累积危险率函数 $\Lambda_0(t)$ 和 $Z_2|Z_1$ 的条件分布. 我们用下面方程估计 $\Lambda_0(t)$

$$\hat{\Lambda}_0(t)=\frac{1}{n}\sum_{i=1}^n\int_0^t \frac{R_{0i}(s)/\pi(W_i;\alpha)}{S_{sr}^{(0)}(\alpha,\beta,s)}dN_i(s).$$

记 $S(Z_2|Z_1;\gamma)$ 是条件分布 $P(Z_2|Z_1;\gamma)$ 导出的得分函数,γ 的估计 $\hat{\gamma}$ 可以通过解下面方程得到.

$$U_{aw}^\gamma(\hat{\alpha},\gamma)=\frac{1}{n}\sum_{i=1}^n\left\{\frac{R_{0i}}{\pi(W_i;\hat{\alpha})}S(Z_{2i}|Z_{1i};\gamma)+\left(1-\frac{R_{0i}}{\pi(W_i;\hat{\alpha})}\right)\hat{\mathbb{E}}[S(Z_{2i}|Z_{1i};\gamma)]\right\}$$

$$=0.$$

基于 $\hat{\alpha}$、$\hat{\gamma}$ 和 $\hat{\Lambda}_0(t)$,我们可以估计 $\mathbb{E}(\cdot|W,\beta,\gamma)$,记作 $\hat{\mathbb{E}}(\cdot|W;\beta,\hat{\gamma})$. 然后再记 $S_{aw}^{(k)}$ 的估计为 $\hat{S}_{aw}^{(k)}$,

在公式(6.10)中把$S_{aw}^{(k)}$和$\mathbb{E}(Z_{2i}|X_i,\Delta_i,Z_{1i})$分别替换成$\hat{S}_{aw}^{(k)}$和$\hat{\mathbb{E}}(Z_{2i}|X_i,\Delta_i,Z_{1i};\beta,\hat{\gamma})$,于是所得到的得分函数,记作$U_{aw}^{\beta}(\beta,\hat{\alpha},\hat{\gamma})$将会导出$\beta$的估计量. Xu等(2009)证明了,冗余参数$\alpha$、$\gamma$和$\Lambda_0(t)$的估计不影响$\beta$的渐近性质,所以所有的增广估计量都有和$\hat{\beta}_{aw}(\pi,\mathbb{E})$相同的渐近分布.

6.4.3 再加权估计

在随机缺失假设下,基于逆概率加权的估计量是相合的. 但如果某些观测的选择概率很小,这些观测会被赋予很高的权重,逆概率加权估计量的方差可能会很大,即使选择概率有很微小的偏差,得分函数和估计量也会产生较大偏差. 为了减轻这一问题,可以采用再加权方法. 受风险集采样(Langholz和Goldstein,1996)启发,Xu等(2009)提出了简单再加权和增广再加权估计. 再加权的基本思路是:第一步,所有记录完全的个体被赋予观测概率倒数的权重,生成一个"伪无偏样本",以纠正缺失数据造成的选择偏差;第二步,在"伪无偏样本"中的每个个体上设定一个更简单的选择概率模型. Xu等(2009)建议把给定t时刻风险集下的边缘观测概率作为新的选择概率模型,这样在同一时刻的风险集中的所有个体都有相同的选择概率,记作$\pi^*(t)$,于是完全观测个体的权重就成了$\pi^*(t)/\pi_i$. 为了避免额外的辅助模型,我们用经验函数估计$\pi^*(t)$,即:

$$\pi^*(t)=\frac{\sum_{i=1}^n R_{0i}Y_i(t)}{\sum_{i=1}^n Y_i(t)}.$$

下面我们只介绍选择概率π和条件期望$\mathbb{E}\{Z_2|X,\Delta,Z_1\}$已知情况下的简单再加权和增广再加权. 如果选择概率和条件期望是估计出来的,那么结论是类似的.

$s^{(k)}(\beta,t)$和$e(\beta,t)$的简单再加权版本是

$$S_{sr}^{(k)}(\beta,\pi,t)=\frac{1}{n}\sum_{j=1}^n R_{0j}\frac{\hat{\pi}^*(t)}{\pi_j}Y_j(t)\exp(\beta^\mathsf{T}Z_j)Z_j^{\otimes k},$$

$$E_{sr}(\beta,\pi,t)=S_{sr}^{(1)}(\beta,\pi,t)/S_{sr}^{(1)}(\beta,\pi,t).$$

由于$\pi^*(t)$不依赖于个体序号j,把$S_{sr}^{(1)}$和$S_{sr}^{(0)}$中的$\pi^*(t)$提取出来,有

$$E_{sr}(\beta,\pi,t)=S_{sr}^{(1)}(\beta,\pi,t)/S_{sr}^{(1)}(\beta,\pi,t)=E_{sw}(\beta,\pi,t).$$

故简单再加权得分函数是

$$U_{sr}(\beta,\pi)=\sum_{j=1}^n R_{0j}\frac{\hat{\pi}^*(X_i)}{\pi_j}\Delta_i\{Z_i-E_{sw}(\beta,\pi,X_i)\}. \quad\#(6.11)$$

相应的β的估计量记作$\hat{\beta}_{sr}(\pi)$.

令

$$M_{\tilde{Z}}^*=\int_0^\tau \pi^*(t)[Z-e(\beta,t)]dM(t),$$

$$\sum{}^*=\int_0^\tau \pi^*(t)v(\beta,t)s^{(0)}(\beta,t)d\Lambda_0(t),$$

以及$\sum_{sr}(\pi)=\mathbb{E}\{\pi^{-1}M_{\tilde{Z}}^{*\otimes 2}\}$. Xu等(2009)证明了,在一些正则条件下,$\hat{\beta}_{sr}(\pi)$是相合的,且渐近分布为

$$\sqrt{n}(\hat{\beta}_{sr}(\pi)-\beta)\xrightarrow{d}N(0,\sum{}^{*-1}\sum{}_{sr}(\pi)\sum{}^{*-1}).$$

极限方差的相合估计方法与简单加权中的估计类似. 如果π是参数或非参地估计的,结果也是类似的,可参考公式(6.8)和(6.9).

对于增广再加权估计,定义

$$S_{ar}^{(k)}(\beta,\pi,t) = \frac{1}{n}\sum_{j=1}^{n}\left[R_{0j}\frac{\hat{\pi}^*(t)}{\pi_j}Y_j(t)\exp(\beta^{\mathsf{T}}Z_j)Z_j^{\otimes k}\right.$$
$$\left.+(\pi_j-R_{0j})\frac{\hat{\pi}^*(t)}{\pi_j}Y_j(t)\mathbb{E}\{\exp(\beta^{\mathsf{T}}Z_j)Z_j^{\otimes k}|X_j,\Delta_j,Z_{1j}\}\right],$$

其中的 $k=0,1,2$. 注意

$$E_{ar}(\beta,\pi,t) = S_{ar}^{(1)}(\beta,\pi,t)/S_{ar}^{(1)}(\beta,\pi,t) = E_{aw}(\beta,\pi,t).$$

故增广再加权得分函数是

$$U_{ar}(\beta,\pi) = \sum_{i=1}^{n}\Delta_i\hat{\pi}^*(X_i)\left\{\left(\frac{R_{0i}}{\pi_i}Z_{2i}+\left(1-\frac{R_{0i}}{\pi_i}\right)\mathbb{E}[Z_{2i}|X_i,\Delta_i,Z_{1i}]\right)-E_{aw}(\beta,\pi,X_i)\right\},$$

相应的 β 的估计量记作 $\hat{\beta}_{ar}(\pi)$. Xu 等 (2009) 证明了在一些条件下

$$\sqrt{n}\,(\hat{\beta}_{ar}(\pi)-\beta)\xrightarrow{d}N(0,\textstyle\sum^{*-1}\{\sum_{sr}(\pi)-\mathbb{E}[\pi^{-1}(1-\pi)M_Z^{*0\otimes2}]\}\sum^{*-1}),$$

其中 $M_Z^{*0} = \mathbb{E}(M_Z^{*0}|X,\Delta,Z_1)$. 和增广加权估计类似, 无论选择概率和条件期望是不是估计出来的, 所得的估计量都有相同的渐近性质.

6.5 填补方法

在面临缺失数据时, 一个很自然的想法是填补缺失数据. 一种方法是用条件期望填补, 将在第 6.5.1 节介绍; 另一种方法是用以某种方式生成的值来填补, 然后把填补后的数据集当作完整数据, 使用针对完整数据的分析方法进行统计推断, 这种方法将在 6.5.2 节介绍.

6.5.1 用条件期望填补

Paik 和 Tsai (1997) 提出使用可用数据计算包含缺失协变量的统计量条件期望, 将其填补到缺失位置上. 回忆前面几节的内容, 如果数据是被完全观测的, 那么公式 (6.1) 中得分方程 $U_f(\beta)=0$ 的解是 β 的相合估计, 这是因为 $U_f(\beta)$ 满足 $\mathbb{E}\{\Delta_i[Z_i-E(\beta,X_i)]\}=0$. 如果存在缺失协变量, 我们可以用 $\mathbb{E}(Z_{2i}|X_i,\Delta_i,Z_{1i})$ 填补 Z_{2i}, 用 $\mathbb{E}(E(\beta,X_i)|X_i,\Delta_i,Z_{1i})$ 填补 $E(\beta,X_i)$. 这一填补方法也会导出 β 的相合估计, 因为

$$\mathbb{E}\{\Delta_i[\mathbb{E}(Z_{2i}|X_i,\Delta_i,Z_{1i})-\mathbb{E}(E(\beta,X_i)|X_i,\Delta_i,Z_{1i})]\}=0.$$

鉴于 Cox 模型中 $E(\beta,X_i)$ 的特殊结构, 有

$$\mathbb{E}(E(\beta,X_i)|X_i,\Delta_i,Z_{1i})\approx\frac{\mathbb{E}(S^{(1)}(\beta,X_i)|X_i,\Delta_i,Z_{1i})}{\mathbb{E}(S^{(0)}(\beta,X_i)|X_i,\Delta_i,Z_{1i})}.$$

所以如果 Z_{2i} 有缺失, 我们只需要用 $\mathbb{E}(Z_{2i}|X_i,\Delta_i,Z_{1i})$ 填补 Z_{2i}, 并且分别用 $\mathbb{E}(S^{(1)}(\beta,X_i)|X_i,\Delta_i,Z_{1i})$ 和 $\mathbb{E}(S^{(0)}(\beta,X_i)|X_i,\Delta_i,Z_{1i})$ 填补 $S^{(1)}(\beta,X_i)$ 和 $S^{(0)}(\beta,X_i)$. 有的个体 Z_{2i} 有缺失, 而另一些可被观测, 我们只填补那些缺失的成分. Paik 和 Tsai (1997) 考虑了 Z_1 是分类变量的情形, 如果 Z_{2i} 的第 l 个分量 Z_{2li} 缺失, 他们提出用下面公式估计 $\mathbb{E}(Z_{2li}|X_i,\Delta_i,Z_{1i})$

$$\hat{\mathbb{E}}(Z_{2li}|X_i,\Delta_i,Z_{1i}) = \frac{\sum_{k=0}^{K}\sum_{j=1}^{n}I(X_j\in J_k,X_i\in J_k,Z_{1j}=Z_{1i})\Delta_j R_{(p+1)j}Z_{2lj}}{\sum_{k=0}^{K}\sum_{j=1}^{n}I(X_j\in J_k,X_i\in J_k,Z_{1j}=Z_{1i})\Delta_j R_{(p+1)j}},$$

其中

$$J_k=(c_k,c_{k+1}]\quad 0=c_0<c_1<\cdots<c_K<c_{K+1}=\tau.$$

其他的条件期望估计方法是类似的. 填补完这些包含缺失协变量的统计量之后, 我们可以得到一个得分函数, 进而求出 β 的估计量, 在适当的正则条件下这一估计量是相合的, 估计量方差可以由自采样法 (bootstrap) 获得.

6.5.2　多重填补

为了考虑由缺失数据造成的不确定性, 可以多次生成数据集来填补缺失数据, 这种方法被称作多重填补. 统计推断在每次的填补数据上进行, 然后用 Rubin 规则结合到一起. 一般说来, 在协变量有缺失值的回归分析中, 多重填补比完全案例分析更有效. 由于多重填补方法对实际使用者来说比其他的缺失数据分析方法更加容易理解, 并且可以在软件 STATA、SAS、R 中实现, 因此在实际应用中多重填补方法被使用得非常广泛. 第 6.5.2.1 节我们介绍只有一个协变量有缺失值的多重填补, 即 Z_2 是个一维变量; 如果有多个协变量有缺失值, 第 6.5.2.2 节将介绍基于链式方程的多重填补.

6.5.2.1　一个协变量的多重填补

对于一元的 Z_2, 以 Z_2 为响应变量, 以 Z_1、X 和 Δ 等其他变量为自变量进行回归. 假设回归模型 $p(Z_2|X, \Delta, Z_1; \alpha)$ 由参数 α 决定. 严谨表述, 多重填补从缺失数据 Z_2 的预测分布:

$$p(Z_2|X, \Delta, Z_1) = \int p(Z_2|X, \Delta, Z_1; \alpha) p(\alpha|X, \Delta, Z_1) \, d\alpha,$$

中抽取 Z_2, 其中 $p(\alpha|X, \Delta, Z_1)$ 是 α 的贝叶斯先验分布. 正规做法是先设定一个 α 的先验分布, 但在实际中 Z_2 的先验分布是模糊的, 为了简化算法并降低计算复杂度, Z_2 的值可以如下获得: ①用观测到的 Z_2 拟合模型 $p(Z_2|X, \Delta, Z_1; \alpha)$, 计算估计量 $\hat{\alpha}$ 和协方差矩阵 S_α; ②用 $N(\hat{\alpha}, S_\alpha)$ 近似 α 的后验分布, 从中抽取一个 α^*; ③从分布 $p(Z_2|X, \Delta, Z_1; \alpha^*)$ 中抽取 Z_2.

在填补模型中纳入删失时间 X 和删失指标 Δ 很重要. 一般在填补模型中, 删失时间用 $\log X$ 表示, 但这样做的理由尚不明确. White 和 Royston (2009) 指出, 填补模型不该用生存时间的对数, 而应该用生存时间的累积危险率, 如果后者未知的话可以用它的 Nelson-Aalen 估计量代替. 他们发现, 如果协变量效应较小、寿终事件累积发生率较小, 填补二值或正态 Z_2 的恰当模型分别是逻辑回归或线性回归, 回归自变量应包括删失指标 Δ、累积基线危险率 $\Lambda_0(T)$ 以及其他协变量 Z_1, 结果将展示如下.

首先, 对于只有唯一一个二值协变量 Z_2 而没有 Z_1 的情形, 填补模型恰好是自变量就为 Δ 和 $\Lambda_0(T)$ 的逻辑回归

$$\operatorname{logit} p(Z_2 = 1|X, \Delta) = a_0 + a_1 \Delta + a_2 \Lambda_0(X),$$

其中 $\Lambda_0(X)$ 是累积基线危险率 $\int_0^X \lambda_0(t) \, dt$. 其次, 对于二值的 Z_2 和分类变量 Z_1, 我们可以得到最一般的暴露模型 $\operatorname{logit} p(Z_2 = 1|Z_1) = \zeta_{Z_1}$,

$$\operatorname{logit} p(Z_2 = 1|X, \Delta, Z_1) = a_0 + a_1 \Delta + a_2 \Lambda_0(X) + a_{3Z_1} + a_{4Z_1} \Lambda_0(X),$$

其中 ζ_{Z_1}、a_{3Z_1} 和 a_{4Z_1} 表示 Z_1 的虚拟变量集和相应的系数. 在其他情形中, 我们只能得到近似结果. 对于二值的 Z_2 和一般形式的 Z_1, 我们对 $\exp(\beta_1^{\mathsf{T}} Z_1)$ 做泰勒级数展开, 用其泰勒级数近似它, 只有当 $\beta_1^{\mathsf{T}} Z_1$ 方差较小时才是有效的. 假设暴露模型 $\operatorname{logit} p(Z_2 = 1|Z_1) = \zeta_0 + \zeta_1^{\mathsf{T}} Z_1$, 有

$$\operatorname{logit} p(Z_2 = 1|X, \Delta, Z_1) \approx a_0 + a_1 \Delta + a_2 \Lambda_0(X) + a_3^{\mathsf{T}} Z_1.$$

补充交互项 $a_4^{\mathsf{T}} Z_1 \Lambda_0(X)$ 可以提升近似精确性. 此外, 如果分析师认为为了预测 Z_2, Z_1 需要做特定变换, 那么在上述填补模型中应当加入 Z_1 的变换.

对于正态的 Z_2，对 $\exp(\beta_1^{\mathsf{T}} Z_1 + \beta_2 Z_2)$ 做泰勒级数展开，只有当 $\beta_1^{\mathsf{T}} Z_1 + \beta_2 Z_2$ 方差较小时泰勒级数近似才是有效的. 假设暴露模型 $Z_2 | Z_1 \sim N(\zeta_0 + \zeta_1^{\mathsf{T}} Z_1, \sigma^2)$，通过一阶近似，有

$$Z_2 | X, \Delta, Z_1 \approx N(\alpha_0 + \alpha_1 \Delta + \alpha_2 \Lambda_0(X) + \alpha_3^{\mathsf{T}} Z_1, \sigma^2),$$

补充交互项 $\alpha_4^{\mathsf{T}} Z_1 \Lambda_0(X)$ 可以提升近似精确性. 如果 $\mathrm{Var}(\beta_2 Z_2)$ 和 $\Lambda_0(X) \exp(\beta_1^{\mathsf{T}} \bar{Z}_1 + \beta_2 \bar{Z}_2)$ 都很大，那么真实模型将显著偏离上述近似模型.

6.5.2.2　多元协变量的多重填补

基于链式方程的多重填补(multiple imputation by chained equation, MICE)随意选择一个缺失值作为起点，然后在不完全数据上轮流使用单一变量的填补方法，每次填补都利用当前已填补的协变量 Z 生成新的 Z_2 填补值. 过程迭代直至收敛，通常需要不超过 10 次循环. 如果数据是单调缺失的，还可以采用非迭代的算法. 在后面的数据实例中，我们会使用 R 包 mice.

6.6　非参极大似然估计

Chen 和 Little(1999)提出非参极大似然估计(nonparametric maximum likelihood, NPML). 有些时候，由于某些生存时间区间缺少完全数据，加权方法无法使用，但非参极大似然估计仍然使用，尽管需要更大的计算量.

注意缺失指标 R 是对角矩阵，如果某个个体的第 j 个协变量被观测到，则 R 的第 j 个对角元等于 1，否则等于 0. 进一步定义 $R(z)$ 是 $\mathbb{R}^r$ 上的函数，$R_i(z_i)$ 是第 i 个个体的观测协变量，也就是说，对 $z \in \mathbb{R}^r$，$R(z)$ 是由 R 的对角元等于 1 的那些位置的 z 生成的. 观测数据可以写成 $(X_i, \Delta_i, R_i(Z_i), Z_i), i=1, \cdots, n$.

为了写出观测数据的似然函数，我们假设删失分布不依赖于未观测到的协变量，即删失分布满足

$$G(C, Z) = G(C, R(Z)).$$

同时假设缺失机制是

$$P(R | X, \Delta, Z) = P(R | X, \Delta, R(Z)), \tag{6.12}$$

这比公式(6.4)的随机缺失机制(MAR)更加一般. 再假设 Z 相对于某已知测度有密度 $f(z, \theta)$，那么观测数据 $(X_i, \Delta_i, R_i(Z_i), Z_i), i=1, \cdots, n$，的似然函数是

$$\prod_{i=1}^{n} \lambda^{\Delta_i}(X_i) \int_{R_i(z) = R_i(Z_i)} \exp(\Delta_i \beta^{\mathsf{T}} z) \exp\{-\Lambda(X_i) \exp(\beta^{\mathsf{T}} z)\} \lambda_g^{\Delta_i}(X_i, z)$$

$$\times (1 - G(X_i, z)) f(z, \theta) \, dz \prod_{i=1}^{n} P(R_i | X_i, \Delta_i, R_i(Z_i)),$$

其中 λ 是生存时间的基线危险率密度，λ_g 是删失时间的危险率密度. 如果删失时间分布和缺失指标向量不依赖于感兴趣的参数——回归参数和基线危险率，那么忽略常数项，似然函数是

$$L(\Lambda, \beta, \theta | X, \Delta, R(Z)) = \prod_{i=1}^{n} \int_{R_i(z) = R_i(Z_i)} \exp(\Delta_i \beta^{\mathsf{T}} z) \exp\{-\Lambda(X_i) \exp(\beta^{\mathsf{T}} z)\} f(z, \theta) \, dz. \tag{6.13}$$

值得注意的是这一似然函数在参数空间

$$\{(\lambda, \beta, \theta) : \theta \in \mathbb{R}^k, \beta \in \mathbb{R}^r, \lambda(t) \geq 0, t \in (0, +\infty)\}$$

上不存在最大值，因此我们需要累积基线危险率是在观测随访时间上有跳跃的阶梯函数. 于是公式(6.13)可以在下面的参数空间上最大化：

$$\{(\lambda,\beta,\theta):\theta\in\mathbb{R}^k,\beta\in\mathbb{R}^r,\Lambda(t)\text{在}(0,+\infty)\text{上是递增阶梯函数}\}.$$

得到的估计量叫作非参极大似然估计量. EM 类算法可以用来解决上述似然函数的最大化问题.

6.7　变换模型

事实上,Cox 模型是变换模型的一个特例. 这里我们简单介绍非参极大似然估计在变换模型上的应用. Chen 和 Little(2001)考虑了如下模型

$$\log(\Lambda(T))=-\beta^{\mathrm{T}}Z+\varepsilon,$$

其中 $\Lambda(\cdot)$ 是未指定的单调变换函数. 实际上,他们的方法可以处理模型

$$P(T>t|Z)=\phi(Z,\theta,\Lambda(t)),$$

其中 θ 包含参数 β 和关于 ε 分布的参数,ϕ 是一已知函数.

假设协变量 Z 服从参数分布 $H_y(z)$,其中 γ 是 q 维参数. 于是,观测数据的似然函数是

$$\prod_{i=1}^{n}\int_{R_i(z)=R_i(Z_i)}p(R_i|X_i,\Delta_i,Z=z)p(X_i,\Delta_i|Z=z,\theta,\Lambda)\,dH_y(z).$$

在缺失机制(6.12)下,似然函数中描述缺失机制和删失机制的部分可以被省去,剩下的部分可以写作

$$\prod_{i=1}^{n}\int_{R_i(z)=R_i(Z_i)}\left[\varphi\{z,\theta,\Lambda(X_i)\}\right]^{\Delta_i}\left[\phi\{z,\theta,\Lambda(X_i)\}\right]^{1-\Delta_i}dH_y(z)\{d\Lambda(X_i)\}^{\Delta_i}, \qquad \#(6.14)$$

其中 φ 是 $-\phi$ 关于分量 Λ 的导数. 对于比例风险回归模型,对 (θ,Λ) 最大化似然函数(6.14)的方法由 Chen 和 Little(1999)提出. 为了降低计算复杂度,我们在这里使用另一种方法,基本思路是把参数 (θ,γ,Λ) 变换成 (θ,γ,S),其中 S 是不含协变量的边缘生存函数. 进而,我们把似然函数按照参数分解为两部分,第一部分是给定下 (X,Δ) 下 $R(Z)$ 的条件似然,包含 (θ,γ) 的信息和 S 的一小部分信息;第二部分是 (X,Δ) 的边缘分布,包含 S 的绝大部分信息. 因此我们忽略第一部分似然函数中 S 的信息,通过最大化第二部分似然函数来估计 S,然后把估计结果代入第一部分似然函数来估计 (θ,γ).

尤其要注意

$$S(t)=\int\phi(z,\theta,\Lambda(t))\,dH_y(z),$$

在较弱的条件下,逆变换

$$\Lambda(t)=v(z,\theta,\Lambda(t))$$

存在,于是有

$$\frac{dS}{d\Lambda}(t)=-\int\varphi(z,\theta,\Lambda(t))\,dH_y(z).$$

似然函数(6.14)可以被分解为

$$L(\theta,\gamma,S)=L_1(\theta,\gamma,S)L_2(S),$$

其中 $L_1(\theta,\gamma,S)=\prod_{i=1}^{n}p(R_i(Z_i)|X_i,\Delta_i,\theta,\gamma,S)$,且

$$p(R_i(Z_i)|X_i,\Delta_i,\theta,\gamma,S)=\left(\frac{\int_{R_i(z)=R_i(Z_i)}\varphi(z,\theta,v\{\theta,\gamma,S(X_i)\})\,dH_y(z)}{\int\varphi(z,\theta,v\{\theta,\gamma,S(X_i)\})\,dH_y(z)}\right)^{\Delta_i}$$

$$\times \left(\frac{\int_{R_i(z)=R_i(Z_i)} \phi\ (z,\theta,v\{\ \theta,\gamma,S(X_i)\})dH_\gamma(z)}{S(X_i)} \right)^{1-\Delta_i},$$

$$L_2(S) = \prod_{i=1}^{n} S^{1-\Delta_i}(X_i)\{\ dS(X_i)\ \}^{\Delta_i}.$$

注意到似然函数的第一部分 $L_1(\theta,\gamma,S)$ 只包含了 S 的很少信息,我们针对 S 最大化第二部分 $L_2(S)$ 来估计 S. S 的典型估计是基于数据 (X_i,Δ_i) 的 Kaplan-Meier 估计,然后我们通过最大化 $L_1(\theta,\gamma,\hat{S})$ 来估计 (θ,γ),这一步骤叫作轮廓(profile)条件似然方法. 针对 (θ,γ) 最大化 $L_1(\theta,\gamma,\hat{S})$ 的过程是常规的,EM 算法可以用来简化计算. 最终得到的 (θ,γ) 的估计 $(\hat{\theta},\hat{\gamma})$ 是渐近正态的.

6.8　数据实例:路径研究

现在我们把目光转向路径研究. 正如我们所看到的,一些个体的协变量有缺失. 在 Cox 回归模型下,为了处理缺失协变量问题,我们分别考虑完全案例分析、强化完全案例分析、简单加权、增广加权、简单再加权、增广再加权、基于链式方程的多重填补这些方法. 表 6.1 列出了回归参数 β 的估计量和标准误,表中也给出了检验 β 是否等于 0 的 P 值.

表 6.1　Cox 回归模型的系数估计、标准误差和 P 值

	完全案例			强化完全案例		
	系数	标准误	P 值	系数	标准误	P 值
年龄	0.057	0.009	0.000	0.094	0.009	0.000
教育	−0.472	0.147	0.001	−0.205	0.144	0.154
吸烟	0.558	0.265	0.035	0.718	0.285	0.012
平均糖尿病病程	0.018	0.007	0.007	0.008	0.006	0.245
HbA1c	0.038	0.053	0.465	0.011	0.055	0.834
重度抑郁	0.434	0.202	0.032	0.472	0.213	0.027
eGFR	−0.015	0.004	0.000	−0.018	0.004	0.000
尿微量白蛋白	0.672	0.148	0.000	0.565	0.158	0.000
	简单加权			简单再加权		
	系数	标准误	P 值	系数	标准误	P 值
年龄	0.063	0.008	0.000	0.064	0.010	0.000
教育	−0.361	0.136	0.008	−0.359	0.162	0.027
吸烟	0.587	0.260	0.024	0.581	0.312	0.062
平均糖尿病病程	0.020	0.006	0.001	0.020	0.008	0.008
HbA1c	0.042	0.051	0.403	0.042	0.061	0.493
重度抑郁	0.458	0.197	0.020	0.459	0.236	0.052
eGFR	−0.013	0.005	0.003	−0.013	0.005	0.013
尿微量白蛋白	0.744	0.145	0.000	0.745	0.171	0.000

续表

	增广加权			增广再加权		
	系数	标准误	P 值	系数	标准误	P 值
年龄	0.088	0.006	0.000	0.088	0.008	0.000
教育	−0.143	0.103	0.167	−0.143	0.124	0.248
吸烟	0.832	0.199	0.000	0.821	0.240	0.001
平均糖尿病病程	0.017	0.005	0.001	0.017	0.006	0.004
HbA1c	0.055	0.037	0.138	0.054	0.044	0.227
重度抑郁	0.345	0.149	0.021	0.347	0.179	0.052
eGFR	0.004	0.004	0.237	0.004	0.004	0.328
尿微量白蛋白	0.632	0.112	0.000	0.639	0.132	0.000

	MICE		
	系数	标准误	P 值
年龄	0.065	0.006	0.000
教育	−0.202	0.107	0.057
吸烟	0.534	0.201	0.008
平均糖尿病病程	0.014	0.005	0.006
HbA1c	0.017	0.039	0.672
重度抑郁	0.280	0.149	0.060
eGFR	−0.015	0.003	0.000
尿微量白蛋白	0.594	0.132	0.000

可以看出,完全案例分析和强化完全案例分析的结果不尽相同. 这两种方法中,协变量年龄都是显著的,但水平差异较大,完全案例分析得到的估计量是 0.057,而强化完全案例分析得到的估计量是 0.094. 对于协变量吸烟,亦是如此. 协变量重度抑郁、eGFR 和尿微量白蛋白是显著的,通过完全案例分析和强化完全案例分析得到的估计量相近. 完全案例分析显示教育和平均糖尿病病程是显著的,而强化完全案例分析中不显著. 两种方法估计的 HbA1c 都不显著.

事实上,完全案例分析和强化完全案例分析都依赖于完全随机缺失(MCAR)假设. 一个简单的逻辑回归表明,一些协变量对缺失是显著的,这说明完全随机缺失假设无法被满足. 在很多情况下,完全案例分析和强化完全案例分析的结果未必可靠,所以我们考虑加权和多重填补方法. 在加权方法中,选择概率和条件期望由非参 Nadaraya-Watson 方法估计. 从表 6.1 可以看出,简单加权和增广加权估计的 β 分别和简单再加权和增广再加权估计的 β 接近,但是在加权方法有更大的标准误. 因此,我们更倾向于认可未再加权的估计.

在简单加权和增广加权方法中,年龄、吸烟、平均糖尿病病程、重度抑郁和尿微量白蛋白都是显著的. 但是,教育程度和 eGFR 在简单加权方法中显著,在增广加权方法中不显著. 如果使用基于链式方程的多重填补,教育程度是接近显著的,而 eGFR 非常显著,显著水平和简单加权中 eGFR 的显著水平接近.

6.9　总结

本章介绍了生存分析中处理协变量缺失的统计推断方法. 在完全随机缺失机制下,完全案例分析和强化完全案例分析提供了参数的相合估计. Lin 和 Ying（1993）指出,强化完全案例分析比完全案例分析更加有效. 因此,我们倾向于使用强化完全案例分析而非完全案例分析. 但是,我们首先要检查完全随机缺失假设是否满足,如果不满足,我们就需要寻求其他方法.

理论研究表明,如果选择概率是估计的,那么基于逆概率加权的方法（简单加权、简单再加权）与基于增广逆概率加权的方法（增广加权、增广再加权）有着相同的有效性. 我们也注意到,简单加权方法只需要对选择概率建模,而增广加权方法还需要对条件期望建模,在有限样本下这会产生额外的误差,对路径数据的分析结果印证了这一点. 因此,我们倾向于使用基于逆概率加权的方法而非基于增广逆概率加权的方法.

再加权方法用于减轻非再加权方法引发的过度加权问题,但在加权方法并不总是能够提供比非再加权方法更有效的估计. 所以在实际应用中,我们可能会同时报告再加权和非再加权方法的结果,并检查哪一个结果是更可靠的.

基于链式方程的多重填补在实践中被广泛使用. 但是,至于它是否是一个合理的填补,以及它能否提供相合的估计,理论研究并没有给出答案. 我们可以报告多重填补方法和其他方法的结果,通过与其他方法的结果比较,也许可以看出哪种方法是更合理的.

第七章

不可忽略缺失

7.1 介绍

在前面的几章中,我们的关注重点是可忽略缺失机制(MAR)的数据,也就是缺失机制可以由观测到的数据解释. 在随机缺失假设下,观测数据似然函数可以写成缺失机制和响应模型的乘积,于是响应模型的极大似然估计可以和缺失机制的估计相分离开,这一性质叫作可忽略性.

然而,如果不额外假设参数模型的话,随机缺失假设不能通过观测数据来验证. 事实上,缺失机制完全有可能依赖于缺失数据本身,或者某些和缺失数据相关的未观测到的变量. 例如,在关于癌症的临床治疗研究中,假设响应变量是一个反映治疗效果的生物标志,并且只有在研究结束时才能观测到. 一些受试者在中途可能认为治疗没有效果,因而在研究结束前就离开试验,这一情形打破了随机缺失假设. 对于非随机缺失(MNAR),观测数据的似然函数涉及响应变量和缺失指标的联合分布,二者互相不能分离开.

和随机缺失假设类似,非随机缺失假设不能非参数地仅由观测数据验证. 在某些情形中,之所以选择非随机缺失假设,往往是由于缺失数据的先验科学知识,而不是从观测数据本身去推断. 另外,在实际研究中,如果我们不确定随机缺失假设是否成立,非随机缺失机制可以被用作敏感性分析. 在非随机缺失的参数框架下,随机缺失假设的有效性可以被检验. 尽管这一检验是针对特定模型的,其结果仍然可以给数据分析师提供关于不可忽略性可能有多强的信息.

在早期数据收集阶段,应当努力减少非随机缺失发生的可能性. 首先,研究者要调查清楚缺失数据产生的原因,试着收集任何能够预测缺失的变量. 特别是在纵向数据研究中,收集随时间变化的协变量信息可能有助于对缺失机制建模. 其次,要仔细界定研究人群,把研究对象限制在更加同质的人群上对减轻缺失数据的影响是有帮助的. 例如,响应变量在一年的随访期后测量,那么排除那些病重的、不大可能存活一年的受试者是合理的. 最后,在横截面研究中,应当尽量避免暴露和响应的时间间隔过长. 如果较长的时间间隔对回答感兴趣的科学问题是必要的,例如研究长期治疗的效果,则应当采用纵向设计.

在本章中,我们考察处理非随机缺失数据的四类方法:基于似然的方法、贝叶斯方法、多重填补方法以及估计方程方法. Little(1995)定义了两种基于似然的不可忽略模型——选择模型和模式混合模型. 选择模型假定的是给定响应变量条件下缺失指标的分布,模式混合模型假定的是按照缺失模式分层后混合的响应模型. 广义来讲,共享随机效应模型(Wu 和 Carroll,1988;Follmann 和 Wu,1995)属于选择模型. 共享随机效应模型只在纵向数据中使用,缺失机制不是条件于响应变量的,而是条件于随机效应的,这组随机效应也影响纵向响应变量进程,这样,响应变量和缺失机制之间的相关性是由隐变量引起的.

我们也会讨论无法归于 Little 划分的似然方法,例如 Yuan 和 Little(2009)提出的混合效应混合模型. 如果关于分布的假设是有效的,那么基于似然的方法具有效率优势. 然而,对于一些更复杂的缺失数据模式,评估观测数据的似然函数可能过于烦琐. 在第 7.2 节,我们讨论横截面数据的选择模型. 在第 7.3 节,我们介绍适用于纵向数据的模型,但仅限于响应变量缺失,缺失机制可以是单调的或非单调的.

如果缺失数据模式变得更加复杂,那么非似然方法可能更常用. Huang 等(2005)发展了一套完整的存在非随机缺失协变量时估计回归模型的贝叶斯方法,并考察了在各种条件下缺失数据模型先验分布的性质. Glynn 等(1993)提出的多重填补是频率学派视角下的贝叶斯数据填补方法,用于处理选择模型和模式混合模型中的不可忽略无响应. 另一大类处理不可忽略失访的方法是基于估计方程(Rotnitzky 等,1998),其核心思路是先构建选择模型,然后按照选择概率对估计方程加权. Totnitzky 等(2001)提出了一个敏感性分析框架. 我们将在第 7.4 至 7.6 节介绍非似然方法.

7.2 横截面数据:选择模型

7.2.1 响应变量缺失

令 Y_i 表示个体 i 的响应,X_i 表示协变量向量,$i=1,\cdots,N$. 令 R_i 表示 Y_i 的缺失指标. 假设我们感兴趣的是 Y_i 对 X_i 的回归模型,以广义线性模型

$$E(Y_i|X_i)=g(X_i^\mathsf{T}\beta), \qquad\qquad \#(7.1)$$

的形式给出,其中 $g(\cdot)$ 是连接函数,β 是回归系数向量. 用 $f(Y_i|X_i)$ 表示给定 X_i 时 Y_i 的密度,并假设其属于指数分布族.

如果响应变量的缺失机制是不可忽略的,则似然函数涉及 Y_i 和 R_i 的联合分布. 在选择模型框架下,它们的联合分布分解为

$$P(Y_i,R_i|X_i)=P(R_i|Y_i,X_i)f(Y_i|X_i).$$

其第一部分 $P(R_i|Y_i,X_i)$ 可以由二值回归模型来拟合,

$$P(R_i|Y_i,X_i)=h(X_i^\mathsf{T}\gamma+\alpha Y_i), \qquad\qquad \#(7.2)$$

其中 $h(\cdot)$ 是连接函数,α 叫作不可忽略参数. 如果 $\alpha=0$,那么这一模型就约化成了可忽略缺失. α 的绝对值越大,说明不可忽略性越强.

对数似然函数可以写成

$$\log L(\alpha,\beta,\gamma)=\sum_{i=1}^N \Big[R_i\{ \log P(R_i=1|Y_i,X_i)+\log f(Y_i|X_i)$$
$$+(1-R_i)\log \int P(R_i=0|Y_i,X_i)f(Y_i|X_i)\,dY_i \} \Big].$$

其中的积分是 $R_i=0$ 时对缺失的 Y_i 积分. 如果 Y_i 是分类型变量,则积分简化为对 Y_i 的所有可能取值加权求和;如果 Y_i 是连续的,我们可以用 Gaussian-Hermite 求积法来评估积分的数值. 一般的,在似然函数中参数 β 不能同 α 和 γ 分离开.

7.2.2 协变量缺失

为简单起见,我们只考虑只有一个协变量缺失的情形. 这里我们稍微改变前面章节的记号, 令 $X_i=(X_{1i}, X_{2i}^\mathsf{T})^\mathsf{T}$ 表示协变量, X_{1i} 是有缺失的协变量, X_{2i} 是完整的. 令 R_i 表示 X_{1i} 的缺失指标. 同样,我们对回归模型(7.1)的参数感兴趣. 为了估计模型,我们需要写出给定 X_{2i} 条件下 Y_i、X_{1i} 和 R_i 的联合分布:

$$P(Y_i, X_{1i}, R_i|X_{2i}) = P(R_i|Y_i, X_i) f(Y_i|X_i) f(X_{1i}|X_{2i}).$$

还需要假设 $X_{1i}|X_{2i}$ 的模型,以便我们可以在观测数据似然函数中把 X_{1i} 积分掉. 假设 $X_{1i}|X_{2i}$ 也可以写成广义线性模型:

$$E(X_{1i}|X_{2i}) = g(X_{2i}^\mathsf{T}\eta).$$

选择模型和响应模型仍然由(7.1)和(7.2)给出.

对数似然函数是

$$
\begin{aligned}
&\log L(\alpha, \beta, \gamma, \eta) \\
&= \sum_{i=1}^{N} \big[R_i \{ \log P(R_i=1|Y_i, X_i) + \log f(Y_i|X_i) + \log f(X_{1i}|X_{2i}) \\
&\quad + (1-R_i) \log \int P(R_i=0|Y_i, X_i) f(Y_i|X_i) f(X_{1i}|X_{2i}) \, dX_{1i} \} \big].
\end{aligned}
$$

对于离散的 X_{1i},积分转化为求和;对于连续的 X_{1i}, X_{1i} 的积分需要用数值方法计算.

随着缺失的协变量数量增加,由于需要多元积分,基于似然的方法变得非常复杂. 对于这种情况,我们将推荐使用多重填补,将在第 7.5 节介绍.

7.3 有失访的纵向数据

7.3.1 记号

假设样本中总共有 N 个个体,每个个体在 m 个固定的时间点 $t_1, \cdots, t_m$ 观测. 令 $Y_i^c = (Y_{i1}, \cdots, Y_{im})^\mathsf{T}$ 表示个体 i 的完整响应向量. 令 R_i 表示失访时间, n_i 表示在失访时间 R_i 之前被观测的次数, 观测到的相应向量是 $Y_i=(Y_{1i}, \cdots, Y_{in_i})^\mathsf{T}$. 令 $X_i=(X_{i1}, \cdots, X_{im})^\mathsf{T}$ 表示个体 i 的协变量矩阵,注意到 X_i 经常包括观测时间 t_{ij}.

7.3.2 概述

当数据是非随机缺失的,似然函数牵涉到响应变量和缺失机制的联合分布 $f(Y, R|X)$ 按照这一联合分布的分解方式,将引出三类方法:选择模型、模式混合模型以及共享随机效应模型.

选择模型把联合分布分解为完整模型和缺失机制模型:

$$f(Y, R|X) = f(Y|X) f(R|Y, X).$$

选择模型框架的优势在于,感兴趣的回归模型 $f(Y|X)$ 可以被直接建模和估计. 模式混合模型假设了按照缺失机制分层的完整数据模型:

$$f(Y, R|X) = f(Y|R, X) f(R|X).$$

模式混合模型把完整数据当作按照失访时间的混合,这使得对于 $f(Y|X)$ 的推断不那么直接. 共享混合效应模型假设有一个共同的随机效应 b,随机效应和响应变量、缺失机制都相关:

$$f(Y,R|X)=\int f(Y|X,b)f(R|X,b)\,dF(b|X).$$

响应过程和缺失过程的相关性由共享的随机效应所决定. 为了求解似然函数中的积分,共享随机效应模型可能需要更复杂的计算.

7.3.3 模式混合模型

7.3.3.1 识别性限制

模式混合模型基于如下分解

$$f(Y,R|X)=f(Y|R,X)f(R|X).$$

测量模型 $f(Y|R,X)$ 描述了响应变量 Y 对缺失指标 R 的依赖性,也就是不可忽略性的强弱. 饱和模型为每种缺失模式指定了不同的关于 Y 的联合分布. 如果不假设额外的限制,未必所有的参数都可被识别. 对于 $R_i=t$,完整数据的密度由下面公式给出

$$f_t(Y_{i1},\cdots,Y_{im})=f_t(Y_{i1},\cdots,Y_{it})f_t(Y_{i,t+1},\cdots,Y_{im}|Y_{i1},\cdots,Y_{it}). \qquad\#(7.3)$$

其中的第一项是可以识别的,因为 $Y_{i1},\cdots,Y_{it}$ 都能被观测到,而第二项是不可识别的.

Jansen 和 Molenberghs(2010)讨论了指定模式混合模型识别性限制的一般策略,其思路是把公式(7.3)的第二项和观测数据的模式联系起来,它的一般表达式是

$$f_t(Y_{is}|Y_{i1},\cdots,Y_{i,s-1})=\sum_{j=s}^{m}w_{sj}f_j(Y_{is}|Y_{i1},\cdots,Y_{i,s-1}), \qquad\#(7.4)$$

其中 w_{sj} 是权重,满足 $\sum_{j=s}^{m}w_{js}=1$,$t<s$. 对于指标大于等于 s 的那些模式(即 $j=s,\cdots,m$),$R_i\geqslant s$,响应变量 Y_{is} 能被观测到,这些 Y_{is} 的密度为观测不到的第 t 个模式的密度提供了信息.

文献中有一些使用(7.4)设定的特例. Little(1993)假设条件密度的信息只来自完全案例,即

$$f_t(Y_{is}|Y_{i1},\cdots,Y_{i,s-1})=f_m(Y_{is}|Y_{i1},\cdots,Y_{i,s-1}),$$

其中 $s=t+1,\cdots,m$. 上式叫作完全案例缺失值(complete case missing value,CCMV)限制条件. 对于绝大部分数据都是完全案例、只有少部分数据有若干缺失模式的情形,这一方法是有价值的. Curran 等(2004)提出了相邻记录缺失值(neighboring case missing value,NCMC)限制条件,使用了最近的可识别机制:

$$f_t(Y_{is}|Y_{i1},\cdots,Y_{i,s-1})=f_s(Y_{is}|Y_{i1},\cdots,Y_{i,s-1}).$$

另一个特例是 Molenberghs 等(1998)提出的可用案例缺失值(available case missing value,ACMV)限制条件,它们使用权重

$$w_{sj}=\frac{\pi_j f_j(Y_{i1},\cdots,Y_{i,s-1})}{\sum_{l=s}^{m}\pi_l f_l(Y_{i1},\cdots,Y_{i,s-1})},$$

其中 π_j 是第 j 个模式的观测记录比例. 可以证明,可用案例缺失值限制条件等价于随机缺失假设.

7.3.3.2 广义线性模式混合模型

模式混合模型的核心假设是分布 $f(Y|R,X)$. 一些作者关注于多元正态分布,如 Little 和 Wang(1996)、Molenberghs 等(1998)、Hogan 等(2004). Hogan 和 Laird(1994)、Fitzmaurice 和 Laird(2000)考虑了关于任何形式响应变量的一般情形,并提出了用于估计 $f(Y|R,X)$ 的广义线性模型. 本小节我们介绍他们的方法.

考虑如下形式的广义线性模型:

$$E(Y_{ij}|R_i,X_{ij})=g(W_{ij}^{\mathsf{T}}\beta), \qquad\#(7.5)$$

其中 $g(\cdot)$ 是已知的连接函数, w_{ij} 是设计向量, β 是参数向量. 设计向量 w_{ij} 由 X_{ij} 和 R_i 构成, 并可能包含交互项. 需要注意的是, 如果不假设参数限制, 参数 β 并不总是可以识别的, 为了说明这一点, 考虑如下例子. 设 $m=3$, X_{ij} 只包含观测时间 t_j, 失访指标 R_i 可以取 t_2、t_3 或 t_4, 它们分别表示只有第一次观测、只有前两次观测以及有全部三次观测的个体. 饱和模型包含 t_j 和 R_i 的交互项:

$$E(Y_{ij}|R_i=t_k,X_{ij})=g(\beta_0^k+\beta_1^k t_j),$$

其中 $k=2,3,4$. 这一模型是不可识别的, 因为对于 $R_i=t_2$ 的个体, 只有 t_1 时的一次观测可以获得, 因而参数 β_1^2 无法被估计. 我们必须对 $E(Y_{ij}|R_i,X_{ij})$ 的结构做出额外的假设, 以便失访者可以从完全案例借取信息. 例如, 假设对于所有的失访模式, 关于观测时间的斜率都是恒定的, 则模型可以被识别:

$$E(Y_{ij}|R_i=t_k,X_{ij})=g(\beta_0^k+\beta t_j).$$

或者, 假设斜率对观测时间是线性的:

$$E(Y_{ij}|R_i,X_{ij})=g(\beta_0+\beta_1 t_j+\beta_2 R_i+\beta_3(t_j\times R_i)),$$

则模型也可以被识别. 模式混合模型 (7.5) 可以通过广义估计方程 (Fitzmaurice 和 Laird, 2000) 估计. 作为一种替代方法, Hogan 和 Laird (1997) 提出使用广义线性混合效应模型来估计 $f(Y|R,X)$. 这些模型可以很容易地由标准软件包实现, 参见第五章.

　　下一步是估计失访概率 $P(R_i|X_i)$. 由于这一模型不牵涉缺失数据, 因此可以采用和第 5.6.1 节类似的延续率模型, 但不要在模型中引入 Y_i. 如果只有分类型协变量, 或者根本没有协变量, 我们可以用样本中的失访比例来估计失访概率.

　　最后一个需要注意的问题是, 推断目标不在于 β, 而是在于条件均值 $E(Y_{ij}|X_{ij})$, 它需要按照失访模式求平均:

$$E(Y_{ij}|X_{ij})=\sum_{k=2}^{m+1}P(R_i=t_k|X_{ij})g(W_{ij}^{\mathsf{T}}\beta).$$

　　最后, $E(Y_{ij}|X_{ij})$ 不一定服从 X_{ij} 的广义线性形式, 所以一般很难量化 X_{ij} 的效应水平. 然而, 如果 X_{ij} 是分类型变量 (例如在随机化临床试验中, X_{ij} 可能只包含处理变量), 我们可以计算对于任一协变量水平的响应变量边缘均值, 然后进行比较.

7.3.3.3　隐性失访类模型

　　如果随访次数相对较多, 属于某些失访模式的个体数可能较少. 如果不对参数施加较强的限制条件, 那么估计这些层的参数会很困难. 为了解决这一问题, Roy (2003)、Roy 和 Daniels (2008) 提出了隐性失访类 (latent dropout class) 模型. 他们假设失访模式从属于 C 个隐性类别 ($C<m$), 只对每个隐性失访类指定响应模型, 而不对每个失访时间制定响应模型.

　　用 O_i 表示个体 i 所属的隐性失访类, 假设 O_i 的取值范围是从 1 至 C, 越大的 O_i 表示越长的随访时间. 隐性类别概率通过序数回归来估计:

$$P(O_i\leqslant k|R_i)=h(R_i;\lambda_k),$$

其中 $k=1,\cdots,C-1$, $h(\cdot;\lambda_k)$ 是单调连接函数, λ_k 是参数向量. 例如, 令

$$h(R_i;\lambda_k)=\frac{\exp(\lambda_{0k}+\lambda_1 R_i)}{1+\exp(\lambda_{0k}+\lambda_1 R_i)},$$

这一模型假设了不同隐性类别中 R_i 的斜率是常数, 截距不同. 个体 i 从属于某个失访类的概率可以表示为

$$P(O_i=k|R_i)=\begin{cases} h(R_i;\lambda_1) & \text{如果 } k=1,\\ h(R_i;\lambda_k)-h(R_i;\lambda_1) & \text{如果 } k>1.\end{cases}$$

如果其他协变量 X_i 也可以影响 O_i，这一模型也能推广到相应情形.

隐性失访类模型的核心假设是，在同一个隐性类别中，失访机制是随机缺失（MAR）的. 换句话说，Y_{ij} 对 R_i 的依赖性只能通过 O_i 实现：

$$E(Y_{ij}|R_i,O_i,X_{ij})=E(Y_{ij}|O_i,X_{ij}).$$

与前一节不同，这里仅仅给定平均响应模型（7.5）是不够的，我们还需要指定多元联合分布 $Y_i|R_i,O_i,X_i$. 我们考虑广义混合效应模型：

$$E(Y_{ij}|O_i,X_i,b_i)=g(W_{ij}^{\mathsf{T}}\beta+Z_{ij}^{\mathsf{T}}b_i),$$

其中 W_{ij} 是由 O_i、X_i 及可能的交互项构成的设计向量，b_i 是随机效应向量，Z_{ij} 是随机效应的设计向量. 用 $f(Y_i|R_i,O_i,X_i)$ 表示 Y_{ij} 的条件密度，对随机效应和隐性类别积分，可以得到模式混合似然函数：

$$L_i(Y_i|R_i,X_i)=\sum_{k=1}^{K}\int f(Y_{ij}|O_i=k,X_i,b_i)P(O_i=k|R_i)\,dF(b_i).$$

回顾第五章中的讨论，似然函数的积分通常是很难精确计算的，除非 Y_{ij} 和 b_i 都服从正态分布. 实际应用中，我们需要使用计算上述积分数值结果的方法，例如 Gaussian-Hermite 求积法. 通过最大化对数似然函数 $\sum_{i=1}^{N}\log L_i(Y_i|R_i,X_i)$，我们可以找到 β 和 λ 的极大似然估计. 失访概率 $P(R_i|X_i)$ 可以通过和前一节类似的方法来估计. 推断的目标 $E(Y_{ij}|X_i)$ 可以写作

$$E(Y_{ij}|X_{ij})=\sum_{O_i}\sum_{R_i}P(O_i|R_i,X_i)P(R_i|X_i)\int E(Y_{ij}|O_i,X_i,b_i)\,dF(b_i).$$

7.3.4　选择模型

对于纵向数据，选择模型把联合分布 $f(Y,R|X)$ 分解为 $f(Y|X)f(R|Y,X)$. Diggle 和 Kenward（1994）给出了处理不可忽略失访数据的选择模型一般框架，本节我们介绍他们的方法.

令 $H_{id}=\{Y_{i1},\cdots,Y_{i,d-1},X_i\}$ 表示时刻 t_d 之前个体 i 的响应变量测量值和协变量. 于是，我们可以对在时刻 t_d 失访的概率建模，例如使用逻辑回归：

$$\text{logit}\{P(R_i=d|H_{id},Y_{id})\}=\beta_0+\sum_{j=1}^{d}\beta_j Y_{ij}+\beta'_{d+1}X_i. \tag{7.6}$$

这里在时刻 t_d 失访的概率依赖于同时刻的响应变量 Y_{id}，因此，如果 $\beta_d\neq 0$，则失访过程是不可忽略的.

下一步是指定响应模型. Diggle 和 Kenward（1994）只考虑了连续的响应变量，并假设了多元正态分布：

$$Y_i\sim N(X_i\theta,V_i). \tag{7.7}$$

此外，还假设 $V_i=v^2 J_i+\sigma^2 G_i+r^2 I_i$，其中 J_i 是 $n_i\times n_i$ 的全 1 矩阵，$G_i=(g_{i,jk})$ 是 $n_i\times n_i$ 的自回归矩阵，$g_{i,jk}=\exp(-\alpha(t_j-t_k))$，$I_i$ 是 $n_i\times n_i$ 的单位矩阵. 注意 $v^2 J_i$ 到代表可交换的相关性，$\sigma^2 G_i$ 代表序列相关性，$r^2 I_i$ 代表测量误差. 令 $\phi=(v^2,\sigma^2,r^2,\alpha)^{\mathsf{T}}$ 表示方差成分的冗余参数向量，令 $f_{ni}^*(Y_i)$ 表示给定 X_i 下观测到的响应变量联合分布. 对于完全案例，它对似然函数的贡献是

$$f_m^*(Y_i)\prod_{k=2}^{m}\{1-P(R_i=k|H_{ik},Y_{ik})\}. \tag{7.8}$$

对于在 t_d 时刻失访的个体,它对似然函数的贡献是

$$f_{d-1}^*(Y_i)\left[\prod_{k=2}^{d-1}\{1-P(R_i=k|H_{ik},Y_{ik})\}\right]P(R_i=d|H_{id}).\qquad\#(7.9)$$

注意到公式(7.9)的最后一项没有条件在未观测的 Y_{id} 上,因此需要模型假设(7.6)和(7.7)导出:

$$P(R_i=d|H_{id})$$
$$=\int P(R_i=d|H_{id},Y_{id})f^*(Y_{id}|H_{id})dY_{id}$$
$$=\int P(R_i=d|H_{id},Y_{id})\frac{f^*(Y_{i1},\cdots,Y_{id}|H_{id})}{f^*(Y_{i1},\cdots,Y_{i,d-1}|H_{id})}dY_{id}.\qquad\#(7.10)$$

一个粗略描述的假设是,完整数据 $Y_i^c=(Y_{i1},\cdots,Y_{im})^\mathsf{T}$ 仍然服从和(7.7)一样的多元正态分布. 于是条件分布 $f^*(Y_{id}|H_{id})$ 是简单的一元正态分布.

对数似然函数可以写成

$$\log L(\beta,\theta,\phi)=l_1(\theta,\phi)+l_2(\beta)+l_3(\beta,\theta,\phi),$$

其中

$$l_1(\theta,\phi)=\sum_{i=1}^N f_{n_i}^*(Y_i)$$

$$l_2(\beta)=\sum_{i=1}^N\sum_{k=2}^{n_i}\log\{1-P(R_i=k|H_{ik},Y_{ik})\},$$

$$l_3(\beta,\theta,\phi)=\sum_{i:n_i<m}\log P(R_i=n_i+1|H_{i,n_i+1}).$$

注意到参数 β、θ 和 ϕ 无法在似然函数中分离开,所以它们只能一起估计. $l_3(\beta,\theta,\phi)$ 中的积分需要用数值方法计算. 在可忽略失访的特例中,$l_3(\beta,\theta,\phi)$ 简化为

$$l_3(\beta,\theta,\phi)=\sum_{i:n_i<m}\log\left\{\frac{\exp(\beta_0+\sum_{j=1}^d\beta_jY_{ij}+\beta_{d+1}^\mathsf{T}X_i)}{1+\exp(\beta_0+\sum_{j=1}^d\beta_jY_{ij}+\beta_{d+1}^\mathsf{T}X_i)}\right\},$$

它只涉及 β,因而感兴趣的参数 θ 可以通过最大化 $l_1(\theta,\phi)$ 得到.

理论上,用广义线性混合模型代替(7.7),把上面的模型推广到非正态响应变量的情形是可能的. 但是,这将会给求解积分(7.10)带来极大困难,是因为联合分布 $f^*(Y_{i1},\cdots,Y_{id}|X_i)$ 本身就涉及对于随机效应的积分.

7.3.5 共享随机效应模型

共享随机效应模型(shared random effects model)由 Wu 和 Carrol(1988)提出,用于处理带有信息性(informative)删失的正态纵向数据. Follmann 和 Wu(1995)推广了这一方法,允许离散的响应变量以及更加灵活的缺失数据模式(适用于单调缺失和非单调缺失). 这里我们简要介绍 Follmann 和 Wu(1995)的一般模型框架.

假设响应过程由广义线性混合模型:

$$E(Y_{ij}|X_i,b_i)=g_1(X_{ij}^\mathsf{T}\beta+Z_{ij}^\mathsf{T}b_i).\qquad\#(7.11)$$

所描述,其中 $g_1(\cdot)$ 是连接函数,X_{ij} 和 Z_{ij} 分别是固定效应和随机效应的设计向量,随机效应 b_i 服从多元正态分布 $F(\cdot)$. 假设给定 b_i 下 Y_{ij} 相互条件独立的,并且服从于指数分布族. 作为一个特例,假设 Y_{ij} 服从多元正态分布,于是条件独立性假设可以简化为 $Y_i|b_i$ 的多元正态性,后者允

许个体内的序列相关性,例如公式(7.7)描述的那样.

第 i 个个体的缺失数据行为由向量 $M_i=(M_{i1},\cdots,M_{iL})^\mathsf{T}$ 所概括. 例如,Wu 和 Carrol(1988)考虑的是前面几个小节中的失访模式,即 $L=1$,M_{i1} 就是失访时间 R_i;Mori 等(1994)、Dunson 等(2003)、Chen 等(2011)考虑信息性聚类规模,即 $L=1$,$M_{i1}=n_i$;其他的诸如 Shen 和 Gao(2007)、Tsonaka 等(2009)、Lin 等(2010)考虑了间断缺失,即 $L=m$,M_{ij},表示 Y_{ij} 的缺失指标.

共享随机效应模型假设一组随机效应 b_i 同时影响响应过程和数据缺失过程. 因此,另一个关于 M_{il} 的广义线性模型是

$$E(M_{il}|X_i,Y_i,b_i)=g_2(W_{il}^\mathsf{T}\theta_1+b_i^\mathsf{T}\theta_2),$$

其中 $g_2(\cdot)$ 是连接函数,W_{il}^T 是和缺失机制相关的协变量向量,它可能包含 X_i、观测到的 Y_i 的一些成分(例如基线响应水平),以及交互项. 系数 θ_2 衡量了响应过程和数据缺失过程的相关性强弱,也就是不可忽略性的水平. θ_2 的一些分量可以被设置为 0,因为不是所有的随机效应都有可能影响缺失过程.

假设给定随机效应 b_i 后,响应变量 Y_i 和缺失指标 M_i 是独立的. 因此,观测数据似然函数可以被写作

$$\sum_{i=1}^N\log\Big\{\int f(Y_i|X_i,b_i)f(M_i|X_i,b_i)\,dF(b_i)\Big\},$$

它可以由 Gaussian-Hermite 求积法计算得到数值解. 通过最大化似然函数,可以获得 β、θ_1 和 θ_2 的极大似然估计.

Follmann 和 Wu(1995)还讨论了共享随机效应模型和模式混合模型之间的联系. 在宽松的假定下,前者可以由后者来近似. 为简单起见,我们省略协变量 X_i,如果共享随机效应模型是正确的,我们有

$$f(Y_i|M_i)=\int f(Y_i|M_i,b_i)\,dF(b_i|M_i)$$
$$=\int f(Y_i|b_i)\,dF(b_i|M_i).$$

上面第二个等式是因为给定 b_i 后 Y_i 和 M_i 的条件独立性. 如果 $F(b_i|M_i)$ 能够被一个和 M_i 无关的正态分布近似,那么 $f(Y_i|M_i)$ 就有广义线性模型的形式,是模式混合模型.

一般的,依赖于 M_i,$F(b_i,M_i)$,可能有非零均值. 例如,通过调整(7.11),我们可以把 $Y_i|M_i$ 的模型表述为:

$$E(Y_{ij}|M_i,X_i,b_i^*)=g_1\big\{X_{ij}^\mathsf{T}\beta+Z_{ij}^\mathsf{T}[\,b_i^*+E(b_i|M_i)]\big\},\qquad\#(7.12)$$

其中 $b_i^*|M_i$ 服从零均值的分布 $F^*(\cdot|M_i)$. 假设 b_i^* 的方差不受 M_i 影响,注意到 $b_i^*=b_i-E(b_i|M_i)$,于是我们可以指定 $E(b_i|M_i)$ 的线性均值结构:

$$E(b_i|M_i)=\bar\omega M_i,\qquad\#(7.13)$$

其中 $\bar\omega$ 是参数矩阵,它的每一行表示 b_i 的一个分量的系数. 于是,条件模型(7.12)变成了

$$E(Y_{ij}|M_i,X_i,b_i^*)=g_1\big\{X_{ij}^\mathsf{T}\beta+Z_{ij}^\mathsf{T}(b_i^*+\bar\omega M_i)\big\}$$
$$=g_1(W_{ij}^\mathsf{T}\beta^*+Z_{ij}^\mathsf{T}b_i^*),\qquad\#(7.14)$$

其中 $W_{ij}=(X_{ij}^\mathsf{T},M_i^\mathsf{T}Z_{ij1},\cdots,M_i^\mathsf{T}Z_{ijK})^\mathsf{T}$,$\beta^*=(\beta^\mathsf{T},\bar\omega^{(1)},\cdots,\bar\omega^{(K)})^\mathsf{T}$,$\bar\omega^{(k)}$ 是 $\bar\omega$ 的第 k 行. 模式混合模型(7.14)的估计可以很容易地借助标准软件包实现. 这一模型有个很好的性质,它里面的系数 β 恰好和感兴趣的回归模型(7.11)中的 β 有相同的解释. 通过检查经验贝叶斯估计量 $\hat b_i^*$ 在不同的 M_i 之间是否是同质的,可以检验条件随机效应分布 $F(b_i|M_i)$ 的模型拟合好坏. 如果线性模型(7.13)不恰当,则需要引入 M_i 的变换或多项式.

7.3.6　混合效应混合模型

共享随机效应模型的重要假设是,给定随机效应,则缺失和响应变量相互独立,即

$$f(Y_i|M_i,X_i,b_i)=f(Y_i|X_i,b_i).$$

由于这一假设很难验证,Yuan 和 Little(2009)建议直接对 $f(Y_i|M_i,X_i,b_i)$ 建模. 这一模型叫作混合效应混合模型(mixed effects hybrid model),它是模式混合模型和共享随机效应模型的结合.

Yuan 和 Little(2009)考虑了连续的纵向响应和单调缺失(失访)模式,这里 M_i 只包含失访时间 R_i. 响应过程由线性混合模型建模,按照失访模式分层:

$$Y_i|(X_i,R_i=r,b_i)\sim N(X\beta^{(r)}+Z_ib_i,\Sigma^{(r)}). \tag{7.15}$$

正如在 7.3.3.1 节讨论的,如果不假设 $\beta^{(r)}$ 和 $\Sigma^{(r)}$ 的结构,饱和模型(7.15)是不可识别的. 一个简单的限制条件是让 $\Sigma^{(r)}=\sigma^2 I,\beta^{(r)}$ 线性地依赖于 R_i. 注意到如果 $\Sigma^{(r)}=\Sigma,\beta^{(r)}=\beta$,则这一模型就简化成了共享随机效应模型.

失访过程可以用延续率模型拟合,把 b_i 也当作预测变量:

$$\lambda_{ir}\equiv P(R_i=r|R_i\geq r,X_i,b_i)=g(W_{ir}^\mathsf{T}\theta_1+b_i^\mathsf{T}\theta_2),$$

其中 W_{ir} 是协变量 X_i 张成的设计向量. 于是,在第 r 个时刻失访的概率为

$$P(R_i=r|X_i,b_i)=\lambda_{ir}\prod_{k=1}^{r-1}(1-\lambda_{ik}). \tag{7.16}$$

R_i 和 Y_i 的联合分布分解为

$$f(R_i=r,Y_i|X_i,b_i)=f(Y_i|X_i,R_i=r,b_i)P(R_i=r|X_i,b_i),$$

其中的第一项和第二项分别由公式(7.15)和(7.16)给出. 观测数据的似然函数是

$$L(\beta,\Sigma,\theta)=\prod_{i=1}^N\int f(Y_i|X_i,R_i=r,b_i)P(R_i=r|X_i,b_i)db_i,$$

通过最大化似然函数,可以获得模型参数估计量.

如果我们感兴趣的是 X_i 对 Y_i 边缘均值的影响,可以对随机效应 b_i 和缺失模式 R_i 求条件均值:

$$E(Y_i|X_i)=E_{b_i}E_{R_i|b_i}(X_i\beta^{(r)}+Z_ib_i)$$
$$=X_i\sum_{k=1}^K E_{b_i}\{\ P(R_i=r|X_i,b_i)\ \}\beta^{(k)},$$

它是 $\beta^{(k)}$ 的加权均值. 作为一个特例,如果失访模式不依赖于协变量 X_i,那么 $P(R_i=r|X_i,b_i)$ 可以简单地通过在第 r 个失访的个体比例来估计.

7.3.7　基于似然方法的比较

在模型解释方面,选择模型和共享随机效应模型是比较自然的选择,因为感兴趣的回归模型 $Y_i|X_i$ 的回归模型能够被直接估计. 而模式混合模型中的参数并不是最主要的关注点,如果要评估整体的而非特定缺失模式内的 Y_i 和 X_i 的关系,往往需要额外的步骤. 对于非正态响应变量,这一步骤往往会导致非线性的协变量效应. 此外,人们可能会认为模式混合模型无法反映出数据的真实生成机制. 例如,一个患者由于患病过于严重而失访,响应过程显然是先于缺失过程的. 假设一个条件在未来事件 R_i 上的 Y_i 分布,这看起来并不是那么直接.

然而,当模型估计是我们主要关注的问题时,采用模式混合模型可能是有利的. 在大多数

情况下,分层响应模型的估计可以借助标准的软件包实现,如 SAS 的 GLMMIX 程序."边缘"缺失机制模型也是很好估计的,因为它不必涉及缺失数据.与之形成对比的是,选择模型和共享随机效应模型总是需要用数值方法计算没有解析表达式的积分.选择模型需要对缺失的响应变量积分,而共享随机效应模型需要对随机效应积分.随着积分维度的上升,计算积分会变得非常烦琐.

对于响应变量间断缺失的情况,共享随机效应模型往往使用起来更加容易.每个观测时间的缺失概率可以用广义线性混合模型来指定,因此非单调的缺失机制几乎不会增加模型假设的复杂性.而模式混合模型则需要考虑更多的缺失数据模式:设最大观测次数为 m,那么总共有 m 种失访模式,却有 2^m 种间断缺失模式.其中某些缺失模式的样本可能比较稀疏,所以有必要合并某些缺失模式.一个简单的合并方式是把所有的模式分成几组,使得每组有相同数量的缺失观测记录;另一种方式是考虑隐性类别模型,但这两种方式都需要对模型提出更多的限制条件.一般不建议采用选择模型处理非单调的缺失数据.对于每个时间点的缺失机制模型,其当前响应变量作为预测变量,因此似然函数涉及对每个时间点上缺失响应变量的高维积分.

最后,应当注意到,这三类模型为了识别参数,都做出了非常强而且无法验证的假设.模式混合模型从完全案例借用信息,以估计缺失个体的条件均值;选择模型规定了缺失机制受缺失数据本身影响的具体方式;共享随机效应模型假设存在一个服从正态分布的隐性变量,这一隐性变量以某种方式影响响应过程和数据缺失过程.一般来说,这三类模型的每一类都不是其他类的特例,它们依赖于不同的分布式假设.从数据分析师的视角来看,如果要使用某种模型,它的假设必须要符合数据背后的科学知识.

7.4 协变量不可忽略缺失的广义线性模型贝叶斯分析

在本节中,我们将讨论协变量可能存在不可忽略缺失时广义线性模型的贝叶斯分析.尽管其他的参数模型也可以使用贝叶斯分析,Huang 等(2005)关注在实际应用中很有用的广义线性模型,因为广义线性模型可以更加清楚地说明这一方法,而且我们可以得到更加具体地结果.Ibrahim 等(2005)回顾了含有可忽略或不可忽略缺失数据地广义线性模型推断方法.

假设 $\{(x_1,y_1),\cdots,(x_n,y_n)\}$ 是独立同分布的样本,样本量为 n,其中 y_i 是个体 i 的响应变量,$x_i=(x_{i1},\cdots,x_{ip})^\mathsf{T}$ 是 $p\times1$ 的协变量随机向量,协变量可能有不可忽略的缺失.记 $r_i=(r_{i1},\cdots,r_{ip})^\mathsf{T}$ 是 $p\times1$ 的缺失指标向量,如果 x_{ij} 被观测到,则 $r_{ij}=1$,否则 $r_{ij}=0$.用 $x_{\mathrm{obs},i}$ 和 $x_{\mathrm{mis},i}$ 分别表示 x_i 的观测值和缺失值,$x_{\mathrm{obs},i}$ 和 $x_{\mathrm{mis},i}$ 的维数可能随 i 的不同而不同.用 D_{obs} 表示观测数据.

贝叶斯分析的基本任务是,计算感兴趣参数的后验分布.为了完成这一任务,我们需要指定如下的一些分布:

(1)给定 x_i 时 y_i 的条件分布 $f(y_i|x_i,\beta)$,参数为 β.

(2)协变量分布 $f(x_i|\alpha)$,参数为 α.

(3)缺失机制 $f(r_i|y_i,x_i,\phi)$,参数为 ϕ.

(4)参数 (β,α,ϕ) 的联合先验分布 $\pi(\beta,\alpha,\phi)$.

于是,(β,α,ϕ) 的联合后验分布 $\pi(\beta,\alpha,\phi|D_{\mathrm{obs}})$ 满足

$$\pi(\beta,\alpha,\phi|D_{\mathrm{obs}})\propto f(D_{\mathrm{obs}}|\beta,\alpha,\phi)\pi(\beta,\alpha,\phi),\qquad\#(7.17)$$

其中

$$f(D_{\mathrm{obs}}|\beta,\alpha,\phi)=\int\left\{\prod_{i=1}^{n}f(y_i|x_i,\beta)f(x_i,\alpha)f(r_i|y_i,x_i,\phi)dx_{\mathrm{mis},i}\right\}$$

是观测数据的似然函数. 下面我们将讨论广义线性模型、协变量分布和缺失机制的建模,(β,α,ϕ) 先验分布的设定,以及其后验分布的计算.

7.4.1 广义线性模型

我们设定 y_i 对 x_i 回归的广义线性模型,即 $y_i|x_i$ 的密度函数属于指数分布族,具体形式为

$$f(y_i|x_i,\theta_i,\tau)=\exp\{a_i^{-1}(\tau)[y_i\theta_i-b(\theta_i)]+c(y_i,\tau)\},\qquad\#(7.18)$$

由自然参数(或典范参数)θ_i 和尺度参数 τ 所决定,$a_i(\tau)$ 的形式一般是 $a_i(\tau)=\tau^{-1}k_i^{-1}$,其中 k_i 是已知权重. 通过调整函数 $b(\cdot)$ 和 $c(\cdot)$ 的形式以及参数 θ_i 和 τ,广义线性模型(7.18)可以容纳一大类回归模型,诸如正态线性回归、逻辑回归、概率单位(probit)回归、泊松回归、伽马回归以及一些比例风险模型(McCullagh 和 Nelder,1989).

假设 θ_i 满足等式 $\theta_i=\theta(\eta_i)$,且 $\eta_i=x_i^{\mathsf{T}}\beta$,其中 $\beta=(\beta_1,\cdots,\beta_p)^{\mathsf{T}}$ 是 $p\times1$ 回归系数向量,$\theta(\cdot)$ 是可微单调函数. 如果 $\theta_i=\eta_i$,则它叫作正则连接函数. 为了避免可能会涉及的复杂计算,我们(例如在泊松回归和逻辑回归中)始终假设 $\tau=1$. 事实上,这里讨论的方法可以很容易地推广到 τ 未知的情形. 由于我们假定了 $\tau=1$,下面我们把模型写作

$$f(y_i|x_i,\theta_i,\tau)=f(y_i|x_i,\beta).\qquad\#(7.19)$$

7.4.2 对协变量分布建模

如果协变量可能有缺失,对协变量分布的设定在贝叶斯分析中非常重要. 这里我们用一连串一维条件分布来拟合 $x_i=(x_{i1},\cdots,x_{ip})^{\mathsf{T}}$ 的联合分布,即:

$$\begin{aligned}f(x_{i1},\cdots,x_{ip}|\alpha)=&f(x_{ip}|x_{i1},\cdots,x_{i,p-1},\alpha_p)\\&\times f(x_{i,p-1}|x_{i1},\cdots,x_{i,p-2},\alpha_{p-1})\cdots f(x_{i1}|\alpha_1),\end{aligned}\qquad\#(7.20)$$

其中 α_j 是第 j 个条件分布的参数向量,α_j 是互不相同的,$\alpha=(\alpha_1,\cdots,\alpha_p)$ 值得注意的是,设定所有的 p 个条件分布并不是必要的,只有那些有缺失值的协变量才需要建模,完全观测到的协变量可以作为"条件"来给定. 关于对协变量建模的策略,可以参考 Ibrahim 等(1999)、Chen 和 Ibrahim (2001).

按照(7.20)对协变量建模有一些优点. 首先,它简化了参数 α 的先验推导;其次,它减轻了从观测数据的后验分布抽样的计算负担. 具体来说,如果每一个一维条件协变量分布都在指数分布族中,并且参数先验分布也在指数分布族中,那么后验分布取对数将是凹函数,可以直接应用 Gilks 和 Wild(1992)提出的自适应 Gibbs 采样算法. Chen(2002,2004)考虑了对协变量分布建模的非参数和半参数方法.

7.4.3 对缺失机制建模

如果已知给定 y_i 和 x_i 后协变量之间的缺失机制独立,那么缺失指标向量 r_i 的条件分布 $f(r_i|y_i,x_i,\phi)$ 很容易建模. 如果我们知道一个协变量的缺失对另一个协变量的缺失概率有影响,那么我们可以采取和对协变量分布建模类似的思路对 $f(r_i|y_i,x_i,\phi)$ 建模,考虑一系列一维条件分布,

$$p(r_{i1},\cdots,r_{ip}|y_i,x_i,\phi)=p(r_{ip}|r_{i1},\cdots,r_{i,p-1},y_i,x_i,\phi_p)$$
$$\times p(r_{i,p-1}|r_{i1},\cdots,r_{i,p-2},y_i,x_i,\phi_{p-1})\cdots p(r_{i1}|y_i,x_i,\phi_1),\qquad \#(7.21)$$

其中 ϕ_k 是第 k 个条件分布的参数向量,$\phi=(\phi_1,\cdots,\phi_p)$. 由于 r_{ik} 是二值的,很自然可以用一串逻辑回归来拟合模型 (7.21),进而 r_{ik} 对 ϕ_k 是对数凹函数.

7.4.4 先验分布

独立地选取参数 β、α 和 ϕ 的先验是合理的,即 $\pi(\beta,\alpha,\phi)=\pi(\beta)\pi(\alpha)\pi(\phi)$. 对于 β,可以取 $\pi(\beta)\propto 1$ 为非正常均匀先验. 注意到协变量分布由模型 (7.20) 给出,所以我们可以独立地指定 α_j 的分布,可以取 α 服从多元正态分布,其中的尺度参数先验为逆伽马分布,位置参数先验为方差足够大的正态分布或非正常均匀分布. 对于 ϕ,指定它的先验分布要特别小心.

Huang 等 (2005) 指出,如果 $\pi(\phi)$ 取的是非正常均匀先验,即 $\pi(\phi)\propto 1$,那么对于 (β,α) 的任何先验分布 $\pi(\beta,\alpha)$,参数的联合后验分布 $\pi(\beta,\alpha,\phi|D_{\text{obs}})$ 都是非正常的,即 $\int f(D_{\text{obs}}|\beta,\alpha,\phi)\pi(\beta,\alpha)d\phi\, d\beta d\alpha=\infty$. 他们还指出,如果 $\pi(\phi)$ 是正常的,$\pi(\beta)\propto 1$,那么联合后验分布 $\pi(\beta,\alpha,\phi|D_{\text{obs}})$ 是正常的. 可见,为 ϕ 指定一个正常的先验分布是十分重要的. 然而,我们又不能随意指定一个 ϕ 的正常先验,因为一般说来对 β 或 α 的推断可能对 ϕ 的先验选择比较敏感. 因此,Huang 等 (2005) 基于经验贝叶斯方法,提出了一类新的 ϕ 正常先验分布.

注意到如果协变量都可被完全观测到,那么根据 Chen (1985) 的结论,ϕ 的后验分布是渐近正态的,期望为 ϕ 的极大似然估计,协方差为负 Hessian 矩阵的逆. 尽管某些协变量可能有缺失,如果 α 已知,我们仍然可以从 $f(x_{\text{mis},i}|x_{\text{obs},i},\alpha)$ 抽样;如果 α 未知,Huang 等 (2005) 简单地选取了 α 的完全案例估计量 $\hat{\alpha}$,后者最大化了似然函数 $L(\alpha|x_1,\cdots,x_{n_{\text{obs}}})$,其中 n_{obs} 是协变量完全被观测到的个体数量(在不失一般性的情况下,我们假设样本中的前 n_{obs} 个个体协变量都被完全观测到). 因此,对个体 $i=n_{\text{obs}}+1,\cdots,n$,我们独立地抽样 $x_{\text{mis},i}^s\sim f(x_{\text{mis},i}|f_{\text{obs},i},\hat{\alpha})$,$s=1,\cdots,S$. 对于每一个 s,用

$$L^s(\phi)=\prod_{i=1}^{n_{\text{obs}}}f(r_i|y_i,x_i,\phi)\prod_{i=n_{\text{obs}}+1}^{n}f(r_i|y_i,x_{\text{obs},i},x_{\text{mis},i}^s,\phi)$$

表示 ϕ 的填补似然函数,进而计算使 $L^s(\phi)$ 最大化的 $\hat{\phi}^s$. 令 $I^s(\phi)=-\dfrac{\partial^2 L^s(\phi)}{\partial\phi\partial\phi^{\mathsf{T}}}$,$\Phi_0=\left[\dfrac{1}{S}\sum_{s=1}^{S}\right.$ $\left. I^s(\hat{\phi}^s)\right]^{-1}$. 我们之所以重复生成 S 次缺失协变量而不是仅仅一次,是为了产生数值上更稳定的 Φ_0. 于是,我们取 ϕ 的先验为

$$\phi\sim N(\hat{\phi},c_0\Phi_0),\qquad \#(7.22)$$

其中 $\hat{\phi}=S^{-1}\sum_{s=1}^{S}\hat{\phi}^s$. 在公式 (7.22) 中引入一个常数 c_0 的目的是便于调整先验分布. 注意到当 $c_0\to\infty$,$\pi(\phi)$ 会收敛到非正常均匀分布,从而导致后验分布变得非正常. 因此,我们不能选取过大的 c_0,并且有必要设计详细的敏感性分析,以评估 c_0 的选取对后验分布的影响.

7.4.5 后验计算

现在我们考虑公式 (7.17) 给出的联合后验分布 $\pi(\beta,\alpha,\phi|D_{\text{obs}})$ 的计算. 标准的 Gibbs 采样器需要从如下完整条件分布重采样:① $\beta|X_{\text{mis}},D_{\text{obs}}$;② $\alpha|X_{\text{mis}},D_{\text{obs}}$;③ $\phi|X_{\text{mis}},D_{\text{obs}}$;④ $X_{\text{mis}}|\beta,\alpha,\phi,D_{\text{obs}}$。其中 X_{mis} 表示全部的缺失协变量向量,但这一过程可能很难实现,因为上面四个条件后验分布对广义线性模型和缺失机制 (7.21) 没有显式形式. 幸运的是,只要上面四个条件后验分布

是对数凹的,Gilks 和 Wild(1992)提出的自适应拒绝算法就可以应用到这一场景中. 为了满足相应条件,我们可以让联合先验分布 $\pi(\beta,\alpha,\phi)$ 对 (β,α,ϕ) 每个分量都是对数凹的,让 $f(x_i|\alpha)$ 对 x_i 的每个分量也都是对数凹的.

从第 7.4.4 节我们知道,如果 $\pi(\phi)$ 是正常的,则联合后验分布是正常的. 然而,当 $\pi(\phi)$ 是正常的但相对较平时,混合 Gibbs 采样算法计算起来会略慢. 为了弥补这一问题,我们对(7.21)中的缺失数据机制 r_i 用概率单位(probit)连接函数拟合一个贝叶斯不可忽略模型,并对每个 r_i 引入一个隐性变量向量 ξ_i(Albert 和 Chib,1993). 然后我们使用折叠 Gibbs 采样,也就是说,我们不从上面四个完整条件分布中抽样,而是从下面几个完整条件分布中抽样:① $\beta|X_{\text{mis}},D_{\text{obs}}$;② $\alpha|X_{\text{mis}},D_{\text{obs}}$;③ $\phi|\xi,X_{\text{mis}},D_{\text{obs}}$;④ $X_{\text{mis}}|\beta,\alpha,\xi,D_{\text{obs}}$;⑤ $\xi|\phi,X_{\text{mis}},D_{\text{obs}}$。其中 $\xi=(\xi_1^{\mathsf{T}},\cdots,\xi_n^{\mathsf{T}})^{\mathsf{T}}$. 对 $(\phi|\xi,X_{\text{mis}},D_{\text{obs}})$ 和 $(\xi|\phi,X_{\text{mis}},D_{\text{obs}})$ 抽样很容易,因为前者是多元正态分布,后者是多个一元截断正态分布的乘积. 折叠 ϕ 之后,现在我们从 $(X_{\text{mis}}|\beta,\alpha,\xi,D_{\text{obs}})$ 抽取 X_{mis}. 由于概率单位连接函数和隐性变量 ξ 的引入,我们可以解析地积分出 ϕ. 进一步值得注意的是,我们可以将概率单位连接函数推广到更一般的混合尺度正态连接.

7.5 多重填补

填补是处理缺失数据常用且实用的方法. 通过填补,缺失值被替换成了"合理"的值. 单一填补不能反映抽样的不确定性,因而一般更推荐多重填补. 用 γ 表示和联合分布(X,Y)相关的感兴趣参数,其中 X 是协变量,Y 是响应变量. 多重填补的基本思路如下:

(1) 构建 M 个"完全"数据集.

(2) 对第 m 个填补数据集,计算 $\hat{\gamma}^{(m)}, m=1,\cdots,M$.

(3) γ 的估计量是 $\hat{\gamma}=M^{-1}\sum_{m=1}^M \hat{\gamma}^{(m)}$.

(4) $\hat{\gamma}$ 的方差估计由 Rubin 规则给出:$\hat{V}_{MI}=\bar{V}+(1+M^{-1})\hat{B}$,其中 $\bar{V}$ 是平均填补内方差,由 $\bar{V}=M^{-1}\sum_{m=1}^M \hat{V}^{(m)}$ 给出,$\hat{V}^{(m)}$ 是第 m 个填补数据集的方差估计(这里假设填补数据集是完全数据集);$\hat{B}$ 是填补间方差,由 $\hat{B}=(M-1)^{-1}\sum_{m=1}^M (\hat{\gamma}^{(m)}-\hat{\gamma})(\hat{\gamma}^{(m)}-\hat{\gamma})^{\mathsf{T}}$ 给出.

本节我们将介绍贝叶斯分析的正常多重填补,以及近似贝叶斯自采样热卡填补.

7.5.1 贝叶斯分析的正常多重填补

为了说明正常多重填补的思想,我们以第 7.4 节中的模型为例. 回忆 β,α 和 ϕ 分别是与回归、协变量和缺失机制相关的参数,$x_{\text{obs},i}$ 和 $x_{\text{mis},i}$ 分别表示 x_i 的观测部分和缺失部分. 正常的多重填补是为 (β,α,ϕ) 指定一个先验分布,然后从 $x_{\text{mis},i}$ 的预测后验分布中抽取 $x_{\text{mis},i}$

$$f(x_{\text{mis},i}|y_i,x_{\text{obs},i}) \propto \int f(x_{\text{mis},i}|y_i,x_{\text{obs},i},r_i,\beta,\alpha,\phi)\pi(\beta,\alpha,\phi|D_{\text{obs}})d\beta d\alpha d\phi,$$

其中 $\pi(\beta,\alpha,\phi|D_{\text{obs}})$ 是给定观测数据后 (β,α,ϕ) 的联合后验分布. 这里,

$$f(x_{\text{mis},i}|y_i,x_{\text{obs},i},r_i,\beta,\alpha,\phi) \propto f(y_i|x_i,\beta)f(x_i|\alpha)f(r_i|y_i,x_i,\phi),$$

它可以通过 Gibbs 采样器来抽取. 第 7.4 节已经指出,为了保证参数后验分布 $\pi(\beta,\alpha,\phi|D_{\text{obs}})$ 是正常的,需要为 ϕ 指定一个正常的先验分布. 关于后验分布的计算,可以参考第 7.4 节.

7.5.2 近似贝叶斯自采样热卡填补

热卡填补是实践中被广泛使用的处理缺失数据的填补方法(Andrige 和 Little,2010). 在热

卡填补中,一个个体的变量缺失值用相似个体(供体)的观测值代替. 研究者发展了热卡填充的多个八版本,比如最近邻填补及其变种. 热卡填补有一些优点:一个优点是,由于填补值是从其他个体的观测值借用的,因此有理由认为填补值是符合实际的,并且填补值不会超出变量的取值范围;另一个优点是,热卡填补不需要缺失值分布的确切模型.

通常热卡填补不能反映参数的不确定性,为了克服这一缺点,Siddique 和 Belin(2008a,b)在热卡填补中引入了近似贝叶斯自采样(approximate Bayesian bootstrap,ABB)方法(Rubin 和 Schenker,1986;Demirtas 等,2007),其基本思路如下:

(1)用近似贝叶斯自采样生成一个随机的馈赠池.

(2)从上一步中选取一个供体,进行热卡填补.

(3)重复上述步骤 M 次,得到 M 个"完全"数据集,采用和多重填补类似的方式估计感兴趣的参数,估计量的方差由 Rubin 规则给出.

在下面的几节中,我们将介绍如何利用近似贝叶斯自采样方法对不可忽略缺失生成随机的供体池,以及如何实现热卡填补. 为了清晰地说明渐近贝叶斯热卡填充,我们考虑只有一个有缺失值的变量的情形,记作 Y. 设 Y 的观测值取值集合为 y_{obs},这一集合的元素个数为 n_{obs}. 如果有多个变量有缺失,可以逐次填补这些变量,其思路类似于基于链式方程的多重填补:首先,利用均值填补或从观测值中随机抽取一个值,作为缺失值填补的初始值;然后,把除第一个变量之外的其他变量当作是完全被观测到的,填补第一个变量;类似地,重新填补其他变量;这一过程重复迭代直至收敛. Siddique 和 Belin(2008b)介绍了判别收敛性的几个诊断统计量,他们还用一个例子说明,热卡填充用 10 次迭代得到的估计量与重复迭代至收敛(诊断统计量满足所需的条件)得到的估计量没有显著区别.

7.5.2.1   不可忽略近似贝叶斯自采样及其变种

渐近贝叶斯自采样由 Rubin 和 Schenker(1986)提出,用于对可忽略缺失机制生成多重填补值. 设总共重复 M 次,在每一次中,有放回地从 y_{obs} 中随机抽取 n_{obs} 条记录,即每条记录被抽到的概率是相同的. 为了处理不可忽略缺失,Rubin 和 Schenker(1991)提出从 y_{obs} 中抽取 n_{obs} 条记录,每条记录被抽到的概率和它的观测值 Y 有关. 具体地,在不失一般性的情况下,我们设 y_{obs} 包含 $y_1, \cdots, Y_{n_{obs}}, y_i \in y_{obs}$,被抽到的概率被定义为 i

$$\frac{y_i^c}{\sum_{j=1}^{n_{obs}} y_j^c} \#(7.23)$$

其中 c 是某个常数. 如果 y_j 都大于 0,并且我们通过背景知识知道 Y 越大越容易缺失,那么我们可以令 $c>0$;否则令 $c<0$. 选择概率由公式(7.23)定义且 c 取值为 -1、1、2、3 的近似贝叶斯自采样分别叫作倒数尺寸、正比于尺寸、正比于尺寸二次方、正比于尺寸三次方的近似贝叶斯自采样. 当 $c=0$,这其实是可忽略的近似贝叶斯自采样.

如果有的 $y_i \leq 0$,公式(7.23)定义的选择概率会小于等于 0. 为了保证选择概率都是正的,我们需要对(7.23)做一些调整. 同时我们希望保持选择概率的单调性质,如果 $y_i, y_j \in y_{obs}$ 且 $y_i > y_j$,则 y_i 的选择概率应当比 y_j 的选择概率大. 鉴于以上考虑,我们重新定义 $y_i \in y_{obs}$ 的选择概率

$$\frac{(y_i+|\alpha|+|\alpha-\beta|)^c}{\sum_{j=1}^{n_{obs}}(y_j+|\alpha|+|\alpha-\beta|)^c},$$

其中 α 和 β 分别是 y_{obs} 中最小的和第二小的值.

Siddique 和 Belin(2008a)考虑了 Rubin 和 Schenker(1991)思想的若干变种,例如,用 $Q_p(y_{obs})$

表示 y_{obs} 的第 p 个四分位数,取 $y_i \in y_{\text{obs}}$ 的选择概率正比于 $|y_i - Q_p(y_{\text{obs}})|^c$. 当 $p=2$,$Q_p(y_{\text{obs}})$ 表示 y_{obs} 的中位数,这一方法叫作 U 形近似贝叶斯自采样,这是因为,如果 $c>0$,y_{obs} 分布的极端观测值比靠近分布中间的观测值更有可能被选为供体. 当 $p=1$,我们称相应的方法为鱼钩近似贝叶斯自采样.

不可忽略的近似贝叶斯自采样考虑了不可忽略缺失机制,不同的近似贝叶斯自采样对应着不同的缺失数据假设,这些假设不能通过数据直接验证. 相关科学领域的专家也许可以回答哪种近似贝叶斯自采样是可信的,但无论如何敏感性分析都是必要的. 在实际中,建议多用几种近似贝叶斯自采样方法来分析数据,然后探讨不同的缺失数据假设对推断结果的影响.

7.5.2.2 热卡填补

不可忽略近似贝叶斯自采样提供了一个随机供体池 y_{obs}^*,记其中 y_i 的个数为 w_i,$i=1,\cdots,n_{\text{obs}}$. 接下来的问题是,对于一个缺失记录(受体),我们该如何从供体池中选择供体呢?Siddique 和 Belin(2008a,b)建议按照反比于供体与受体之间距离的概率选取供体. 令 D_{0i} 表示受体 0 与供体 i 之间的距离,配给受体 0 的供体 i 选择概率为

$$l_{0i} = \frac{(1/D_{0i})w_i}{\sum_{j=1}^{n_{\text{obs}}}(1/D_{0j})w_i},$$

上面的概率保证了 $\sum_{i=1}^{n_{\text{obs}}} l_{0i}=1$. 受体 0 的填补期望值为

$$E(y_0|y_{\text{obs}},l_{01},\cdots,l_{0,n_{\text{obs}}}) = \sum_{i=1}^{n_{\text{obs}}} l_{0i}y_i.$$

可以看出,与其他方式的热卡填补不同,这一方法允许所有供体都以非零概率被选取,但离受体较近的供体有更大的选择概率.

接下来还需要回答的问题是如何定义距离 D_{0i}. 常用的方法是预测均值匹配(predictive mean matching;Little,1988;Schenker 和 Taylor,1996),这一方法被 Siddique 和 Belin(2008a,b)所使用. 在预测均值匹配中,Y 有一个或多个协变量,回归参数从供体池中的数据估计. 基于回归参数估计,计算所有个体的预测值,进而基于这些预测值定义受体 0 与供体 i 之间的距离. 具体地说,令 $Y_{\text{obs}}=(y_1,\cdots,y_{n_{\text{obs}}})'$,$W=\text{diag}\{w_1,\cdots,w_{n_{\text{obs}}}\}$,$X$ 表示相应的协变量矩阵,每一行的向量是 x_i^{T},再令 x_0 为受体 0 的协变量. 于是,回归参数估计为 $\hat{B}=(X^{\mathsf{T}}WX)^{-1}X^{\mathsf{T}}WY_{\text{obs}}$,然后有 $\hat{y}_i=x_i\hat{B}$,$\hat{y}_0=x_0\hat{B}$,距离 D_{0i} 被定义为

$$D_{0i} = (|\hat{y}_0 - \hat{y}_i| + \delta)^k, \tag{7.24}$$

其中

$$\delta = \min|\hat{y}_0 - \hat{y}_j|,j=1,\cdots,n_{\text{obs}},\hat{y}_0 \neq \hat{y}_j,$$

是为了避免零距离引入的偏移,k 是给定常数. 如果没有 i,j 使得 $\hat{y}_0=\hat{y}_j$,那么 δ 可以被省略.

公式(7.24)中的指数是调节供体选择概率的近似度参数. 当 $k \to \infty$,这一方法就变成了最近邻填补,离受体最近的供体被以概率 1 选择. 当 $k=0$,每个供体都以相同概率被选择,等价于可忽略热卡填补. 在实际中,一般选取正的 k,Siddique 和 Belin(2008a)考虑了一个例子,近似度参数在 3 附近时看起来是合理的,不仅可以青睐近的供体,还可以使得选择概率以一个对距离光滑的函数下降.

值得注意的是,类似于核回归中带宽的作用,近似度参数也会对填补值的偏倚和方差产生影响. 更小的近似度参数意味着更小的方差(因为在更多的供体上做了平均)和更大的偏倚(因为对于不可忽略缺失,不是所有的供体都是合理的待选项).

7.6　逆概率加权方法

众所周知,逆概率加权和增广逆概率加权方法是处理可忽略缺失数据的常用方法. 这里我们说明逆概率加权方法如何应用到不可忽略缺失数据上. Rotnitzky 等(1998)讨论了不可忽略无应答下重复响应的半参数回归,其方法将在第 7.6.1 节介绍. 在第 7.6.2 节,我们将讨论在给定时刻响应变量的边缘均值估计,更多理论细节可以参考 Scharfstein 等(1999).

7.6.1　重复响应的半参数回归

7.6.1.1　模型和记号

考虑一个随访研究,随访时间为 0 到 T. 令 $Y_i=(Y_{i1},\cdots,Y_{iT})$ 表示第 i 个个体的响应向量,其中 Y_{it} 是第 i 个个体在时刻 t 的响应测量值,$i=1,\cdots,n,t=1,\cdots,T$. 如果测量了基线响应,则令 Y_{i0} 表示基线响应. 我们感兴趣的是响应变量与协变量之间的关系. 令 X_{i0} 表示随访期开始之前第 i 个个体的基线协变量向量,为了允许随时间变化的协变量,令 X_{it} 表示在时刻 t 测量的协变量向量,记 $X_i=(X_{i0}^\mathsf{T},\cdots,X_{iT}^\mathsf{T})'$.

对 Y_{it} 对 X_{it} 的均值回归模型建模

$$E(Y_{it}|X_i)=g_t(X_i;\beta^*),i=i,\cdots,T, \tag{7.25}$$

其中 β^* 是 $p\times1$ 的感兴趣未知参数向量. 这里我们假设对任意的 $X,g_t(X;\beta)$ 是已知的关于 β 的光滑函数,可以是线性的或非线性的. 通过选取不同的 $g_t(\cdot;\cdot)$,模型(7.25)允许 Y 的均值依赖于基线协变量、时间、基线协变量和时间的交互作用,以及截止到 t 时刻的协变量函数.

尽管我们感兴趣的是 Y_{it} 对 X_{it} 的条件均值回归,我们可能还同时观测到了随时间变化的变量 V_{it},但我们对 V_{it} 的作用并没有多大兴趣. 令 $W_{it}=(V_{it}^\mathsf{T},Y_{it})'$,$W_{i0}=(X_{i0}^\mathsf{T},V_{i0}^\mathsf{T},Y_{i0})'$,$W_i=(W_{i0}^\mathsf{T},\cdots,W_{iT}^\mathsf{T})'$.

Robins(1992,1994)、Hu 和 Robins(1992)指出,回归模型不能用于分析非辅助协变量过程的效应. 假设 X_i 是辅助协变量过程,即给定 $(X_{i0}^\mathsf{T},\cdots,X_{it}^\mathsf{T})$,$X_{i,t+1}$ 条件独立于 $(W_{i0}^\mathsf{T},\cdots,W_{iT}^\mathsf{T})$,于是有

$$E(Y_{it}|X_i)=E(Y_{it}|X_{i0},\cdots,X_{it}).$$

这说明响应变量在时刻 t 的条件均值只依赖于到时刻 t 为止的协变量.

假设 W_{i0} 和 X_i 始终能被观测到,但 Y_{it} 和 V_{it} 要么同时被观测到,要么同时缺失,$t=1,\cdots,T$. 用 R_{it} 表示时刻 t 的缺失指标,$t=0,\cdots,T$,如果 W_{it} 被观测到,则 $R_{it}=1$,否则 $R_{it}=0$. 记 $R_i=(R_{i1},\cdots,R_{iT})'$,取值于 $\{r=(r_1,\cdots,r_T)':r_t=0$ 或 $1,1\leqslant t\leqslant T\}$. 定义 $\pi_i(r)=P(R_i=r|W)$. 假设响应概率由一个 $q\times1$ 的向量 α^* 所指征,即 $\pi_i(r)\equiv\pi(r;\alpha^*)$,其构造方式和公式(7.21)相似. 令 $\bar{R}_{it}=(R_{i1},\cdots,R_{i,(t-1)})'$,为了记号简便,令 $\bar{R}_{i1}=1$. 令 $\lambda_{it}=P(R_{it}=1|\bar{R}_{it},W_i)$,我们可以分解 $\pi_i(r)$

$$\pi_i(r)=\prod_{t=1}^T\lambda_{it}^{r_{it}}(1-\lambda_{it})^{1-r_{it}}, \tag{7.26}$$

其中 λ_{it} 由下面公式建模

$$\mathrm{logit}(\lambda_{it})=h_t(\bar{R}_{it},W_i;\alpha^*). \tag{7.27}$$

其中 $h(\cdot,\cdot;\cdot)$ 是已知函数. 尽管上面是对 λ_{it} 的逻辑变换进行参数化的,但实际上变换形式可以是任意的,因为 h_t 的函数形式可以是任意选取的. 值得注意的是,从公式(7.27)可以看出,在时刻 t 响应的条件概率可能依赖于未观测到的过去或现在的 V_{ij} 和 Y_{ij},$j\leqslant t$,甚至可能依赖于未来的 V_{ij} 和 Y_{ij},$j\leqslant t$. 为了保证有足够多数量的完全观测个体,我们假设 $\pi_i(1)$ 以概率 1 远离 0,即

$$\pi_i(1) > \sigma > 0, \text{概率为 } 1, \qquad\qquad \#(7.28)$$

其中 1 是全 1 向量.

令 $W_{(r)i}$ 表示当 $R_i = r$ 时由 W_i 的观测部分构成的向量,例如,用 0 表示 $T \times 1$ 的全 0 向量,则 $R_{(0)i} = W_{i0}$;如果 $r = (1, 1, 0, \cdots, 0)$,则 $R_{(r)i} = (W_{i0}^\mathsf{T}, W_{i1}^\mathsf{T}, W_{i2}^\mathsf{T})'$. 当无应答概率是可忽略的且可被参数化的,即

$$P(R_i = r | W_i) = P(R_i = r | W_{(r)i}), \qquad\qquad \#(7.29)$$

且它是形式已知的参数模型(可能包含一个未知参数向量),Robins 和 Rotnitzky(1995)、Robins 等 (1995)描述了在条件均值模型(7.25)中对 β^* 做推断的方法. 如果(7.29)不成立,无应答过程是 不可忽略的. 如果响应概率遵从参数模型(7.27)、条件(7.28)成立、无应答过程是不可忽略的,对 于半参数均值模型(7.25),下面我们将描述参数 β^* 的相合、渐近正态且计算起来简单的估计量. 我们首先介绍响应概率已知也就是 α^* 已知情形下的估计,然后再推广到 α^* 未知的情形.

7.6.1.2 响应概率已知时的估计

如果响应概率已知,或者响应概率可以被相合的估计出来,那么可以使用逆概率加权或增广 逆概率加权方法来处理不可忽略无应答数据. 在绝大部分含有不可忽略无应答的实际应用中, 响应概率对于数据分析师都是未知的. 然而,为了清楚地说明这个方法,我们还是先假设响应概 率 $\pi_i(r) = P(R_i = r | W_i)$ 是已知的,等到下一小节再讨论响应概率未知的情形.

当响应概率已知,通过解估计方程:

$$\sum_{i=1}^{n} \frac{I(R_i = 1)}{\pi_i(1)} d(X_i; \beta) \{ Y_i - g(X_i; \beta) \} = 0, \qquad\qquad \#(7.30)$$

来估计 β^*,其中 $d(X_i; \beta)$ 是给定的 $p \times T$ 矩阵,它是 X_i 和 β 的函数,$g(X_i; \beta) = (g_1(X_i; \beta), \cdots, g_T(X_i; \beta))'$,估计方程(7.30)的解叫作 β^* 的逆概率加权估计. 注意到这一估计方程是无偏的,即

$$E\left[E\left\{ \sum_{i=1}^{n} \frac{I(R_i = 1)}{\pi_i(1)} d(X_i; \beta) \{ Y_i - g(X_i; \beta^*) \} | W_i \right\} \right]$$
$$= E\left[d(X_i; \beta) \{ Y_i - g(X_i; \beta^*) \} \right]$$
$$= 0.$$

在温和的正则条件下,可以证明,β^* 的逆概率加权估计量是相合的,并且是渐近正态的.

注意到只有在全部时刻都被观测到的个体才对(7.30)有贡献,逆概率加权估计没有有效利 用可用数据. 为了提高估计效率,我们考虑增广逆概率加权估计,解如下形式的估计方程:

$$\sum_{i=1}^{n} \left[\frac{I(R_i = 1)}{\pi_i(1)} d(X_i; \beta) \{ Y_i - g(X_i; \beta) \} + A_i \right] = 0 \qquad\qquad \#(7.31)$$

其中补充项

$$A_i = \sum_{r \neq 1} \left\{ I(R_i = r) - \frac{I(R_i = 1)}{\pi_i(1)} \pi_i(r) \right\} \phi_r(W_{(r)i}). \qquad\qquad \#(7.32)$$

注意到这里的 $\phi_r(W_{(r)i})$ 是任意选取的关于数据 $W_{(r)i}$ 的 $p \times 1$ 向量函数,同时从方程(7.32) 可以看出,只有第 i 个个体完全被观测到时才需要计算 $\pi_i(r)$,因此 A_i 是观测数据的函数,可以计 算. 从方程(7.31)可以看出,观测不完全的个体对 β^* 估计的贡献是通过补充项 A_i 实现的. 观察 到对任意的 r,可以建立 β^* 的增广逆概率加权估计量的相合性和渐近正态性,

$$E\left[\sum_{r \neq 1} \left\{ I(R_i = r) - \frac{I(R_i = 1)}{\pi_i(1)} \pi_i(r) \right\} \phi_r(W_{(r)i}) | W_i \right]$$

$$=E\left\{\pi_i(r)-\frac{\pi_i(1)}{\pi_i(1)}\pi_i(r)\right\}\phi_r(W_{(r)i})=0. \tag{7.33}$$

7.6.1.3　响应概率未知时的估计

现在我们考虑响应概率未知时 β^* 的估计. 有两种不同的手段处理这一问题:第一种是相合地估计响应概率,然后把估出来的响应概率当作"已知";第二种是同时估计响应概率和参数.

注意到我们已经按照方程(7.26)和(7.27)假设了条件响应概率 $\pi_i(r)$ 的参数模型,模型中包含 $p\times 1$ 维参数 α^*,即 $\pi_i(r)=\pi_i(r;\alpha^*)$. 如果无应答是可忽略的,$\alpha^*$ 可以通过极大似然方法估计,α^* 的估计量极大化 $\prod_{i=1}^n \pi_i(R_i;\alpha)$,其中

$$\pi_i(r;\alpha)=\prod_{t=1}^T\{\lambda_{it}(\alpha)\}^{r_t}\{1-\lambda_{it}(\alpha)\}^{1-r_t}.$$

然而,如果无应答是不可忽略的,$\pi_i(r;\alpha)$ 涉及未观测数据. 除非 $r=1$,否则这些 $\pi_i(r;\alpha)$ 是不可计算的,所以我们需要其他的方法. 注意公式(7.33),对于真实的参数 α^*,补充项 A_i 是无偏的,即 $E(A_i)=0$,这为我们提供了估计 α^* 的思路. α^* 的相合且渐近正态估计量可以通过解估计方程来获得:

$$\sum_{i=1}^n A_i(\alpha)=0, \tag{7.34}$$

其中

$$A_i(\alpha)=\sum_{r\neq 1}\left\{I(R_i=r)-\frac{I(R_i=1)}{\pi_i(1;\alpha)}\pi_i(r;\alpha)\right\}\phi_r(W_{(r)i}). \tag{7.35}$$

记 $\hat\alpha$ 为方程(7.34)的解,在方程(7.31)中把 $\pi_i(r)$ 替换为 $\pi_i(r;\hat\alpha)$,解方程(7.31)可以得到 β^* 的估计. 事实上,这种方法只是联合估计 β^* 和 α^* 的一个特例. 定义 β^* 和 α^* 的联合估计方程

$$\sum_{i=1}^n U_i(\beta;\alpha;d,\phi)=0, \tag{7.36}$$

其中

$$U_i(\beta;\alpha;d,\phi)=\frac{I(R_i=1)}{\pi_i(1;\alpha)}\begin{bmatrix}d^{(1)}(X_i;\beta)\\d^{(2)}(X_i;\beta)\end{bmatrix}\{Y_i-g(X_i;\beta)\}-\begin{bmatrix}A_i^{(1)}(\alpha)\\A_i^{(2)}(\alpha)\end{bmatrix}.$$

$d^{(1)}(X_i;\beta)$ 和 $d^{(2)}(X_i;\beta)$ 分别是 $p\times T$ 和 $q\times T$ 矩阵函数,$A_i^{(1)}(\alpha)$ 和 $A_i^{(2)}(\alpha)$ 的形式由方程(7.35)定义,只不过把其中的 $\phi_r(W_{(r)i})$ 替换成了 $p\times 1$ 和 $q\times 1$ 函数 $\phi_r^{(1)}(W_{(r)i})$ 和 $\phi_r^{(2)}(W_{(r)i})$. 允许 $d^{(j)}(X_i;\beta)$ 和 $\phi_r^{(j)}(W_{(r)i})$ 的各种选取($j=1,2$),方程(7.36)的解涵盖了 β^* 的所有正则渐近线性估计量. 换句话说,β^* 的所有正则渐近线性估计量,都渐近地等价于某个特定选取 $d^{(j)}(X_i;\beta)$ 和 $\phi_r^{(j)}(W_{(r)i})$ 的方程(7.36)的解. 特别地,如果我们令 $d^{(2)}(X_i;\beta)=0$,那么最终得到的估计量就等价于先从方程(7.34)估计 α^*、再从方程(7.31)用 $\pi_i(r;\hat\alpha)$ 估计 β^* 得到的估计量.

Rotnitzky 等(1998)指出,同时估计方程(7.36)可以帮助我们得到 β^* 和 α^* 的 $\sqrt n$ 相合估计,因而提升估计效率. 令 $\gamma^*=(\beta^{*\mathsf{T}},\alpha^{*\mathsf{T}})'$,Rotnitzky 等(1998)指出,在温和的正则条件下,以趋近于 1 的概率,方程(7.36)有唯一解 $\hat\gamma=(\hat\beta^{\mathsf{T}},\hat\alpha^{\mathsf{T}})'$,并且 $\sqrt n\,(\hat\gamma-\gamma^*)\xrightarrow{d}N(0,\Upsilon)$,其中 $\Upsilon=\Gamma^{-1}\Omega(\Gamma^{-1})^{\mathsf{T}}$,$\Gamma=E\left\{\dfrac{\partial U_i(\beta^*;\alpha^*;d,\phi)}{\partial(\beta;\alpha)}\right\}$,$\Omega=\mathrm{Var}\{U_i(\beta^*;\alpha^*;d,\phi)\}$. Υ 可以相合地由 $\hat\Upsilon=\hat\Gamma^{-1}\hat\Omega(\hat\Gamma^{-1})'$ 估计,其中 $\hat\Gamma=\dfrac{1}{n}\sum_{i=1}^n\dfrac{\partial U_i(\beta^*;\alpha^*;d,\phi)}{\partial(\beta;\alpha)}$,$\hat\Omega=\dfrac{1}{n}\sum_{i=1}^n U_i(\beta^*;\alpha^*;d,\phi)U_i(\beta^*;\alpha^*;d,\phi)'$·$\beta^*$ 的渐近方差及其估计

量分别是 Y 和 $\hat{Y}$ 的左上角 $p \times p$ 子矩阵.

7.6.2 纵向数据中响应变量边缘均值估计

7.6.2.1 模型和可识别性

在第 7.6.1 节中,我们感兴趣的是在一个纵向研究中,对响应变量在给定随访时间的条件期望的推断. 尽管这里考虑的是纵向研究,我们关心的还是响应变量在非随机的固定随访终点 T 的条件均值. 在时刻 T 之前,一些个体可能不可忽略地失访,下面我们将考虑纵向研究的更多场景.

令 Q 表示失访时间,于是只有当 $Q \geq T$ 响应变量 Y 才能被观测到. 令 $\Delta = I(Q \geq T)$ 表示失访指标. 除了 Y 以外,在失访之前可能还记录了某些其他的随时间变化的变量 V,记作 $\bar{V}(Q) = \{ V(t) : 0 \leq t \leq Q \}$,其中 $V(t)$ 是 V 在 t 时刻的观测值. 不可忽略失访意味着失访时间可能依赖于 $(\bar{V}(T), Y)$ ——假设没有失访的观测值,但是这里我们只考虑未来的未观测信息只能通过 Y 来影响失访时间的情形. 为了符号简洁,对于那些没有失访的个体,我们令失访时间 Q 等于随访期结束时间 T. 观察到的数据是 $O = (Q, \Delta, \Delta Y, \bar{V}(Q))$ 的独立分布的 n 组"拷贝":

$$\{ O_i = (Q_i, \Delta_i, \Delta_i Y_i, \bar{V}_i(Q_i)) : i = 1, \cdots, n \}.$$

下面我们介绍失访时间 Q 对 Y 和 $V(Q)$ 的两个半参数比例风险模型,并讨论它们的可识别性. 用 $\lambda_Q(t | \bar{V}(T), Y)$ 表示给定数据 $(\bar{V}(T), Y)$ 条件下的条件危险率函数,即 $\lambda_Q(t | \bar{V}(T), Y) = \lim_{h \to 0} \dfrac{P(t \leq Q < t + h | Q \geq t, V(T), Y)}{h}$. 首先考虑模型 A. 假设 $\lambda_Q(t | \bar{V}(T), Y)$ 服从分层 Cox 比例风险模型,形如

$$\lambda_Q(t | \bar{V}(T), Y) = \lambda_0(t | \bar{V}(t)) \exp(\alpha_0 Y), \qquad \#(7.37)$$

其中 $\lambda_0(t | \bar{V}(t))$ 是无特殊限制的正函数,α_0 是未知参数. 方程 (7.37) 的意思是,在时刻 t 失访的危险率以任意的、未知的形式依赖于历史观测信息 $\bar{V}(T)$,并通过指数项 $\exp(\alpha_0 Y)$ 依赖于未来结局 Y. Robins 和 Rotnitzky (1992) 研究了方程 (7.37) 的一个特例:$\alpha_0 = 0$. 当 $\alpha_0 = 0$,给定观测到的 $\bar{V}(t)$,失访时间条件独立于 Y,这类数据被 Heitjan 和 Rubin (1991) 定义为随机粗化数据. 这里方程 (7.37) 允许非零的 α_0.

不幸的是,我们无法通过观测数据估计 α_0. 这是因为,对于给定的 α_0,我们都可以找到一个 $\lambda_0(t | \bar{V}(t))$ 来拟合观测数据 O 的边缘分布 F_O. 然而,进一步注意到,一旦给定 α_0,$\lambda_0(t | \bar{V}(t))$ 是被 F_O 唯一决定的. 在实践中,我们通常先固定 α_0,然后对 Y 的均值 $\mu(\alpha_0)$ 做推断,再变化 α_0 进行敏感性分析. 与模型 A 稍有不同,如果假设 α_0 对数据分析师是已知的,我们记这一模型为 A(α_0),它被 Scharfstein 等 (1991) 叫作非参数已识别 [nonparametric (just) identified] 模型.

在模型 A(α_0) 下对 μ_0 的估计可能遭受"维数灾难"的影响. 一般的,如果过程 $\bar{V}(t)$ 满足如下两个条件之一,就被看作是高维的:①对任意的 t,向量 $V(t)$ 有两个或多个连续分量,或有多个离散分量;②$\bar{V}(t)$ 在多个不同时刻有跳跃. 当过程 $\bar{V}(t)$ 是高维的,导出一个足够好的 $\lambda(t | \bar{V}(t))$ 以及 μ_0 的估计量需要很大的样本量,这在实际应用中很难被满足. 为了避免"维数灾难",我们考虑模型 B. 在模型 B 中,我们仍然假设方程 (7.37) 成立,但对 $\lambda_0(t | \bar{V}(t))$ 建模如下:

$$\lambda_0(t | \bar{V}(T)) = \lambda_0(t) \exp(\gamma_0^\mathsf{T} W(t)), \qquad \#(7.38)$$

其中 $\lambda_0(t)$ 是未指定的基线危险率函数,$W(t) = w(t; \bar{V}(t))$ 是从 $(t, \bar{V}(t))$ 到 $\mathbb{R}^p$ 的已知映射,γ_0 是 q 维未知参数. 类似地,如果假设 α_0 已知,则记模型为 B(α_0). 尽管 $\lambda_0(t)$ 是没有限制的,但 $\bar{V}(t)$

只能通过 $\gamma_0^{\mathsf{T}} W(t)$ 来影响 $\lambda_0(t|\bar{V}(t))$, 因而在模型 B(α_0) 估计 μ_0 不使用高维平滑是可行的.

与模型 A 不同, 模型 B 不会遇到可识别性问题. μ_0 和 α_0 通常是可以联合识别出来的, 这是因为, 方程 (7.38) 指定了关于 $\lambda_0(t|\bar{V}(t))$ 的额外的函数形式. 但如果为了稳健性原因考虑, $W(t)$ 的维数被选择得较高, μ_0 和 α_0 的相关性会比较弱, 仍然需要较大样本量才能联合估计 μ_0 和 α_0. 我们仍然采取模型 A 的估计方式, Scharfstein 等 (1991) 建议估计 μ_0 是假设 α_0 是固定的, 然后再变化 α_0 进行敏感性分析.

7.6.2.2 模型 A(α_0) 下的估计

如果不存在失访, μ_0 可以用样本均值 $n^{-1}\sum_{i=1}^n Y_i$ 来估计. 如果存在失访, 尽管完全案例分析通常会产生有偏的估计量, 但对未失访个体分配适当的权重, 我们仍然可以获得无偏估计量. 通常我们选取未失访概率的倒数作为权重, 记未失访概率为 $\pi(\bar{V}(T),Y)=P(\Delta=1|\bar{V}(T),Y)$. 如果 $\lambda_0(t|\bar{V}(t))$ 是已知的, 根据方程 (7.37) 亦即 $\pi(\bar{V}(T),Y)$ 是已知的, 这时我们可以很容易地估计 μ_0. 为了引出估计方法, 下面我们从 $\lambda_0(t|\bar{V}(t))$ 已知的理想情况入手.

如果个体没有在时刻 T 之前失访, 就会观测到响应变量 Y, 因此我们有 $\pi(\bar{V}(T),Y)=S(T|\bar{V}(T),Y)$, 其中 $S(T|\bar{V}(T),Y)$ 是 Q 的生存函数, 再根据方程 (7.37) 有 $S(T|\bar{V}(T),Y)=\exp(-\Lambda_0(t|\bar{V}(t)))$ $\exp(\alpha_0 Y)$, 其中 $\Lambda_0(t|\bar{V}(t))=\int_0^u \lambda_0(u|\bar{V}(u))du$ 是累积条件基线危险率函数. 由于 $\lambda_0(t|\bar{V}(t))$ 被假设是已知的, μ_0 的估计量可以通过类似于 Horvitz-Thompson 估计 (Horvitz 和 Thompson, 1952) 的方法获得, 即 $\dfrac{1}{n}\sum_{i=1}^n \dfrac{\Delta_i Y_i}{\pi(\bar{V}(T),Y)}$, 我们称这一估计量为逆删失概率加权 (inverse probability of censoring weighted, IPCW) 估计, 因为观测概率是由删失概率所指证的. 注意到逆删失概率加权估计可以通过从估计方程

$$\sum_{i=1}^n \frac{\Delta_i}{\pi(\bar{V}_i(T),Y_i)}(Y_i-\mu)=0$$

中解 μ 获得, 为了提高 μ_0 估计的稳健性, 我们引入增广逆删失概率加权 (AIPCW) 估计方程

$$\sum_{i=1}^n \left[\frac{\Delta_i}{\pi(\bar{V}(T_i),Y_i)}(Y_i-\mu)+a(O_i;\mu,\Lambda_0;b) \right]=0, \qquad \#(7.39)$$

也就是在原来的估计方程后面补充一项, 其中 $b=b(\bar{v}(t),t;\mu)$ 是由数据分析师指定的函数, 且

$$a(O_i;\mu,\Lambda_0;b)=(1-\Delta)b(\bar{V}(Q),Q;\mu)$$
$$-E[(1-\Delta)b(\bar{V}(Q),Q;\mu)|\bar{V}(T),Y]. \qquad \#(7.40)$$

方程 (7.40) 中的条件期望可以更精确地表达为

$$\int_0^T b(\bar{V}(t),t;\mu)\exp(-\Lambda_0(t|\bar{V}(t)))\exp(\alpha_0 Y)\lambda_0(t|\bar{V}(t))\exp(\alpha_0 Y)dt.$$

如果 $b(\bar{v}(t),t;\mu)\equiv 0$, 则 $a(O_i;\mu,\Lambda_0;b)=0$, AIPCW 退化为 IPCW. 当 $b(\bar{v}(t),t;\mu)$ 是非零的, 我们用 $\tilde{\mu}(b)$ 表示方程 (7.39) 的解, 即 AIPCW 估计量.

令 $h(O;\mu,\Lambda_0;b)=\dfrac{\Delta}{\pi(\bar{V}(T),Y)}(Y-\mu)+a(O;\mu,\Lambda_0;b)$ 则对任意的 $b(\bar{v}(t),t;\mu)$, 都有 $E[h(O;\mu,\Lambda_0;b)]=0$, 于是 $\tilde{\mu}(b)$ 的渐近正态性可以通过标准的 Taylor 级数展开得到. 具体来说, $\sqrt{n}(\tilde{\mu}(b)-\mu)\xrightarrow{d} N(0,V\{h(O;\mu,\Lambda_0;b)\})$, 渐近方差可以由 $n^{-1}\sum_{i=1}^n h(O;\tilde{\mu}(b),\Lambda_0;b)^2$ 相合地估计.

然而在实际中, 基线危险率 $\lambda_0(t|\bar{V}(t))$、累积基线危险率 $\Lambda_0(t|\bar{V}(t))$ 是未知的. 只要我们

能估计出 $\Lambda_0(t|\bar{V}(t))$，记作 $\hat{\Lambda}$，我们就能计算 $h(O;\mu,\hat{\Lambda};b)$，进而通过求解下面方程获得 μ_0 的估计量，记作 $\hat{\mu}(b)$

$$\sum_{i=1}^n h(O_i;\mu,\hat{\Lambda};b)=0.$$

现在我们讨论 $\Lambda_0(t|\bar{V}(t))$ 的估计. 这里我们只考虑 $\bar{V}(t)$ 与时间无关的特例，也就是 $\bar{V}(t)=V$ 的情况，因为如果 $V(t)$ 有多个连续分量或 $\bar{V}(t)$ 有多个跳跃点，$\Lambda_0(t|\bar{V}(t))$ 的非参数估计会遇到"维数灾难"的问题.

假设 V 是离散的. 如果 V 包含连续分量，可以把它离散化成有限个组. 我们可以对 V 的每个取值分别估计 $\Lambda_0(t|V)$，如果 Y 始终是被观测到的，那么可以采用把删失时间当作跳跃点的 Nelson-Aalen 估计量（Anderson 等，1993），也就是用

$$\tilde{\Lambda}(t|V=v)=\int_0^t\left(\frac{1}{n_v}\sum_{i=1}^n I(V_i=v)\exp(\alpha_0 Y_i)I(Q_i\geq u)\right)^{-1}\times$$
$$\left(\frac{1}{n_v}\sum_{i=1}^n dN_i^v(u)\right), \qquad\qquad \#(7.41)$$

来估计 $\Lambda_0(t|V=v)$，其中 $N_i^v(u)=I(V_i=v,Q_i\leq u,\Delta_i=0)$，$n_v=\sum_{i=1}^n I(V_i=v)$. 由于 Y 并不总是能够观测到的，方程（7.41）的积分可能无法计算. 受 Horvitz-Thompson 估计启发，注意到如果给完全案例分配恰当的权重，那么所得的估计量可以只涉及观测数据，并且有与方程（7.41）中积分相同的概率极限. 注意到

$$E\left[\frac{\Delta I(V=v)S(u|V=v,Y)}{S(T|V=v,Y)}|V=v,Y,Q\geq u\right]=1,$$

于是由一致大数定律有

$$\sup_{u\in[0,T]}\left|\frac{1}{n_v}\sum_{i=1}^n I(V_i=v)\exp(\alpha_0 Y_i)I(Q_i\geq u)\right.$$
$$\left.-\frac{1}{n_v}\sum_{i=1}^n\frac{\Delta_i I(V_i=v)\exp(\alpha_0 Y_i)I(Q_i\geq u)}{\exp\{-\exp(\alpha_0 Y_i)[\Lambda_0(T|V_i=v)-\Lambda_0(u|V_i=v)]\}}\right|\xrightarrow{p}0.$$

尽管绝对值中的后一项依赖于 $\Lambda_0(\cdot|V=v)$，我们可以用方程（7.41）的经验部分估计它，然后得到：

$$\hat{\Lambda}(t|V=v)$$
$$=\int_0^t\left(\frac{1}{n_v}\sum_{i=1}^n\frac{\Delta_i I(V_i=v)\exp(\alpha_0 Y_i)I(Q_i\geq u)}{\exp\{-\exp(\alpha_0 Y_i)[\hat{\Lambda}_0(T|V_i=v)-\hat{\Lambda}_0(u|V_i=v)]\}}\right)^{-1}$$
$$\times\left(\frac{1}{n_v}\sum_{i=1}^n dN_i^v(u)\right).$$

很容易看出，$\hat{\Lambda}(t|V=v)$ 是一个阶梯函数，在 $V=v$ 组内的每个删失时刻有跳跃，因此我们可以得到它的精确表达式. 用 $0<Q_{(1)}^v<\cdots<Q_{(k_v)}^v\leq T$ 表示互不相同的删失时刻，c_k 表示在 $Q_{(k)}^v$ 删失的数量，$k=1,\cdots,k_v$. 令 $\hat{\lambda}_1^v=\hat{\Lambda}(Q_{(1)}^v|V=v)$，$\hat{\lambda}_k^v=\hat{\Lambda}(Q_{(k)}^v|V=v)-\hat{\Lambda}(Q_{(k-1)}^v|V=v)$，$k=2,\cdots,k_v$，于是 $\hat{\Lambda}(t|V=v)=\sum_{k=1}^{k_v}\hat{\lambda}_k^v I(Q_{(k)}^v\leq t)$. 注意到

$$\hat{\Lambda}(Q_{(kv)}^v|V=v)$$
$$=\sum_{k=1}^{k_v-1}\left(\sum_{i=1}^n\frac{\Delta_i I(V_i=v)\exp(\alpha_0 Y_i)I(Q_i\geq Q_{(k)}^v)}{\exp\{-\exp(\alpha_0 Y_i)\sum_{j=k+1}^{k_v}\hat{\lambda}_j^v\}}\right)^{-1}c_k^v$$

$$+\left(\sum_{i=1}^{n}\Delta_i I(V_i{=}v)\exp(\alpha_0 Y_i)I(Q_i{\geqslant}Q^v_{(k_v)})\right)^{-1}c^v_{k_v}$$

$$=\hat{\Lambda}(Q^v_{(k_v-1)}|V{=}v)+\left(\sum_{i=1}^{n}\Delta_i I(V_i{=}v)\exp(\alpha_0 Y_i)I(Q_i{\geqslant}Q^v_{(k_v)})\right)^{-1}c^v_{k_v}.$$

我们有 $\hat{\lambda}^v_{(k_v)}{=}\{\sum_{i=1}^{n}\Delta_i I(V_i{=}v)\exp(\alpha_0 Y_i)I(Q_i{\geqslant}Q^v_{(k_v)})\}^{-1}c^v_{k_v}$. 类似地,

$$\hat{\lambda}^v_k=\left(\sum_{i=1}^{n}\frac{\Delta_i I(V_i{=}v)\exp(\alpha_0 Y_i)I(Q_i{\geqslant}Q^v_{(k)})}{\exp\{-\exp(\alpha_0 Y_i)\sum_{j=k+1}^{k_v}\hat{\lambda}^v_j\}}\right)^{-1}c^v_k,\quad k{=}k_v{-}1,\cdots,1.$$

因此我们可以逐次计算 $\hat{\lambda}^v_k,k{=}k_v,\cdots,1$, 进而得到 $\hat{\Lambda}(\cdot|V{=}v)$. 我们期待在适当的条件下 $\sqrt{n}\{\hat{\Lambda}(\cdot|V{=}v){-}\Lambda_0(\cdot|V{=}v)\}$ 收敛到一个 Gaussian 过程, 于是 $\hat{S}(t|V{=}v,Y){=}\exp\{\hat{\Lambda}(t|V{=}v)\exp(\alpha_0 Y)\}$ 将是给定 $V{=}v$ 和 Y 的条件下 Q 的生存函数的相合估计.

在正则条件下, $\hat{\mu}(b)$ 是渐近正态的. 现在我们讨论如何估计 $\hat{\mu}(b)$ 的渐近方差. 前面提到过 $\tilde{\mu}(b)$ 的渐近方差可以由 $n^{-1}\sum_{i=1}^{n}h(O;\tilde{\mu}(b),\Lambda_0;b)^2$ 相合地估计, 但不幸的是, $\hat{\mu}(b)$ 的渐近方差通常不能由 $n^{-1}\sum_{i=1}^{n}h(O;\hat{\mu}(b),\hat{\Lambda};b)^2$ 相合地估计, 因为对 $\Lambda_0(t|V)$ 的估计会增加 $\hat{\mu}(b)$ 的渐近方差. 然而, 存在一个函数 b^* 使得对 $\Lambda_0(t|V)$ 的估计不会影响 $\hat{\mu}(b)$ 的渐近方差, 并且事实上 $\hat{\mu}(b)$ 的渐近方差对任何函数 b 都相同 (Bickel 等, 1993). 因此, 对于任何给定的函数 b, $\hat{\mu}(b)$ 的渐近方差可以由下面方程相合地估计

$$n^{-1}\sum_{i=1}^{n}h(O;\hat{\mu}(b),\hat{\Lambda};b^*)^2. \tag{7.42}$$

Scharfstein 等 (1999) 证明, 存在且只存在一个这样的函数

$$b^*(V,t;\mu)=b^*(V;\mu)=E\{(Y{-}\mu)\exp(\alpha_0 Y)|V\}/E\{\exp(\alpha_0 Y)|V\}.$$

函数 $b^*(V;\mu)$ 是未知的, 我们需要估计它. $b^*(V;\mu)$ 的条件期望可以相合地由 IPCW 估计:

$$\hat{E}\{\ell(Y)|V{=}v\}=\frac{1}{n_v}\sum_{i=1}^{n}\frac{\Delta_i I(V_i{=}v)\ell(Y_i)}{\hat{\pi}(v,Y_i)},$$

其中 $\ell(Y_i)=(Y{-}\mu)\exp(\alpha_0 Y)$ 或 $\exp(\alpha_0 Y)$. 于是可以用 $\hat{b}^*(V;\mu)=\hat{E}\{(Y{-}\mu)\exp(\alpha_0 Y)|V\}/\hat{E}\{\exp(\alpha_0 Y)|V\}$ 估计 $b^*(V;\mu)$. 在方程 (7.42) 中用 $\hat{b}^*$ 替换 b^*, 我们可以得到 $\hat{\mu}(b)$ 渐近方差的相合估计. 在实际中, 建议用 $\hat{\mu}(\hat{b}^*)$ 估计 μ_0, 它可以解析地表达为

$$\hat{\mu}(\hat{b}^*)=\frac{1}{n}\sum_{i=1}^{n}\frac{\Delta_i Y_i}{\hat{\pi}(V_i,Y_i)}-\left(\frac{\Delta_i{-}\hat{\pi}(V_i,Y_i)}{\hat{\pi}(V_i,Y_i)}\right)\frac{\hat{E}\{Y\exp(\alpha_0 Y)|V_i\}}{\hat{E}\{\exp(\alpha_0 Y)|V_i\}}.$$

7.6.2.3　模型 $B(\alpha_0)$ 下的估计

在模型 $A(\alpha_0)$ 中, $\lambda(t|\bar{V}(t))$ 是非参数地估计的, 而对于 $B(\alpha_0)$, 我们在方程 (7.38) 用了一个参数 λ_0 来建模, 因此, 尽管我们只对 μ_0 感兴趣, 但还是需要估计 $\psi_0=(\mu_0,\gamma^{\mathrm{T}}_0)'$. 模型 $B(\alpha_0)$ 的估计思路与模型 $A(\alpha_0)$ 的相似, 我们将讨论: ① 假设 α_0 已知时的估计方程; ② 如何估计 λ_0; ③ ψ_0 估计量的渐近方差及渐近方差的估计量.

现在首先假设方程 (7.38) 中的基线危险率 $\lambda_0(t)$ 是已知的, 用 $\Lambda(t)=\int_0^t\lambda_0(u)du$ 表示累积基线危险率. 回忆起方程 (7.38) 中的 $W(t)$ 和 γ_0 是 q 维的, 为了构造 $q{+}1$ 维的增广逆删失概率加权 (AIPCW) 估计方程, 我们引入 $q{+}1$ 个函数 $b=(b_1,\cdots,b_{q+1})'$, 其中 $b_j{=}b_j(\bar{v}(t),t;\psi)$ 是关于 $(\bar{v}(t),t;\psi)$ 的任意实值函数, 它的作用其实与 $A(\alpha_0)$ 中 b 的作用相同. Q 的生存函数是

$$S(t|\bar{V}(T),Y;\gamma)=\exp\{-\int_0^t \exp(\gamma^{\mathsf{T}}W(u)+\alpha_0 Y)\,d\Lambda_0(u)\}.$$

用 $\pi(\bar{V}(T),Y;\gamma)=S(T|\bar{V}(T),Y;\gamma)$ 表示删失概率,于是可以通过解来下面方程估计 ψ_0,记作 $\tilde{\psi}(b)$

$$\sum_{i=1}^n h(O_i;\psi,\Lambda_0;b)=0,$$

其中 $h(O;\psi,\Lambda_0;b)=(h_1(O;\psi,\Lambda_0;b_1),\cdots,h_{q+1}(O;\psi,\Lambda_0;b_{q+1}))^{\mathsf{T}}$,

$$h_1(O;\psi,\Lambda_0;b_1)=\frac{\Delta(Y-\mu)}{\pi(\bar{V}(T),Y;\gamma)}+a(O;\psi,\Lambda_0;b_1),$$

对于 $j\geq 2$,

$$h_j(O;\psi,\Lambda_0;b_j),=a(O;\psi,\Lambda_0;b_j),$$

里面的

$$a(O;\psi,\Lambda_0;b_j)=-\frac{\Delta}{\pi(\bar{V}(T),Y;\gamma)}E_\gamma[(1-\Delta)b_j(\bar{V}(Q),Q;\psi)|\bar{V}(T),Y]$$
$$+(1-\Delta)b_j(\bar{V}(Q),Q;\psi),$$

$\mathbb{E}_\gamma[\cdot|\bar{V}(T),Y]$ 是对分布 $F(t|\bar{V}(T),Y;\gamma)=1-S(t|\bar{V}(T),Y;\gamma)$ 求期望.

$\tilde{\psi}(b)$ 的渐近正态性可以从 $E[a(O;\psi,\Lambda_0;b_j)]=0$ 和 $E[h(O;\psi,\Lambda_0;b)]=0$ 得到. 假设 $\tau(b)=\partial E[h(O;\psi,\Lambda_0;b)]/\partial\psi$ 是可逆的,则 $\tilde{\psi}(b)$ 的渐近方差是 $[\tau(b)^{-1}]\mathrm{Var}\{h(O;\psi,\Lambda_0;b)\}[\tau(b)^{-1}]^{\mathsf{T}}$,它可以由下面方程相合地估计

$$[\tilde{\tau}(b)^{-1}]\left[n^{-1}\sum_{i=1}^n h(O_i;\tilde{\psi}(b),\Lambda_0;b)\right]^{-1}[\tilde{\tau}(b)^{-1}]^{\mathsf{T}} \qquad \#(7.43)$$

其中 $\tilde{\tau}(b)=n^{-1}\sum_{i=1}^n \partial h(O_i;\tilde{\psi}(b),\Lambda_0;b)/\partial\psi$.

对 $\Lambda_0(t)$ 的估计与第 7.6.2.2 节十分相似,假设 Y 始终能被观测到,则 $\Lambda_0(t)$ 的估计为

$$\tilde{\Lambda}(t;\gamma)=\int_0^t\left(\frac{1}{n}\sum_{i=1}^n \exp\{\gamma^{\mathsf{T}}W_i(u)+\alpha_0 Y_i\}I(Q_i\geq u)\right)^{-1}\left(\frac{1}{n}\sum_{i=1}^n dN_i(u)\right),$$

其中 $N_i(u)=I(Q_i\leq u,\Delta_i=0)$. 由于 Y 并不总是能被观测到的,我们可以定义递归估计量

$$\hat{\Lambda}(t;\gamma)$$
$$=\int_0^t\left(\frac{1}{n}\sum_{i=1}^n \frac{\Delta_i\exp\{\gamma^{\mathsf{T}}W_i(u)+\alpha_0 Y_i\}I(Q_i\geq u)}{\exp\{-\int_u^T\exp\{\gamma^{\mathsf{T}}W_i(u)+\alpha_0 Y_i\}d\hat{\Lambda}(x;\gamma)\}}\right)^{-1}\left(\frac{1}{n}\sum_{i=1}^n dN_i(u)\right).$$

$\hat{\Lambda}(t;\gamma)$ 的精确解可以像第 7.6.2.2 节那样导出. 给定 $\hat{\Lambda}(t;\gamma)$,可以定义估计方程

$$\sum_{i=1}^n h(O_i;\psi,\hat{\Lambda}(\cdot;\gamma);b)=0$$

记它的解为 $\hat{\psi}(b)$.

一般的,对于给定的函数 b,$\hat{\psi}(b)$ 的渐近方差不能相合地由方程(7.43)的经验部分估计. 然而和第 7.6.2.2 节一样,Scharfstein、Rotnotzky 和 Robins(1999)证明了存在一组函数 b 的集合,以及这个集合中的一个特定函数 b^*,给定任意的 $q+1$ 维函数 $\phi=\phi(\bar{V}(t),t)$,解 Volterra 积分方程

$$b^*(\bar{V}(t),t;\psi_0)$$
$$=\phi(\bar{V}(t),t)-\mathbb{E}\{S(t|\bar{V}(T),Y;\gamma_0)\exp(\gamma_0^{\mathsf{T}}W(t)+\alpha_0 Y)\}^{-1}q_{b^*,\phi}(t;\psi_0), \qquad \#(7.44)$$

其中

$$q_{b,\phi}(t;\psi_0)$$

$$=E\{\ \phi\ (\bar{V}(t),t)S(t|\bar{V}(T),Y;\gamma_0)\exp(\gamma_0^{\mathsf{T}}W(t)+\alpha_0Y)\}$$

$$+\{\int_0^t E[\ b(\bar{V}(u),u;\psi_0)\,dF(u|\bar{V}(T),Y;\gamma_0)\exp(\gamma_0^{\mathsf{T}}W(t)+\alpha_0Y)]\}$$

$$-E\{\ e_1(Y_1-\mu_0)\exp(\gamma_0^{\mathsf{T}}W(t)+\alpha_0Y)\},$$

e_1 是只有第一个分量为 1 其余分量都为 0 的 $q+1$ 维单位向量.

由于我们无法直接得到 b^*,因此需要估计它. 选定了一个函数 $\phi(\bar{V}(t),t)$ 之后,$b^*(\bar{V}(t),t;\psi)$ 在真实值 $\psi=\psi_0$ 处的相合估计量 $\hat{b}^*(\bar{V}(t),t;\psi)$ 可以如下获得. 令 $Q_{(j)}$ 表示第 j 个顺序删失时间,补充定义 $Q_{(0)}=0$,估计量 $\hat{b}^*(\bar{V}(t),t;\psi)$ 在区间 $t\in(Q_{(k)},Q_{(k+1)}]$ 上逐次获得,$k=0,1,2,\cdots$. 对 $t\in(Q_{(k)},Q_{(k+1)}]$,令

$$\hat{q}_{b,\phi}(t;\psi)$$

$$=\hat{E}_\gamma\{\ \phi\ (\bar{V}(t),t)\hat{S}(t|\bar{V}(t),Y;\gamma)\exp(\gamma^{\mathsf{T}}W(t)+\alpha_0Y)\}$$

$$+\sum_{j=1}^k \hat{E}_\gamma[\ b(\bar{V}(Q_{(j)}),Q_{(j)};\psi)\,d\hat{F}(Q_{(j)}|\bar{V}(T),Y;\gamma)\exp(\gamma^{\mathsf{T}}W(t)+\alpha_0Y)]$$

$$-\hat{E}_\gamma\{\ e_1(Y_1-\mu_0)\exp(\gamma^{\mathsf{T}}W(t)+\alpha_0Y)\},$$

其中 $\sum_{j=1}^0$ 被定义为 0,且对任意的 $Z=Z(\bar{V}(T),Y)$,

$$\hat{E}_\gamma(Z)=\frac{1}{n}\sum_{i=1}^n\frac{\Delta_i Z_i}{\hat{\pi}(\bar{V}_i(T),Y_i;\gamma)}$$

是 $E_\gamma(Z)$ 的 IPCW 估计量,里面的 $\hat{\pi}$ 是把 π 中的 Λ_0 换成 $\hat{\Lambda}$. 于是,对 $t\in(Q_{(k)},Q_{(k+1)}]$,

$$\hat{b}^*(\bar{V}(t),t;\psi)$$

$$=\phi\ (\bar{V}(t),t)-\hat{E}_\gamma\{\ \hat{S}(\bar{V}(T),T;\gamma)\exp(\gamma^{\mathsf{T}}W(t)+\alpha_0Y)\}^{-1}q_{b^*,\phi}(t;\psi).$$

最后,ψ_0 的估计量 $\hat{\psi}(\hat{b}^*)$ 渐近方差为

$$\left[\hat{\tau}(\hat{b}^*)^{-1}\right]\left[n^{-1}\sum_{i=1}^n h(O_i;\hat{\psi}(\hat{b}^*),\hat{\Lambda}(\,\cdot\,;\hat{\gamma}(\hat{b}^*));\hat{b}^*)^{\otimes2}\right]\left[\hat{\tau}(\hat{b}^*)^{-1}\right]^{\mathsf{T}},$$

其中 $\hat{\tau}(\hat{b}^*)=\frac{1}{n}\sum_{i=1}^n\dfrac{\partial h(O_i;\hat{\psi}(\hat{b}^*),\hat{\Lambda}(\,\cdot\,;\hat{\gamma}(\hat{b}^*));b^*)}{\partial\psi}.$

7.6.2.4 敏感性分析

我们已经介绍了当选择偏倚参数 α_0 给定时,在模型 A(α_0) 和 B(α_0) 下估计 Y 的均值的方法,然而 α_0 是无法从数据中识别出来的,因此我们建议进行敏感性分析. 具体来说,通过与相关领域的专家进行充分明确的沟通,我们可以了解 α_0 的一个大致范围,在这个范围内,我们可以把 Y 的均值看作是 α_0 的函数.

敏感性分析为我们提供了一系列结果. 如果我们希望得出最终的结论,我们可以对选择偏倚参数 α_0 施加一个先验分布,并通过贝叶斯方法总结敏感性分析的结果. 在这个意义上,Scharfstein 等 (1999) 把敏感性分析看作是后续正式对 α_0 和其他参数施加先验分布的完整贝叶斯分析的有用的"预处理".

第八章

带非依从的随机化临床试验分析

8.1 本章概述

在前面的章节中,我们介绍了处理缺失数据的各种方法. 在本章中,我们把其中的一些方法应用到一个有意思的场景中:对带有非依从以及可能缺失响应变量数据的随机化临床试验的因果推断.

为了评估一种新的干预措施对于改善患者结局的因果作用,随机化临床试验被认为是"金标准". 估计因果作用的一种简单做法是,直接衡量干预组和控制组的响应变量水平差异,这种方法的有效性依赖于试验是完美设计的,即完全随机化的. 然而在实际中,可能存在各种破坏随机化的原因,其中一个就是非依从性. 非依从性指的是患者实际接受的治疗方案和他/她最开始被安排的治疗方案不同. 尽管表面上看起来对带有非依从的随机化临床数据的分析和对缺失数据的分析似乎没什么关联,但事实上,处理缺失数据的方法可以应用到存在非依从情况时对因果作用的估计.

实际上,我们会遇到两种类型的非依从:一种是全是或全否的非依从(例如,患者要么依从,要么不依从),另一种是部分非依从. 文献中的可用方法都是为前者设计的,这里我们也只讨论前者的情况. 至于处理部分非依从的方法,可以参考如下的几篇文献:Efron 和 Feldman(1991),Goetghebeur 和 Molenberghs(1996),Goetghebeur 等(1998),Jin 和 Rubin(2008).

对于处理全是或全否的非依从,大体来说有四类可用方法:工具变量方法、矩方法、似然方法以及贝叶斯方法. 例如,Angrist 等(1996)、Imbens 和 Rubin(1997b)基于工具变量的思想提出了带非依从的因果分析的非参数方法,Cuzick(1997)发展了全是或全否型非依从因果分析的似然方法,Rubin(1974)、Imbens 和 Rubin(1997a)发展了无协变量的单一随访研究中因果分析的似然和贝叶斯方法,Hirano(2000)拓展了他们的贝叶斯方法并应用到响应变量和非依从行为可能依赖于观测到的协变量的情形.

在临床试验中,除了非依从问题以外,一些个体可能还会缺失响应变量. 研究者提出了若干种同时处理非依从和缺失数据的方法,按照给缺失机制建模的方式划分,大致上有两种方法:一种是基于缺失机制是隐性可忽略的假设,如 Frangakis 和 Rubin(1999)、Zhou 和 Li(2006)、Taylor 和 Zhou(2009a,b);另一种是基于不可忽略缺失假设,如 Chen 等(2009).

本章的结构如下. 在第 8.2 节,我们介绍两个真实世界的带非依从的随机化临床试验;在第 8.3 节,我们介绍在带非依从的随机化临床数据分析中的几种常用但朴素的方法;在第 8.4 节,我们引入一些符号,并在存在非依从的情况下定义感兴趣的因果参数;第 8.5 节介绍利用工具变量估计因果作用的非参数方法;第 8.6 节介绍矩方法,和工具变量方法有些类似;第 8.7 节假设响应变量是二值的,介绍似然方法和贝叶斯方法;第 8.8 节讨论带非依从的随机化临床试验中的缺失数据问题;在第 8.9 节,我们分析第 8.2 节中的两个实例,以说明这些方法的应用;在第 8.10 节,我们简要讨论处理非依从和随机缺失数据的多重填补方法,和处理非依从和完全非随机缺失数据的非参数方法.

8.2 实例

8.2.1 维生素 A 补充剂的随机化试验

维生素 A 是维持人类免疫功能、眼睛健康、生长和存活的重要营养成分,缺乏维生素 A 会导致死亡. Sommer 和 Zeger(1997)报告了一个评估维生素 A 补充剂对降低印度尼西亚农村儿童死亡率有效性的随机化临床试验,在这一试验中,不同的村庄被随机分配到干预组或控制组,被分到干预组的村庄里的所有儿童都接受维生素 A 补充剂,被分到控制组的村庄里的所有儿童都不接受维生素 A 补充剂. 但由于种种原因,不是所有在干预组村庄里的儿童都接受到了维生素 A 补充剂. 感兴趣的响应变量是研究开始后 12 个月内的儿童死亡率,也就是试验中的儿童是否存活到研究开始后第 12 个月. 在这个例子中,我们忽略村庄内的聚类.

用 Z 表示一个个体(患者、受试者)分配到的治疗方案,如果一个个体被分配到接受维生素 A 补充剂的组,就令 $Z=1$,否则 $Z=0$. 用 D 表示实际接受到的治疗,如果一个个体实际接受了维生素 A 补充剂,就令 $D=1$,否则 $D=0$. 用 Y 表示关于死亡的二值指示变量. 我们的观测数据取自 Imbens 和 Rubin(1997a),总结在表 8.1 中. 我们要估计接受维生素 A 补充剂对降低死亡率的因果作用.

表 8.1　维生素 A 补充剂数据

	$Z=0, D=0$	$Z=1, D=0$	$Z=1, D=1$
$Y=0$	11 514	2 385	9 663
$Y=1$	74	34	12

8.2.2 流感疫苗有效性的随机化试验

观察性研究表明,接种疫苗能改善接种者的结局. 因此,大多数国家的卫生官员建议老年人和其他流感高危人群每年接种流感疫苗. 然而,目前还没有发表过关于流感疫苗接种对高危成人肺部发病率影响的随机对照试验.

缺少随机试验的一个可能原因是,被广泛接受的接种疫苗建议会对进行随机接种提出伦理挑战,因为随机对照试验需要让一部分人暂停接种疫苗. 绕过这一僵局的一个办法是,设计关于增加流感疫苗使用量的随机试验,而不改变另一组患者使用流感疫苗的量. McDonald 等(1992)沿着这一思路,使用计算机程序生成打疫苗提醒,研究了流感疫苗降低高危成人发病率的有效性.

该研究是在一家大型城市公立教学医院附属的初级保健学术诊所中进行的,为期 3 年

（1978—1980 年）. 在研究开始时,该诊所的医生被随机分配到干预组或控制组. 由于诊所的医生各负责一组固定的患者,他们的患者特征是类似的. 在研究期间,如果患者符合打疫苗的条件,干预组的医生就会收到一份电脑提醒,提醒患者打疫苗. 由于有些收到了医生提醒的患者实际上并不需要打流感疫苗,所以干预组中的一些患者没有接种流感疫苗. 同样的,控制组的一些患者尽管没有收到医生提醒,但还是去接种流感疫苗了. 因此,这组数据中存在非依从的情况. 此外,这组数据还存在结局缺失的问题.

用 Z 表示患者分配到的处理方案,D 表示实际接受的处理,Y 是一个二值的和流感相关的住院指示变量,再用 R 表示结局缺失指示变量. 数据情况总结在表 8.2 中.

表 8.2　流感疫苗数据

	$(Z,D)=(0,0)$	$(0,1)$	$(1,0)$	$(1,1)$
$R=1,Y=0$	573	143	499	256
$R=1,Y=1$	49	16	47	20
$R=0,Y=?$	492	17	497	9

在本例中,为了说明起见,我们假设了医生 - 患者的配对是独立的,忽略了医生造成的患者集群. 这一分析的一个目标是估计流感疫苗对流感相关住院的因果作用,Frangakis 等（2002）提出了一个更合适的方法,考虑了患者是否会因他们的医生而形成集群.

8.3　一些常用但朴素的方法

如果随机化临床试验中存在非依从性问题,有三种常用的分析方法：意向治疗（ITT）方法、遵循方案（per-protocol）方法、实际治疗（as-treated）方法. 意向治疗分析按照最初的处理分配方案来比较观察到的患者结局,常被临床试验人员用作初步分析随机化试验的方法（Friedman 等, 1985;Pocock,1983）. 遵循方案分析只比较那些依从于处理分配的患者结局,也就是说舍弃了那些没有按照原始分配方案接受处理的个体,只使用分配方案和实际接受方案相同的那部分个体. 实际治疗分析按照实际接受到的处理比较观察到的结局（Lee 等,1991）.

上述的三种方法都有局限性. 尽管意向治疗方法对检验原假设"分配方案和实际处理都对患者结局没有影响"可以提供有效的 P 值（Rubin,1998）,但它不能为感兴趣的问题——实际处理对结局的因果作用——提供一个有效的估计值.

相反,遵循方案方法和实际治疗方法尝试直接回答感兴趣的问题——实际处理对结局的因果作用,但这两种方法可能会得出错误的答案.

为了说明这三种传统方法的局限性,我们使用 Sheiner 和 Rubin（1995）的例子. 在这一例子中,我们假设患者被随机分配到接受新药组（E）和现有药品组（C）,再假设被分配接受现有药品的患者都服从分配方案,而一些被分配接受新药的患者可能没有服从分配,他们短暂地服用新药后,由于新药的毒性,转而服用现有药品. 此外,假设有病的患者对新药的毒性更不耐受,因此非依从者无论接受哪种处理方案都更不易存活.

最常用的意向治疗方法比较处理分配组间的结局差异,由于处理分配是随机的,因此意向治疗方法可以提供关于分配方案对结局因果作用的可靠估计,然而意向治疗方法可能会为新药对结局的因果作用提供有偏的估计. 由于意向治疗分析忽略了被分配到新药组但没有服用新药的患者,因此新药的作用被稀释了,意向治疗分析可能会低估新药对患者结局的作用.

另一方面,遵循方案分析方法舍弃了非依从患者,而非依从患者更可能有较差的预后,因此遵循方案分析可能会高估新药对患者结局的因果作用. 实际治疗分析忽略了最开始的随机化分配方案,按照患者实际接受的处理比较结局. 在我们的简单例子中,新药组的患者因为新药的毒性改服现有药品,如果预后较差的患者倾向于从服用新药改成服用现有药品,那么实际治疗分析会高估新药的因果作用;如果预后较好的患者倾向于从服用新药改成服用现有药品,那么实际治疗分析会低估新药的因果作用.

8.4　记号,假设,因果定义

用 Z_i 表示第 i 个个体分配到的处理方案,如果被分配到处理组(接受了治疗),则 $Z_i=1$,如果被分配到对照组,则 $Z_i=0$.

令 $Z=(Z_1,\cdots,Z_N)'$ 表示人群中 N 个个体分配到的治疗方案的 N 维向量. 给定 Z,用 $D_i(Z)$ 表示第 i 个个体实际接受的处理方案. 令 $D(Z)=(D_1(Z),\cdots,D_N(Z))'$. 再定义潜在结果 $Y_i(Z,D(Z))$,即给定所有 N 个个体的分配方案和实际处理后第 i 个个体的潜在结果. 按照这一记号,我们允许第 i 个个体的潜在结果依赖于其他个体的分配方案和实际处理. 为简单起见,我们做个体处理效应假设(stable unit treatment value assumption,SUTVA)如下.

假设 8.1　个体处理效应稳定(SUTVA)

(a)对任意两种处理分配方案向量 Z 和 Z',如果 $Z_i=Z_i'$,则 $D_i(Z)=D_i(Z')$.

(b)对任意两个处理分配方案向量 Z 和 Z',任意两个实际接受处理方案向量 D 和 D',如果 $Z_i=Z_i'$ 且 $D_i=D_i'$,则 $Y_i(Z,D)=Y_i(Z',D')$.

这一条件假设了每个个体的潜在结果不受其他个体的分配方案或实际接受方案影响. 在个体处理效应稳定假设下,我们可以简化上面的记号为 $D_i(Z)=D_i(Z_i),Y_i(Z,D(Z))=Y_i(Z_i,D_i(Z_i))$. 例如,对于流感疫苗数据集,如果第 i 个个体平日分配到方案 z,则他/她的和流感相关的住院潜在结果为 $Y_i(z,D_i(z))$.

处理非依从性的方法核心概念是,根据人群的潜在依从行为划分为四个子人群. 对于第 i 个个体,用 C_i 表示其依从行为,定义如下:

$$C_i=\begin{cases} c\text{(依从者)} & \text{如果 } D_i(z)=z,z=0,1; \\ n\text{(绝不治疗者)} & \text{如果 } D_i(z)=0,z=0,1; \\ a\text{(绝对治疗者)} & \text{如果 } D_i(z)=1,z=0,1; \\ d\text{(反抗者)} & \text{如果 } D_i(z)=1-z,z=0,1. \end{cases} \quad \#(8.1)$$

观察到第 i 个个体的依从行为只是部分地依赖于他/她收到的分配方案. 如果用 Z_i^{obs} 表示第 i 个个体收到的分配方案,$Z_i^{mis}=1-Z_i^{obs}$,那么我们可以观察到 $D_i^{obs}=D_i(Z_i^{obs})$,但不能观察到另一个治疗方案下的结局 $D_i^{mis}=D_i(Z_i^{mis})$ 令

$$\mathcal{C}(t)=\{\,i:C_i=t\,\},t=c,n,a,d.$$

基于依从行为,我们可以把人群划分为四个子人群:$\mathcal{C}(c)$、$\mathcal{C}(n)$、$\mathcal{C}(a)$ 和 $\mathcal{C}(d)$.

定义 Z 对结局 Y 的意向治疗（ITT）因果作用

$$\text{ITT}=E\{Y_i(1,D_i(1))-Y_i(0,D_i(0))\}.$$

人群平均意向治疗作用可以分解为

$$\text{ITT}=\sum_{t=\{c,n,a,d\}}P(C_i=t)\text{ITT}^t, \qquad\qquad\#(8.2)$$

其中

$$\text{ITT}^t=E\{Y_i(1,D_i(1))-Y_i(0,D_i(0))|C_i=t\}.$$

称为分配方案 Z 对结局 Y 在依从行为为 $c(t)$ 的子人群中的平均意向治疗作用.

在这四个子人群意向治疗作用中，ITT^n 和 ITT^a 不能表示实际治疗 D 对 Y 的因果作用，因为 ITT^n 比较的是两组都未接受治疗的人群结局，而 ITT^a 比较的是两组都接受治疗的人群结局. 只有依从组 ITT^c 和反抗组 ITT^d 比较的是接受治疗人群和未接受治疗人群结局.

从前面的讨论可以看出，如果不额外设置假设的话，很难在整个人群中定义 D 对 Y 的因果作用，所以在相关的子人群（依从组和反抗组）中定义 D 对 Y 的因果作用更加有效. 由于反抗组在实际中不太可能出现，因此我们只关注依从组的因果作用. 对于依从组子人群，定义 D 对 Y 的因果作用为

$$\text{CACE}=\text{ITT}^c=\mathbb{E}\{Y_i(1,1)-Y_i(0,0)|C_i=c\},$$

称作依从组平均因果作用（complier average causal effect，CACE）（Imbens 和 Rubin，1997a）.

下面，我们更加明确地说明和每个个体相关的信息（Imbens 和 Rubin，1997b）. 对于第 i 个个体，定义 5 个变量 Z_i、$D_i(0)$、$D_i(1)$、$Y_i(0,D_i(0))$ 和 $Y_i(1,D_i(1))$，再定义第 6 个变量 C_i，C_i 是 $D_i(1)$ 和 $D_i(0)$ 的函数. 在前面的 5 个变量中，有 3 个是可以观测到的，分配方案 $Z_i^{\text{obs}}=Z_i$，在该分配方案下的实际接受的方案 $D_i^{\text{obs}}=D_i(Z_i)$，以及在该分配方案和实际接受方案下的结局 $Y_i^{\text{obs}}=Y_i(Z_i^{\text{obs}},D_i^{\text{obs}})$；另外两个变量缺失了，在另一个分配方案下他／她将接受的实际治疗方案 $D_i^{\text{mis}}=D_i(Z_i^{\text{mis}})$，以及在另一个分配方案和相应的实际治疗方案下的结局 $Y_i^{\text{mis}}=Y_i(Z_i^{\text{mis}},D_i^{\text{mis}})$. 当然，第 6 个变量 C_i 也是缺失的.

为了简化记号，我们省略观测到的变量的上标. 于是，观测到的数据包含 (Z_i,D_i,Y_i)，其中 $i=1,\cdots,N$，N 是样本量. 令 $\eta_{zt}=\mathbb{E}\{Y_i(z,D_i(z))|Z_i=z,C_i=t\}$，$\omega_t=P(C_i=t)$，$\xi_z=P(Z_i=z)$，其中 $z=0,1$，$t=n,a,c,d$. 不借助额外的假设，这些参数是不可识别的，也就是说，可以找到两组不全相同的参数，生成相同的观测数据概率分布. 关于模型可识别性的严谨数学定义，可以参考 Lehmann 和 Casella（1998）.

为了使得模型可识别，我们引入三个额外的假设，分别为强可忽略分配方案、单调性和排他性约束. 强可忽略处理方案假设如下.

假设 8.2　强可忽略分配方案假设. Z_i 与 $(D_i(0),D_i(1),Y_i(0,D_i(0)),Y_i(1,D_i(1)))$ 相互独立. 随机化试验满足上述假设. 单调性假设排除了反抗者，定义如下.

假设 8.3　单调性假设

$$D_i(1)\geqslant D_i(0),i=1,\cdots,N.$$

在我们的流感疫苗例子中，单调性假设是合理的. 由于计算机提醒是为了让医生给患者打疫苗的，尽管医生没有必要给所有的患者打疫苗，但医生收到提醒后不让患者打疫苗、没收到提醒却要求患者打疫苗的情况是不太可能发生的. 总之，对于认为治疗措施有好处的临床试验，单调性假设通常是合理的. 在单调性假设下，$\omega_d=0$，参数数量减少了 1 个.

排他性约束严格化了认为分配方案对结局的影响必须经由实际治疗方案的观点. 在流感疫苗例子中,排他性约束的意思是,计算机提醒对结局的任何影响都必须通过患者是否实际接种疫苗这一中介实现. 我们只需要对绝不治疗者和绝对治疗者作排他性约束,严格定义如下.

假设 8.4 绝不治疗者和绝对治疗者的排他性约束假设

$$f(Y_i(0,D_i(0))|Z_i=0,C_i=n)=f(Y_i(1,D_i(1))|Z_i=1,C_i=n),$$
$$f(Y_i(0,D_i(0))|Z_i=0,C_i=a)=f(Y_i(1,D_i(1))|Z_i=1,C_i=a).$$

在排他性约束假设下,对 $t=n,a$ 有 $\eta_{zt}=\eta_t$,因而又减少了 2 个未知参数. 可以证明,在上面的四个假设下,CACE 是可估的(Angrist 等,1996). 下面我们讨论对 CACE 进行推断的四种方法,包括工具变量方法、矩方法、极大似然方法和贝叶斯方法.

8.5 工具变量方法

工具变量(instrumental variable,IV)方法基于等式(8.2)和排他性约束假设. 从(8.2)式可以得到

$$ITT=\sum_{t=\{c,n,a\}}\omega_t ITT^t.$$

再由排他性假设,$ITT^a=ITT^n=0$,因此,

$$CACE=ITT^c=\frac{ITT}{\omega_c}. \quad\quad\quad\quad \#(8.3)$$

从这一表达式可以看出,如果要估计 CACE,只需要估计 ω_c 和 ITT. 根据强可忽略处理分配假设和排他性约束假设,得到

$$\omega_n=P(C_i=n|Z_i=1)=\frac{P(C_i=n,Z_i=1,D_i=0)}{P(Z_i=1)}=\frac{P(Z_i=1,D_i=0)}{P(Z_i=1)}.$$

从这一表达式,我们可以得到 ω_n 的一个基于矩的估计:

$$\hat{\omega}_n=\frac{\sum_{i=1}^N Z_i(1-D_i)}{\sum_{i=1}^N Z_i}.$$

类似地,ω_a 的一个基于矩的估计为:

$$\hat{\omega}_a=\frac{\sum_{i=1}^N(1-Z_i)D_i}{\sum_{i=1}^N(1-Z_i)}.$$

由于 $\omega_c+\omega_n+\omega_a=1$,有 ω_c 的基于矩的估计:

$$\hat{\omega}_c=1-\hat{\omega}_n-\hat{\omega}_a.$$

我们可以由下面公式相合地估计 ITT.

$$\widehat{ITT}=\frac{\sum_{i=1}^N Y_i Z_i}{\sum_{i=1}^N Z_i}-\frac{\sum_{i=1}^N Y_i(1-Z_i)}{\sum_{i=1}^N(1-Z_i)}.$$

因此,CACE 的工具变量估计量是:

$$\widehat{CACE}_{IV}=\frac{\widehat{ITT}}{\hat{\omega}_c}.$$

可以用 Delta 方法推导出 $\widehat{CACE}_{IV}$ 的渐近方差(Imbens 和 Rubin,1997a):

$$\text{Var}(\widehat{\text{CACE}}_{\text{IV}}) = \frac{\text{Var}(\widehat{\text{ITT}})}{\omega_c^2} - 2\frac{\text{ITT}}{\omega_c^3}\text{Cov}(\widehat{\text{ITT}}, \hat{\omega}_c) + \frac{\text{ITT}^2}{\omega_c^4}\text{Var}(\hat{\omega}_c).$$

于是我们可以得到 CACE 的工具变量估计量的方差估计量：

$$\widehat{\text{Var}}(\widehat{\text{CACE}}_{\text{IV}}) = \frac{\widehat{\text{Var}}(\widehat{\text{ITT}})}{\hat{\omega}_c^2} - 2\frac{\widehat{\text{ITT}}}{\hat{\omega}_c^3}\widehat{\text{Cov}}(\widehat{\text{ITT}}, \hat{\omega}_c) + \frac{\widehat{\text{ITT}}^2}{\hat{\omega}_c^4}\widehat{\text{Var}}(\hat{\omega}_c),$$

其中

$$\widehat{\text{Var}}(\widehat{\text{ITT}}) = \frac{\sum_{i=1}^N Z_i\left(Y_i - \left[\left(\sum_{j=1}^N Y_j Z_j\right)/\left(\sum_{j=1}^N Z_j\right)\right]\right)^2}{\left(\sum_{i=1}^N Z_i\right)^2}$$
$$+ \frac{\sum_{i=1}^N (1-Z_i)\left\{Y_i - \left[\left(\sum_{j=1}^N Y_j(1-Z_j)\right)/\left(\sum_{j=1}^N (1-Z_j)\right)\right]\right\}^2}{\left\{\sum_{i=1}^N (1-Z_i)\right\}^2},$$

$$\widehat{\text{Var}}(\hat{\omega}_c) = \frac{\sum_{i=1}^N Z_i\left(D_i - \left[\left(\sum_{j=1}^N D_j Z_j\right)/\left(\sum_{j=1}^N Z_j\right)\right]\right)^2}{\left(\sum_{i=1}^N Z_i\right)^2}$$
$$+ \frac{\sum_{i=1}^N (1-Z_i)\left\{D_i - \left[\left(\sum_{j=1}^N D_j(1-Z_j)\right)/\left(\sum_{j=1}^N (1-Z_j)\right)\right]\right\}^2}{\left\{\sum_{i=1}^N (1-Z_i)\right\}^2},$$

和

$$\widehat{\text{Cov}}(\widehat{\text{ITT}}, \hat{\omega}_c) = \frac{\sum_{i=1}^N Z_i\left(Y_i - \left[\left(\sum_{j=1}^N Y_j Z_j\right)/\left(\sum_{j=1}^N Z_j\right)\right]\right)\left(D_i - \left[\left(\sum_{j=1}^N D_j Z_j\right)/\left(\sum_{j=1}^N Z_j\right)\right]\right)}{\left(\sum_{i=1}^N Z_i\right)^2}$$
$$+ \frac{\sum_{i=1}^N (1-Z_i)\left\{Y_i - \left[\left(\sum_{j=1}^N Y_j(1-Z_j)\right)/\left(\sum_{j=1}^N (1-Z_j)\right)\right]\right\}\left\{D_i - \left[\left(\sum_{j=1}^N D_j(1-Z_j)\right)/\left(\sum_{j=1}^N (1-Z_j)\right)\right]\right\}}{\left\{\sum_{i=1}^N (1-Z_i)\right\}^2}.$$

8.6 另一个矩方法

由于 CACE$=\eta_{1c}-\eta_{0c}$，为了估计 CACE，我们需要估计 η_{1c} 和 η_{0c}. 根据单调性假设，从观测数据中直接估计 η_n、η_a 和 ω_t 相对容易，但估计 η_{1c} 和 η_{0c} 相对较困难.

我们首先指出，η_{zc} 可以写成 η_n、η_c、ω_t 以及一些能直接从观测数据得到的量的函数. 根据单调性，我们有 $Z_i=0, D_i=0$ 当且仅当 $D_i(0)=0, D_i(1)=0$ 或 $D_i(0)=0, D_i(1)=1$. 因此，

$$E(Y_i|Z_i=0, D_i=0)$$
$$=E(Y_i|Z_i=0, D_i=0, C_i=n)P(C_i=n|Z_i=0, D_i=0)$$
$$+E(Y_i|Z_i=0, D_i=0, C_i=c)P(C_i=c|Z_i=0, D_i=0)$$
$$=\eta_{0n}P(C_i=n|Z_i=0, D_i=0)+\eta_{0c}P(C_i=c|Z_i=0, D_i=0).$$

注意到

$$P(C_i=c|Z_i=0, D_i=0)$$
$$=\frac{P(C_i=c, Z_i=0, D_i=0)}{\sum_{t=n,c} P(Z_i=0, D_i=0, C_i=t)}$$
$$=\frac{P(D_i=0|C_i=c, Z_i=0)P(C_i=c)P(Z_i=0)}{\sum_{t=n,c} P(D_i=0|Z_i=0, C_i=t)P(C_i=t)P(Z_i=0)}$$
$$=\frac{\omega_c}{\omega_c+\omega_n}.$$

于是，

$$E(Y_i|Z_i=0,D_i=0)=\eta_n\frac{\omega_n}{\omega_c+\omega_n}+\eta_{0c}\frac{\omega_c}{\omega_c+\omega_n}.$$

或者,

$$\eta_{0c}=\frac{\omega_c+\omega_n}{\omega_c}\left[P(Y_i=1|Z_i=0,D_i=0)-\eta_n\frac{\omega_n}{\omega_c+\omega_n}\right]. \tag{8.4}$$

类似地,我们可以得到下面的等式:

$$E(Y_i|Z_i=1,D_i=1)=\eta_a\frac{\omega_a}{\omega_c+\omega_a}+\eta_{1c}\frac{\omega_c}{\omega_c+\omega_a}.$$

或者,

$$\eta_{1c}=\frac{\omega_c+\omega_a}{\omega_c}\left[E(Y_i|Z_i=1,D_i=1)-\eta_a\frac{\omega_a}{\omega_c+\omega_a}\right]. \tag{8.5}$$

注意到 $E\{Y_i|Z_i=0,D_i=1\}$ 和 $E\{Y_i|Z_i=1,D_i=1\}$ 可以直接由观测数据估计出来. 因此,为了估计 η_{1c} 和 η_{0c},我们需要估计 η_n、η_a 和 ω_t. 接下来,我们导出计 η_n 和 η_a 的基于矩的估计. 注意到根据单调性假设,$Z_i=1,C_i=n$ 当且仅当 $Z_i=1,D_i=0$,因此有

$$\eta_n=E\{Y_i(1,D_i(1))|Z_i=1,C_i=n\}=E\{Y_i(1,D_i(1))|Z_i=1,D_i=0\}.$$

于是 η_n 的一个基于矩的估计是

$$\hat{\eta}_n=\frac{\sum_{i=1}^N Y_iZ_i(1-D_i)}{\sum_{i=1}^N Z_i(1-D_i)}.$$

类似地,我们可以得到 η_a 的基于矩的估计:

$$\hat{\eta}_a=\frac{\sum_{i=1}^N Y_i(1-Z_i)D_i}{\sum_{i=1}^N (1-Z_i)D_i}.$$

然后我们导出 ω_t 的基于矩的估计. 根据强可忽略处理分配假设,有

$$\omega_n=P(C_i=n|Z_i=1)=\frac{P(C_i=n,Z_i=1,D_i=0)}{P(Z_i=1)}=\frac{P(Z_i=1,D_i=0)}{P(Z_i=1)}.$$

从这一公式,我们得到 ω_n 的基于矩的估计:

$$\hat{\omega}_n=\frac{\sum_{i=1}^N Z_i(1-D_i)}{\sum_{i=1}^N Z_i}.$$

类似地,ω_a 的基于矩的估计为:

$$\hat{\omega}_a=\frac{\sum_{i=1}^N (1-Z_i)D_i}{\sum_{i=1}^N (1-Z_i)}.$$

由于 $\omega_c+\omega_n+\omega_a=1$,有 ω_c 的基于矩的估计:

$$\hat{\omega}_c=1-\hat{\omega}_n-\hat{\omega}_a.$$

利用公式(8.4)和(8.5),η_{1c} 和 η_{0c} 的基于矩的估计分别为:

$$\hat{\eta}_{0c}=\left[\frac{\sum_{i=1}^N Y_i(1-Z_i)(1-D_i)}{\sum_{i=1}^N (1-Z_i)(1-D_i)}-\hat{\eta}_n\frac{\hat{\omega}_n}{\hat{\omega}_c+\hat{\omega}_n}\right]\frac{\hat{\omega}_c+\hat{\omega}_n}{\hat{\omega}_c} \tag{8.6}$$

$$\hat{\eta}_{1c}=\left[\frac{\sum_{i=1}^N Y_iZ_iD_i}{\sum_{i=1}^N Z_iD_i}-\hat{\eta}_a\frac{\hat{\omega}_a}{\hat{\omega}_c+\hat{\omega}_a}\right]\frac{\hat{\omega}_c+\hat{\omega}_a}{\hat{\omega}_c}. \tag{8.7}$$

最后,CACE 的基于矩的估计是:

$$\widehat{CACE}_m = \hat{\eta}_{1c} - \hat{\eta}_{0c}.$$

类似于 CACE 工具变量方法估计量的渐近方差的导出方式, $\widehat{CACE}_m$ 的渐近方差也可以通过 Delta 方法导出.

8.7　极大似然和贝叶斯方法

如果我们希望假设一个 Y 的分布, 那么我们也可以使用极大似然方法来估计 CACE. 在本家中, 我们假设 Y 是二值的, (Z,D,Y) 服从多项分布. 观测数据 (Y,Z,D) 的对数似然函数可以被写作:

$$l = \sum_{z,d=0,1} \sum_{i \in S(z,d)} \log P(Y_i, Z_i = z, D_i = d)$$

$$= \sum_{z,d=0,1} \sum_{i \in S(z,d)} \sum_{t=n,a,c,d} \log P(Y_i, Z_i = z, C_i = t, D_i = d)$$

$$= \sum_{z,d=0,1} \sum_{i \in S(z,d)} \sum_{t=n,a,c,d} \log \eta_{zt}^{Y_i} (1 - \eta_{zt})^{1-Y_i} \omega_t \xi_z,$$

其中 $S(z,d) = \{i : Z_i = z, D_i = d\}$. 通过写出 $S(z,d)$ 对似然函数的贡献, 似然函数可以进一步简化为:

(1) 对 $i \in S(0,0)$,

$$P(Y_i, Z_i = 0, D_i = 0)$$
$$= P(Y_i, Z_i = 0, D_i = 0, C_i = c) + P(Y_i, Z_i = 0, D_i = 0, C_i = n)$$
$$= P(Y_i | Z_i = 0, C_i = c) P(Z_i = 0) P(C_i = c)$$
$$+ P(Y_i | Z_i = 0, C_i = n) P(Z_i = 0) P(C_i = n)$$
$$\times [\eta_{0c}^{Y_i} (1 - \eta_{0c})^{1-Y_i} \omega_c + \eta_n^{Y_i} (1 - \eta_n)^{1-Y_i} \omega_n](1 - \xi).$$

(2) 对 $i \in S(0,1)$,

$$P(Y_i, Z_i = 0, D_i = 1) = P(Y_i, Z_i = 0, D_i = 1, C_i = a)$$
$$= \eta_a^{Y_i} (1 - \eta_a)^{1-Y_i} \omega_a (1 - \xi).$$

(3) 对 $i \in S(1,0)$,

$$P(Y_i, Z_i = 1, D_i = 0) = P(Y_i, Z_i = 1, D_i = 0, C_i = n)$$
$$= \eta_n^{Y_i} (1 - \eta_n)^{1-Y_i} \omega_n \xi.$$

(4) 对 $i \in S(1,1)$,

$$P(Y_i, Z_i = 1, D_i = 1)$$
$$= P(Y_i, Z_i = 1, D_i = 1, C_i = c) + P(Y_i, Z_i = 1, D_i = 1, C_i = a)$$
$$= P(Y_i | Z_i = 1, C_i = c) P(Z_i = 1) P(C_i = c)$$
$$+ P(Y_i | Z_i = 1, C_i = a) P(Z_i = 1) P(C_i = a)$$
$$= [\eta_{1c}^{Y_i} (1 - \eta_{1c})^{1-Y_i} \omega_c + \eta_a^{Y_i} (1 - \eta_a)^{1-Y_i} \omega_a] \xi.$$

因此, 对数似然函数如下:

$$l(\theta) = r_{00} \log[\eta_{0c} \omega_c + \eta_n \omega_n](1 - \xi)$$
$$+ (N_{00} - r_{00}) \log[(1 - \eta_{0c}) \omega_c (1 - \eta_n)](1 - \xi)$$
$$+ r_{01} \log[\eta_a \omega (1 - \xi)] + (N_{01} - r_{01}) \log[(1 - \eta_a) \omega (1 - \xi)]$$
$$+ r_{10} \log[\eta_n \omega_n \xi] + (N_{10} - r_{10}) \log[(1 - \eta_n) \omega_n \xi]$$

$$+r_{11}\log[\,\eta_{1c}\omega_c+\eta_a\omega_a\,]\xi$$
$$+(N_{11}-r_{11})\log\,\big[\,(1-\eta_{1c})\,\omega_c+(1-\eta_a)\,\omega_a\,\big]\xi.$$

最大化上面的对数似然函数,就可以得到 $\theta=(\eta_{zt},\omega_t,\xi)$ 的极大似然估计.

由于上面给出的观测数据似然函数形式很复杂,涉及大量缺失数据的混合结构,因此直接最大化似然函数在计算上很有挑战性. 为了克服计算难题,我们把 C_i 当作缺失数据,用 EM 算法来计算 θ 的极大似然估计 $\hat{\theta}$,因为如果所有人的 C_i 都是已知的,完整数据似然函数的形式比较简单.

我们的完整数据包含 Y_i、C_i、Z_i 和 D_i,完整数据的似然函数是

$$L_c(\theta)=\prod_{i=1}^{N}P[\,Y_i,C_i,Z_i,D_i\,]=\prod_{i=1}^{N}P[\,Y_i|C_i,Z_i,D_i\,]P[\,D_i|C_i,Z_i\,]P[\,C_i\,]P[\,Z_i\,].$$

令 $x_{yzt}=\sum_{i=1}^{N}I(Y_i=y,Z_i=z,C_i=t)$,也就是 $Y_i=y,Z_i=z,C_i=t$ 的个体数量,x_{yzt} 是观测不到的. 完整数据的对数似然函数是:

$$\begin{aligned}
l_c(\theta)=&x_{10n}\log[\,\eta_n\omega_n(1-\xi)\,]+x_{00n}\log[\,(1-\eta_n)\,\omega_n(1-\xi)\,]\\
&+x_{10a}\log[\,\eta_a\omega_a(1-\xi)\,]+x_{00a}\log[\,(1-\eta_a)\,\omega_a(1-\xi)\,]\\
&+x_{10c}\log[\,\eta_{0c}\omega_c(1-\xi)\,]+x_{00c}\log[\,(1-\eta_{0c})\,\omega_c(1-\xi)\,]\\
&+x_{11n}\log[\,\eta_n\omega_n\xi\,]+x_{01n}\log[\,(1-\eta_n)\,\omega_n\xi\,]\\
&+x_{11a}\log[\,\eta_a\omega_a\xi\,]+x_{01a}\log[\,(1-\eta_a)\,\omega_a\xi\,]\\
&+x_{11c}\log[\,\eta_{1c}\omega_c\xi\,]+x_{01c}\log[\,(1-\eta_{1c})\,\omega_c\xi\,].
\end{aligned}$$

观测数据包含 $Y=(Y_1,\cdots,Y_N)$、$Z=(Z_1,\cdots,Z_N)$ 和 $D=(D_1,\cdots,D_N)$.

第四章已经说明,EM 算法包括持续迭代的 E 步和 M 步,直至收敛. 在第 $k+1$ 个 E 步中,给定观测数据和第 k 步中的参数估计值 $\theta=\theta^{(k)}$,我们对完整数据的对数似然函数取期望. 即 $\mathbb{E}(l_c(\theta)|Y,D,\theta=\theta^{(k)})$ 容易写出

$$\begin{aligned}
&E(l_c(\theta)|Y,D,Z,\theta=\theta^{(k)})\\
=&x_{10n}^{(k)}\log(\eta_n\omega_n(1-\xi))+x_{00n}^{(k)}\log((1-\eta_n)\,\omega_n(1-\xi))\\
&+x_{10a}^{(k)}\log(\eta_a\omega_n(1-\xi))+x_{00a}^{(k)}\log((1-\eta_a)\,\omega_n(1-\xi))\\
&+x_{10c}^{(k)}\log(\eta_{0c}\omega_c(1-\xi))+x_{00c}^{(k)}\log((1-\eta_{0c})\,\omega_c(1-\xi))\\
&+x_{11n}^{(k)}\log(\eta_n\omega_n\xi)+x_{01n}^{(k)}\log((1-\eta_n)\,\omega_n\xi)\\
&+x_{11a}^{(k)}\log(\eta_a\omega_n\xi)+x_{01a}^{(k)}\log((1-\eta_a)\,\omega_a\xi)\\
&+x_{11c}^{(k)}\log(\eta_{1c}\omega_c\xi)+x_{01c}^{(k)}\log((1-\eta_{1c})\,\omega_c\xi),
\end{aligned}$$

其中

$$\begin{aligned}
x_{yzt}^{(k)}=&E(x_{yzt}|Y,D,Z,\theta=\theta^{(k)})\\
=&\sum_{i=1}^{N}E(I_{[Y_i=y]}I_{[Z_i=z]}I_{[C_i=t]}|Y_i=y,Z_i=z,D_i=d,\theta=\theta^{(k)})\\
=&\sum_{i=1}^{N}I_{[Y_i=y]}I_{[Z_i=z]}P(C_i=t|Y_i=y,Z_i=z,D_i=d,\theta=\theta^{(k)}),
\end{aligned}$$

$d=D_i(z)$.

M 步对 θ 最大化 $E(l_c(\theta)|Y,D,\theta=\theta^{(k)})$,得到下面的极大似然更新估计量:

$$\hat{\xi}^{(k+1)}=\frac{x_{11n}^{(k)}+x_{01n}^{(k)}+x_{11a}^{(k)}+x_{01a}^{(k)}+x_{11c}^{(k)}+x_{01c}^{(k)}}{N},$$

$$\widehat{\eta_n}^{(k+1)} = \frac{x_{10n}^{(k)} + x_{11n}^{(k)}}{x_{10n}^{(k)} + x_{00n}^{(k)} + x_{11n}^{(k)} + x_{01n}^{(k)}},$$

$$\widehat{\eta_a}^{(k+1)} = \frac{x_{10a}^{(k)} + x_{11a}^{(k)}}{x_{10a}^{(k)} + x_{00a}^{(k)} + x_{11a}^{(k)} + x_{01a}^{(k)}},$$

$$\widehat{\eta_{0c}}^{(k+1)} = \frac{x_{10c}^{(k)}}{x_{10c}^{(k)} + x_{00c}^{(k)}}, \widehat{\eta_{1c}}^{(k+1)} = \frac{x_{11c}^{(k)}}{x_{11c}^{(k)} + x_{01c}^{(k)}},$$

和

$$\widehat{\omega_t}^{(k+1)} = \frac{\sum_{z,y=0,1} x_{yzt}^{(k)}}{N}.$$

重复 E 步和 M 步直至 $\hat{\theta}^{(k)}$ 收敛,收敛值 $\hat{\theta}$ 是 θ 的极大似然估计量. 极大似然估计量的方差可以通过 Fisher 信息矩阵得到.

假设 θ 的一个先验分布,贝叶斯分析基于 θ 的后验分布进行推断,其后验分布定义为给定观测数据的条件下 θ 的条件分布. 由于 CACE 是 θ 的函数,我们也可以从 θ 的后验分布计算 CACE 的后验分布.

值得注意的是,相比于频率学派,如果贝叶斯方法给定了参数的正常先验分布,不可识别模型的分析就不会成为太大的问题. 这是因为,即使是对于观测数据不可识别的模型,只要假定了正常的参数先验分布,就一定能得到正常的后验分布. 给定了正常先验分布,所有的模型参数总可以从后验分布中估计出来(Eberly 和 Carlin,2000). 然而,Gelfand 和 Sahu(1999)也注意到,信息性过强的先验会支配推断,接近于非正常的先验又会产生病态的后验分布. 因此,贝叶斯方法一般假设正常的先验分布,而不假设排他性约束.

我们使用数据扩充方法来寻找给定观测数据下 θ 的后验分布 $p(\theta|Z^{\mathrm{obs}}, D^{\mathrm{obs}}, Y^{\mathrm{obs}})$,因为 $(Z^{\mathrm{obs}}, D^{\mathrm{obs}}, Y^{\mathrm{obs}}, C)$ 的完整数据比观测数据有更简单的似然函数形式.

在 EM 算法中,我们有完整数据的似然函数:

$$\begin{aligned}
L_c(\theta) = & \xi^{N_1} (1-\xi)^{N_0} \left[\eta_n \omega_n (1-\xi)\right]^{x_{10n}} \left[(1-\eta_n) \omega_n (1-\xi)\right]^{x_{00n}} \\
& \times \left[\eta_a \omega_a (1-\xi)\right]^{x_{10a}} \left[(1-\eta_a) \omega_a (1-\xi)\right]^{x_{00a}} \\
& \times \left[\eta_{0c} \omega_c (1-\xi)\right]^{x_{10c}} \left[(1-\eta_{0c}) \omega_c (1-\xi)\right]^{x_{00c}} \\
& \times \left[\eta_n \omega_n \xi\right]^{x_{11n}} \left[(1-\eta_n) \omega_n \xi\right]^{x_{01n}} \\
& \times \left[\eta_a \omega_a \xi\right]^{x_{11a}} \left[(1-\eta_a) \omega_a \xi\right]^{x_{01a}} \\
& \times \left[\eta_{1c} \omega_c \xi\right]^{x_{11c}} \left[(1-\eta_{1c}) \omega_c \xi\right]^{x_{01c}}.
\end{aligned}$$

为了应用数据扩充,我们需要做三件事:①设定 θ 的先验;②从完整数据后验分布中抽样;③给定 Y_i, D_i, Z_i,从 C_i 的条件预测分布中抽样. 由于观测数据似然函数是大量缺失数据的混合结构,因此后验分布可能对先验分布的选取很敏感.

我们可以从简单的共轭分布族中选取先验分布. 先验分布相当于是往观测数据中又添加了 30 个额外的观测值:每种依从类型添加了 10 个观测值,对于每种类型,下面的四种二值变量组合每种添加了 2.5 个观测值:

$$p(\theta) \approx \prod_{t \in \{c,n,a\}} \prod_{z \in \{0,1\}} \prod_{y \in \{0,1\}} \left[\xi_z \omega_t \eta_{zt}^y (1-\eta_{zt})^{1-y}\right]^{2.5}.$$

假设参数先验是独立的,θ 的完整数据后验分布可以写成 5 个分布的乘积,1 个对应于 x_i,

$$p(\xi|C, Z_{\mathrm{obs}}, D_{\mathrm{obs}}, Y_{\mathrm{obs}}) \approx \xi^{N_1+15} (1-\xi)^{N_0+15},$$

3 个对应于依从类型,

$$p(\omega|C, Z_{\mathrm{obs}}, D_{\mathrm{obs}}, Y_{\mathrm{obs}}) \approx \prod_{t \in \{n, a, c\}} \omega_t^{10 + x_{10t} + x_{00t} + x_{11t} + x_{01t}},$$

1 个对应于结局变量,

$$p(\eta|C, Z_{\mathrm{obs}}, D_{\mathrm{obs}}, Y_{\mathrm{obs}}) \approx$$
$$\eta_{0c}^{5 + x_{10c} + x_{00c}} \eta_{1c}^{5 + x_{11c} + x_{01c}} \eta_n^{10 + x_{11n} + x_{01n} + x_{10n} + x_{00n}} \eta_a^{10 + x_{11a} + x_{01a} + x_{10a} + x_{00a}}.$$

8.8 非依从和缺失结局的数据

在实际的一些临床试验中,除了非依从性以外,某些个体的响应变量也可能有缺失. 研究者们提出了很多方法来处理非依从性和缺失数据的问题. 为了展现出这些方法的核心思路,在本节中我们假设响应变量是二值的,在隐性可忽略的缺失机制下介绍估计 CACE 的矩方法和极大似然方法(Frangakis 和 Rubin,1999;Zhou 和 Li,2006).

为了使得模型可识别,我们需要对缺失数据机制做一些额外的假设. 这里我们做隐性可忽略假设和复合排他性约束假设(Frangakis 和 Rubin,1999).

(1)隐性可忽略假设:在每一个隐性依从性协变量水平(每个依从组)内,潜在结果和潜在无响应指示变量相互独立,即

$$P\{R_i(1), R_i(0)|C_i, Y_i(1, D_i(1)), Y_i(0, D_i(0))\} = P\{R_i(1), R_i(0)|C_i\}.$$

(2)复合排他性约束假设:对于绝不治疗者和绝对治疗者,Z 只能通过 D 来影响 Y 和 R.

这里,对绝不治疗者子人群,复合排他性约束假设包含了双重假设,潜在结果的分布 $P(Y(1,0)=1|Z=1, D=0)$ 和 $P(Y(0,0)=1|Z=0, D=0)$ 是相同的,缺失数据指标的分布 $P(R(1)=1|Z=1, D=0)$ 和 $P(R(0)=1|Z=1, D=0)$ 也是相同的. 换句话说,处理分配方案不影响绝不治疗者的潜在结果和缺失数据指标的分布. 同样的,对于绝对治疗者子人群的复合排他性约束假设包含了处理分配方案不会影响绝对治疗者的潜在结果和缺失数据指标分布的双重假设.

为了导出 CACE 的估计量,我们还需要再引入一些记号. 令 $\gamma_{zt} = P(R_i=1|Z_i=z, C_i=t)$. 表示 $Z_i=z, C_i=t$ 的个体观测到结局的概率,定义

$$\eta_{zt} = P(Y_i(z, D_i(z))=1|Z_i=z, C_i=t).$$

为给定依从类型和处理分配方案的潜在结果 $Y_i(z, D_i(z))$ 条件概率,再定义

$$\psi_{tzd} = P(C_i=t|Z_i=z, D_i=d).$$

为给定观察到的处理分配方案和实际接受方案下的依从类型概率.

在复合排他性约束假设下,有

$$\eta_{1n} = \eta_{0n} \equiv \eta_n, \gamma_{1n} = \gamma_{0n} \equiv \gamma_n.$$

此外,在我们的假设下,很多给定观测数据的依从类型条件概率都是已知的:

$$\psi_{n00} = P[C_i=n|Z_i=0, D_i=0], \psi_{n10}=1, \psi_{n01}=0, \psi_{n11}=0,$$
$$\psi_{a00}=0, \psi_{a10}=0, \psi_{a01}=1, \psi_{a11} = P[C_i=a|Z_i=1, D_i=1],$$
$$\psi_{c00} = P[C_i=c|Z_i=0, D_i=0] = 1-\psi_{n00}, \psi_{c10}=0, \psi_{c01}=0,$$
$$\psi_{c11} = P[C_i=c|Z_i=1, D_i=1] = 1-\psi_{a11}.$$

因此在 ψ_{tzd} 中,只有 ψ_{n00} 和 ψ_{a11} 是未知的. 为了简化记号,我们用 $\psi_{n00}=\psi_n$ 和 $\psi_{a11}=\psi_a$ 表示这两个感兴趣的未知参数.

潜在结果和缺失数据机制的边缘分布由 10 个参数定义：$\psi_n, \psi_a, \eta_n, \eta_a, \eta_{0c}, \eta_{1c}, \gamma_n, \gamma_a, \gamma_{0c}, \gamma_{1c}$，用 θ 表示这些参数的向量，即 $\theta = (\psi_n, \psi_a, \eta_n, \eta_a, \eta_{0c}, \eta_{1c}, \gamma_n, \gamma_a, \gamma_{0c}, \gamma_{1c})$ 我们首先介绍一些用来描述数据的记号.

（1）令 $N_{zd} \equiv \sum_{i=1}^N I(R_i=1, Z_i=z, D_i=d)$ 表示被分配到处理 z、实际上接受了处理 d 且有观测到结局的个体数量.

（2）令 $r_{zd} \equiv \sum_{i=1}^N I(R_i=1, Y_i=1, Z_i=z, D_i=d)$ 表示被分配到处理 z、实际上接受了处理 d 且观测到的结局为 1（例如，在流感疫苗例子中表示住院）的个体数量.

（3）令 $M_{zd} \equiv \sum_{i=1}^N I(R_i=0, Z_i=z, D_i=d)$ 表示被分配到处理 z、实际上接受了处理 d 且缺失结局的个体数量.

下面我们介绍 θ 的两种估计方法：基于矩的方法和极大似然方法. 我们首先从非依从子人群的基于矩的参数估计开始.

首先给出 ψ_n 和 ψ_a 的矩估计. 在随机化条件下，我们预期 $P(Z=1|C=n)=P(Z=0|C=n)$. 由于绝不治疗者按照定义由 $D_i=0$，我们预期 $P(Z=1, D=0|C=n)=P(Z=0, D=0|C=n)$. 因此 $Z_i=1, D_i=0$ 的绝不治疗者数量等于 $Z_i=0, D_i=0$ 的绝不治疗者期望数量. 类似地，$Z_i=1, D_i=1$ 的绝对治疗者期望数量等于 $Z_i=0, D_i=1$ 的绝对治疗者数量. 于是有

$$\psi_n = \frac{P(C=n, Z=0, D=0)}{P(Z=0, D=0)} = \frac{P(C=n, Z=1, D=0)}{P(Z=0, D=0)} = \frac{P(Z=1, D=0)}{P(Z=0, D=0)}$$

和

$$\psi_a = \frac{P(C=c, Z=1, D=1)}{P(Z=1, D=1)} = \frac{P(C=c, Z=0, D=1)}{P(Z=1, D=1)} = \frac{P(Z=0, D=1)}{P(Z=1, D=1)}.$$

因此，ψ_n 和 ψ_a 的基于矩的估计分别为：

$$\hat{\psi}_n = \frac{N_{10}+M_{10}}{N_{00}+M_{00}}, \hat{\psi}_a = \frac{N_{01}+M_{01}}{N_{11}+M_{11}}.$$

下面我们导出 η_n、η_a、γ_n 和 γ_a 的基于矩的估计. 根据隐性可忽略性假设，有 $P(Y=1|Z=1, C=n)=P(Y=1|Z=1, C=n, R=1)$，$P(Y=1|Z=0, C=a)=P(Y=1|Z=0, C=a, R=0)$. 于是，有

$$\eta_n = \frac{P(Y=1, Z=1, C=n, R=1)}{P(Z=1, C=n, R=1)} = \frac{P[Y=1, Z=1, D=0, R=1]}{P[Z=1, D=0, R=1]}$$

和

$$\eta_a = \frac{P(Y=1, Z=0, C=a, R=1)}{P(Z=0, C=n, R=1)} = \frac{P[Y=1, Z=0, D=1, R=1]}{P[Z=0, D=1, R=1]}.$$

因此，η_n 和 η_a 的基于矩的估计分别为

$$\hat{\eta}_n = \frac{r_{10}}{N_{10}}, \hat{\eta}_a = \frac{r_{01}}{N_{01}}.$$

根据复合排他性约束假设，有如下的结果：

$$\gamma_n = P(R=1|Z=1, C=n) = \frac{P(R=1, Z=1, D=0)}{P(Z=1, D=0)}$$

和

$$\gamma_a = P(R=1|Z=0, C=a) = \frac{P(R=1, Z=0, D=1)}{P(Z=0, D=1)}.$$

因此, γ_n 和 γ_a 的基于矩的估计分别为

$$\hat{\gamma}_n = \frac{N_{10}}{N_{10}+M_{10}}, \hat{\gamma}_a = \frac{N_{01}}{N_{01}+M_{10}}.$$

接下来我们导出依从组参数的矩估计量. 注意到 $P(R=1|Z=z,D=d)$ 可以直接表示成非依从组参数 γ_{zt} 和 ψ_{zdt} 的混合,是可估的,也可以表示成 $P(R=1,Z=z,D=\pi_{zd})$ 和 $P(Z=z,D=\xi_{zd})$ 的比. 也就是,

$$\frac{\pi_{zd}}{\xi_{zd}} = P[R=1|Z=z,D=d]$$

$$= \sum_{t \in \{n,a,c\}} P[R=1|Z=z,D=d,C=t]P[C=t|Z=z,D=d]$$

$$= \sum_{t \in \{n,a,c\}} \gamma_{zt}\psi_{zdt}.$$

在上式中分别令 $z=0,1$,得到

$$\frac{\pi_{00}}{\xi_{00}} = \gamma_n\psi_n + \gamma_{0c}(1-\psi_n), \quad \frac{\pi_{11}}{\xi_{11}} = \gamma_a\psi_a + \gamma_{1c}(1-\psi_a). \tag{8.8}$$

解方程 (8.8) 式中的 γ_{0c} 和 γ_{1c},得到

$$\gamma_{0c} = \frac{1}{1-\psi_n}\left(\frac{\pi_{00}}{\xi_{00}} - \gamma_n\psi_n\right),$$

$$\gamma_{1c} = \frac{1}{1-\psi_a}\left(\frac{\pi_{11}}{\xi_{11}} - \gamma_a\psi_a\right).$$

由于

$$\frac{1}{N}\sum_{i=1}^{N} R_i I(Z_i=d,D_i=d) \text{ 和 } \frac{1}{N}\sum_{i=1}^{N} I(Z_i=d,D_i=d).$$

分别是 π_{zd} 和 ξ_{zd} 的无偏估计, γ_{0c} 和 γ_{1c} 的基于矩的估计量分别是

$$\hat{\gamma}_{0c} = \frac{1}{1-\hat{\psi}_n}\left(\frac{\hat{\pi}_{00}}{\hat{\xi}_{00}} - \hat{\gamma}_n\hat{\psi}_n\right)$$

和

$$\hat{\gamma}_{1c} = \frac{1}{1-\hat{\psi}_a}\left(\frac{\hat{\pi}_{11}}{\hat{\xi}_{11}} - \hat{\gamma}_a\hat{\psi}_a\right),$$

其中

$$\hat{\pi}_{zd} = \frac{1}{N}\sum_{i=1}^{N} R_i I(Z_i=d,D_i=d) = \frac{N_{zd}}{N}$$

和

$$\hat{\xi}_{zd} = \frac{1}{N}\sum_{i=1}^{N} I(Z_i=d,D_i=d) = \frac{N_{zd}+M_{zd}}{N}.$$

用同样的思路,我们把依从组参数 η_{0c} 和 η_{1c} 表达成可估量的函数. 可以验证,

$$\frac{\upsilon_{00}}{\pi_{00}} = P(Y=1|Z=0,D=0,R=1)$$

$$= P(Y=1|Z=0,D=0,R=1,C=n)P(C=n|Z=0,D=0,R=1)$$

$$+P(Y=1|Z=0,D=0,R=1,C=c)P(C=c|Z=0,D=0,R=1).$$

经过简单的计算,可以得到

$$P(C=n|Z=0,D=0,R=1)=\frac{\gamma_n\psi_n}{\gamma_n\psi_n+\gamma_{0c}(1-\psi_n)}$$

和

$$P(C=c|Z=0,D=0,R=1)=\frac{\gamma_{0c}(1-\psi_n)}{\gamma_n\psi_n+\gamma_{0c}(1-\psi_n)}$$

因此,

$$\frac{\upsilon_{00}}{\pi_{00}}=\eta_n\cdot\frac{\gamma_n\psi_n}{\gamma_n\psi_n+\gamma_{0c}(1-\psi_n)}+\eta_{0c}\cdot\frac{\gamma_{0c}(1-\psi_n)}{\gamma_n\psi_n+\gamma_{0c}(1-\psi_n)}.$$

和 υ_{00}/π_{00} 的表达式类似,得到

$$\frac{\upsilon_{11}}{\pi_{11}}=\eta_a\cdot\frac{\gamma_a\psi_a}{\gamma_a\psi_a+\gamma_{1c}(1-\psi_a)}+\eta_{1c}\cdot\frac{\gamma_{1c}(1-\psi_a)}{\gamma_a\psi_a+\gamma_{1c}(1-\psi_a)}.$$

在上述等式中解 η_{0c} 和 η_{1c},得到

$$\eta_{0c}=\frac{1}{\gamma_{0c}(1-\psi_n)}\left(\frac{\upsilon_{00}}{\pi_{00}}\cdot[\gamma_n\psi_n+\gamma_{0c}(1-\psi_n)]-\eta_n\gamma_n\psi_n\right)$$

和

$$\eta_{1c}=\frac{1}{\gamma_{1c}(1-\psi_a)}\left(\frac{\upsilon_{11}}{\pi_{11}}\cdot[\gamma_a\psi_a+\gamma_{1c}(1-\psi_a)]-\eta_a\gamma_a\psi_a\right).$$

于是有 η_{0c} 和 η_{1c} 的基于矩的估计量分别为

$$\widehat{\eta_{0c}}=\frac{1}{1-\widehat{\gamma_{0c}}\widehat{\psi_n}}\left\{[\widehat{\gamma_n\psi_n}+\gamma_{0c}\widehat{(1-\psi_n)}]\cdot\frac{r_{00}}{N_{00}}-\widehat{\eta_n}\widehat{\gamma_n}\widehat{\psi_n}\right\},$$

$$\widehat{\eta_{0c}}=\frac{1}{1-\widehat{\gamma_{1c}}\widehat{\psi_a}}\left\{[\widehat{\gamma_a\psi_a}+\gamma_{1c}\widehat{(1-\psi_a)}]\cdot\frac{r_{11}}{N_{11}}-\widehat{\eta_a}\widehat{\gamma_a}\widehat{\psi_a}\right\}.$$

使用上面的估计量,我们可以估计三种依从类型的比例 ω_n、ω_a 和 ω_c 如下:

$$\hat{\omega}_n=\frac{2(N_{10}+M_{10})}{N},\hat{\omega}_a=\frac{2(N_{01}+M_{01})}{N},\hat{\omega}_c=1-\hat{\omega}_n-\hat{\omega}_a,$$

其中 N 是总的样本量. 最后,CACE 的估计量是

$$\widehat{\text{CACE}}=\hat{\eta}_{1c}-\hat{\eta}_{0c}.$$

可以用自采样法计算矩估计量的标准误差.

基于矩的估计量存在的一个问题是,估计量并不一定落在参数的取值空间内. 下面,我们介绍因果参数的极大似然估计.

可以计算观测数据的对数似然函数 $l(\theta)=\log L(\theta)$ 为

$$\begin{aligned}
l(\theta)=&r_{00}\log[\eta_n\gamma_n\omega_n+\eta_{0c}\gamma_{0c}(1-\omega_n-\omega_a)]\\
&+(N_{00}-r_{00})\log[(1-\eta_n)\gamma_n\omega_n+(1-\eta_{0c})\gamma_{0c}(1-\omega_n-\omega_a)]\\
&+r_{10}\log(\eta_n\gamma_n\omega_n)+(N_{10}-r_{10})\log[(1-\eta_n)\gamma_n\omega_n]\\
&+r_{01}\log(\eta_a\gamma_a\omega_a)+(N_{01}-r_{01})\log[(1-\eta_a)\gamma_a\omega_a]\\
&+r_{11}\log[\eta_a\gamma_a\omega_a+\eta_{1c}\gamma_{1c}(1-\omega_n-\omega_a)]\\
&+(N_{11}-r_{11})\log[(1-\eta_a)\gamma_a\omega_a+(1-\eta_{1c})\gamma_{1c}(1-\omega_n-\omega_a)]
\end{aligned}$$

$$+M_{00} \log\left[(1-\gamma_n)\omega_n+(1-\gamma_{0c})(1-\omega_n-\omega_a)\right]$$
$$+M_{10} \log\left[(1-\gamma_n)\omega_n\right]+M_{01} \log\left[(1-\gamma_a)\omega_a\right]$$
$$+M_{11} \log\left[(1-\gamma_a)\omega_a+(1-\gamma_{1c})(1-\omega_n-\omega_a)\right]$$
$$+N \log\left(\frac{1}{2}\right). \tag{8.9}$$

为了得到 θ 的极大似然估计量,我们可以直接求解 θ 的得分函数,也就是对数似然函数对 θ 的偏导数 $S(\theta)=\partial l(\theta)/\partial\theta$. 利用 Fisher 信息矩阵,可以得到参数估计量的标准误差.

直接最大化观测数据对数似然函数的方法存在一个明显的缺点,公式(8.9)给出的对数似然函数形式太复杂,它涉及大量缺失数据的混合结构. 为了克服这一问题,我们提出用 EM 算法求解 θ 的极大似然估计. 在 EM 算法中,我们把 C_i 当作缺失数据,因为如果所有个体的 C_i 都是已知的,完整数据的条件似然函数形式会比较简单.

在 EM 算法的 E 步中,我们计算在给上一步的参数值 $\theta^{(k)}$ 和观测数据条件下的完整数据条件对数似然函数期望. 在 M 步中,我们最大化之一期望,得到新的参数 $\theta^{(k+1)}$,典型的方法是通过微分. 重复 E 步和 M 步直至收敛,即对于一个足够小的常数 ϵ,如果在第 K 步 $|\theta^{(K+1)}-\theta^{(K)}|<\epsilon$,则停止迭代. EM 算法的一个主要优势是,它能够给出 $\theta^{(k+1)}$ 关于 $\theta^{(k)}$ 和观测数据的精确表达式,因而大大简化了计算过程. 下面我们给出 E 步和 M 步的细节.

用 x_{yrzt} 表示 $Y_i=y,R_i=r,Z_i=z,C_i=t$ 的个体数量,进而可以得到完整数据的对数似然函数:

$$l_c(\theta)=x_{110n} \log(\eta_n\gamma_n\omega_n)+x_{110c} \log(\eta_{0c}\gamma_{0c}(1-\omega_n-\omega_n))$$
$$+x_{010n} \log\left[(1-\eta_n)\gamma_n\omega_n\right]+x_{010c} \log\left[(1-\eta_{0c})\gamma_{0c}(1-\omega_n-\omega_a)\right]$$
$$+x_{111n} \log(\eta_n\gamma_n\omega_n)+x_{011n} \log((1-\eta_n)\gamma_n\omega_n)+x_{110a} \log(\eta_a\gamma_a\omega_a)$$
$$+x_{010a} \log\left[(1-\eta_a)\gamma_a\omega_a\right]+x_{111a} \log(\eta_a\gamma_a\omega_a)$$
$$+x_{111c} \log\left[\eta_{1c}\gamma_{1c}(1-\omega_n-\omega_a)\right]+x_{011a} \log\left[(1-\eta_a)\gamma_a\omega_a\right]$$
$$+x_{011c} \log\left[(1-\eta_{1c})\gamma_{1c}(1-\omega_n-\omega_a)\right]+x_{100n} \log\left[\eta_n(1-\gamma_n)\omega_n\right]$$
$$+x_{100c} \log\left[\eta_{0c}(1-\gamma_{0c})(1-\omega_n-\omega_a)\right]+x_{000n} \log\left[(1-\eta_n)(1-\gamma_n)\omega_n\right]$$
$$+x_{000c} \log\left[(1-\eta_{0c})(1-\gamma_{0c})(1-\omega_n-\omega_a)\right]+x_{101n} \log\left[\eta_n(1-\gamma_n)\omega_n\right]$$
$$+x_{001n} \log\left[(1-\eta_n)(1-\gamma_n)\omega_n\right]+x_{100a} \log\left[\eta_a(1-\gamma_a)\omega_a\right]$$
$$+x_{000a} \log\left[(1-\eta_a)(1-\gamma_a)\omega_a\right]+x_{101a} \log\left[\eta_a(1-\gamma_a)\omega_a\right]$$
$$+x_{101c} \log\left[\eta_{1c}(1-\gamma_{1c})(1-\omega_n-\omega_a)\right]+x_{001a} \log\left[(1-\eta_a)(1-\gamma_a)\omega_a\right]$$
$$+x_{001c} \log\left[(1-\eta_{1c})(1-\gamma_{1c})(1-\omega_n-\omega_a)\right].$$

在 E 步中,计算给定参数值 $\theta^{(k)}$ 和观测数据条件下的完整数据条件对数似然函数期望,有如下结果:

$$x_{110n}^{(k)}=\frac{\eta_n^{(k)}\gamma_n^{(k)}\omega_n^{(k)}}{\eta_n^{(k)}\gamma_n^{(k)}\omega_n^{(k)}+\eta_{0c}^{(k)}\gamma_{0c}^{(k)}(1-\omega_n^{(k)}-\omega_a^{(k)})}\cdot r_{00},$$

$$x_{110c}^{(k)}=\frac{\eta_{0c}^{(k)}\gamma_{0c}^{(k)}(1-\omega_n^{(k)}\omega_n^{(k)})}{\eta_n^{(k)}\gamma_n^{(k)}\omega_n^{(k)}+\eta_{0c}^{(k)}\gamma_{0c}^{(k)}(1-\omega_n^{(k)}-\omega_a^{(k)})}\cdot r_{00},$$

$$x_{010n}^{(k)}=\frac{(1-\eta_n)^{(k)}\gamma_n^{(k)}\omega_n^{(k)}}{(1-\eta_n)^{(k)}\gamma_n^{(k)}\omega_n^{(k)}+(1-\eta_{0c})^{(k)}\gamma_{0c}^{(k)}(1-\omega_n^{(k)}-\omega_a^{(k)})}\cdot(N_{00}-r_{00}),$$

$$x_{010c}^{(k)}=\frac{(1-\eta_{0c})^{(k)}\gamma_{0c}^{(k)}(1-\omega_n^{(k)}-\omega_a^{(k)})}{(1-\eta_n)^{(k)}\gamma_n^{(k)}\omega_n^{(k)}+(1-\eta_{0c})^{(k)}\gamma_{0c}^{(k)}(1-\omega_n^{(k)}-\omega_a^{(k)})}\cdot(N_{00}-r_{00}),$$

$$x_{111n}^{(k)} = r_{10},$$

$$x_{011n}^{(k)} = N_{10} - r_{10},$$

$$x_{110a}^{(k)} = r_{01},$$

$$x_{010a}^{(k)} = N_{01} - r_{01},$$

$$x_{111a}^{(k)} = \frac{\eta_a^{(k)} \gamma_a^{(k)} \omega_a^{(k)}}{\eta_a^{(k)} \gamma_a^{(k)} \omega_a^{(k)} + \eta_{1c}^{(k)} \gamma_{1c}^{(k)} (1 - \omega_n^{(k)}) - \omega_a^{(k)}} \cdot r_{11},$$

$$x_{111c}^{(k)} = \frac{\eta_{1c}^{(k)} \gamma_{1c}^{(k)} (1 - \omega_n^{(k)}) - \omega_a^{(k)}}{\eta_a^{(k)} \gamma_a^{(k)} \omega_a^{(k)} + \eta_{1c}^{(k)} \gamma_{1c}^{(k)} (1 - \omega_n^{(k)}) - \omega_a^{(k)}} \cdot r_{11},$$

$$x_{011a}^{(k)} = \frac{\eta_a^{(k)} \gamma_a^{(k)} \omega_a^{(k)}}{\eta_a^{(k)} \gamma_a^{(k)} \omega_a^{(k)} + \eta_{1c}^{(k)} \gamma_{1c}^{(k)} (1 - \omega_n^{(k)} - \omega_a^{(k)})} \cdot (N_{11} - r_{11}),$$

$$x_{011c}^{(k)} = \frac{\eta_{1c}^{(k)} \gamma_{1c}^{(k)} (1 - \omega_n^{(k)} - \omega_a^{(k)})}{\eta_a^{(k)} \gamma_a^{(k)} \omega_a^{(k)} + \eta_{1c}^{(k)} \gamma_{1c}^{(k)} (1 - \omega_n^{(k)} - \omega_a^{(k)})} \cdot (N_{11} - r_{11}),$$

$$x_{100n}^{(k)} = \frac{\eta_n^{(k)} (1 - \gamma_n^{(k)}) \omega_n^{(k)}}{(1 - \gamma_n^{(k)}) \omega_n^{(k)} + (1 - \gamma_{0c}^{(k)})(1 - \omega_n^{(k)} - \omega_a^{(k)})} \cdot M_{00},$$

$$x_{100c}^{(k)} = \frac{\eta_{0c}^{(k)} (1 - \gamma_{0c}^{(k)})(1 - \omega_n^{(k)} - \omega_a^{(k)})}{(1 - \gamma_n^{(k)}) \omega_n^{(k)} + (1 - \gamma_{0c}^{(k)})(1 - \omega_n^{(k)} - \omega_a^{(k)})} \cdot M_{00},$$

$$x_{000n}^{(k)} = \frac{(1 - \eta_n^{(k)})(1 - \gamma_n^{(k)}) \omega_n^{(k)}}{(1 - \gamma_n^{(k)}) \omega_n^{(k)} + (1 - \gamma_{0c}^{(k)})(1 - \omega_n^{(k)} - \omega_a^{(k)})} \cdot M_{00},$$

$$x_{000c}^{(k)} = \frac{(1 - \eta_{0c}^{(k)})(1 - \gamma_{0c}^{(k)})(1 - \omega_n^{(k)} - \omega_a^{(k)})}{(1 - \gamma_n^{(k)}) \omega_n^{(k)} + (1 - \gamma_{0c}^{(k)})(1 - \omega_n^{(k)} - \omega_a^{(k)})} \cdot M_{00},$$

$$x_{101n}^{(k)} = \eta_n^{(k)} \cdot M_{10},$$

$$x_{001n}^{(k)} = (1 - \eta_n^{(k)}) \cdot M_{10},$$

$$x_{100a}^{(k)} = \eta_a^{(k)} \cdot M_{01},$$

$$x_{000a}^{(k)} = (1 - \eta_a^{(k)}) \cdot M_{01},$$

$$x_{101a}^{(k)} = \frac{\eta_a^{(k)} (1 - \gamma_a^{(k)}) \omega_a^{(k)}}{(1 - \gamma_a^{(k)}) \omega_a^{(k)} + (1 - \gamma_{1c}^{(k)})(1 - \omega_n^{(k)} - \omega_a^{(k)})} \cdot M_{11},$$

$$x_{101c}^{(k)} = \frac{\eta_{1c}^{(k)} (1 - \gamma_{1c}^{(k)})(1 - \omega_n^{(k)} - \omega_a^{(k)})}{(1 - \gamma_a^{(k)}) \omega_a^{(k)} + (1 - \gamma_{1c}^{(k)})(1 - \omega_n^{(k)} - \omega_a^{(k)})} \cdot M_{11},$$

$$x_{001a}^{(k)} = \frac{(1 - \eta_a^{(k)})(1 - \gamma_a^{(k)}) \omega_a^{(k)}}{(1 - \gamma_a^{(k)}) \omega_a^{(k)} + (1 - \gamma_{1c}^{(k)})(1 - \omega_n^{(k)} - \omega_a^{(k)})} \cdot M_1,$$

$$x_{001c}^{(k)} = \frac{(1 - \eta_{1c}^{(k)})(1 - \gamma_{1c}^{(k)})(1 - \omega_n^{(k)} - \omega_a^{(k)})}{(1 - \gamma_a^{(k)}) \omega_a^{(k)} + (1 - \gamma_{1c}^{(k)})(1 - \omega_n^{(k)} - \omega_a^{(k)})} \cdot M_{11}.$$

在 M 步中,通过求解 $E[l_c(\theta)|Y,Z,D,\theta=\theta^{(k)}]$ 对 θ 偏导数的根,寻找下一步参数估计值 $\theta^{(k+1)}$,

$$S_c(\theta) = \frac{\partial E[l_c(\theta)|Y,Z,D,\theta=\theta^{(k)}]}{\partial \theta},$$

其中 $Y=(Y_1,\cdots,Y_N), Z=(Z_1,\cdots,Z_N), D=(D_1,\cdots,D_N)$ 是观测数据. 可以验证有如下成分:

$$\dot{l}_c(\omega_n) = \frac{x_{110n}^{(k)} + x_{010n}^{(k)} + x_{111n}^{(k)} + x_{011n}^{(k)} + x_{100n}^{(k)} + x_{000n}^{(k)} + x_{101n}^{(k)} + x_{001n}^{(k)}}{\omega_n}$$

$$-\frac{x_{110c}^{(k)}+x_{010c}^{(k)}+x_{111c}^{(k)}+x_{011c}^{(k)}+x_{100c}^{(k)}+x_{000c}^{(k)}+x_{101c}^{(k)}+x_{001c}^{(k)}}{1-\omega_n-\omega_a},$$

$$i_c(\omega_a)=\frac{x_{110a}^{(k)}+x_{010a}^{(k)}+x_{111a}^{(k)}+x_{011a}^{(k)}+x_{100a}^{(k)}+x_{000a}^{(k)}+x_{101a}^{(k)}+x_{001a}^{(k)}}{\omega_a}$$

$$-\frac{x_{110c}^{(k)}+x_{010c}^{(k)}+x_{111c}^{(k)}+x_{011c}^{(k)}+x_{100c}^{(k)}+x_{000c}^{(k)}+x_{101c}^{(k)}+x_{001c}^{(k)}}{1-\omega_n-\omega_a},$$

$$i_c(\gamma_n)=\frac{x_{110n}^{(k)}+x_{010n}^{(k)}+x_{111n}^{(k)}+x_{011n}^{(k)}}{\gamma_n}-\frac{x_{100n}^{(k)}+x_{000n}^{(k)}+x_{101n}^{(k)}+x_{001n}^{(k)}}{1-\gamma_n},$$

$$i_c(\gamma_a)=\frac{x_{110a}^{(k)}+x_{010a}^{(k)}+x_{111a}^{(k)}+x_{011a}^{(k)}}{\gamma_a}-\frac{x_{100a}^{(k)}+x_{000a}^{(k)}+x_{101a}^{(k)}+x_{001a}^{(k)}}{1-\gamma_a},$$

$$i_c(\gamma_{0c})=\frac{x_{110c}+x_{010c}}{\gamma_{0c}}-\frac{x_{100c}+x_{000c}}{1-\gamma_{0c}},$$

$$i_c(\gamma_{1c})=\frac{x_{111c}+x_{011c}}{\gamma_{1c}}-\frac{x_{101c}+x_{001c}}{1-\gamma_{1c}},$$

$$i_c(\eta_n)=\frac{x_{110n}^{(k)}+x_{111n}^{(k)}+x_{100n}^{(k)}+x_{101n}^{(k)}}{\eta_n}-\frac{x_{010n}^{(k)}+x_{011n}^{(k)}+x_{000n}^{(k)}+x_{001n}^{(k)}}{1-\eta_n},$$

$$i_c(\eta_a)=\frac{x_{110a}^{(k)}+x_{111a}^{(k)}+x_{100a}^{(k)}+x_{101a}^{(k)}}{\eta_a}-\frac{x_{010a}^{(k)}+x_{011a}^{(k)}+x_{000a}^{(k)}+x_{001a}^{(k)}}{1-\eta_a},$$

$$i_c(\eta_{0c})=\frac{x_{110c}+x_{100c}}{\eta_{0c}}-\frac{x_{010c}+x_{000c}}{1-\eta_{0c}},$$

$$i_c(\eta_{1c})=\frac{x_{111c}+x_{101c}}{\eta_{1c}}-\frac{x_{011c}+x_{001c}}{1-\eta_{1c}}.$$

解上面的方程,可以得到 $\omega_n^{(k+1)}$, $\omega_a^{(k+1)}$, $\gamma_n^{(k+1)}$, $\gamma_a^{(k+1)}$, $\gamma_{0c}^{(k+1)}$, $\gamma_{1c}^{(k+1)}$, $\eta_n^{(k+1)}$, $\eta_a^{(k+1)}$, $\eta_{0c}^{(k+1)}$, $\eta_{1c}^{(k+1)}$. 注意到 $\psi_n=\omega_n/(1-\omega_a)$, $\psi_a=\omega_a/(1-\omega_n)$, 也可以得到 $\psi_n^{(k+1)}$ 和 $\psi_a^{(k+1)}$.

8.9 对两个实例的分析

我们用第 8.2 节的两个例子说明前面介绍的几种方法.

8.9.1 对维生素 A 补充剂例子的分析

回到维生素 A 补充剂的例子,我们感兴趣的是服用维生素 A 补充剂对降低死亡率的因果作用. 由于被分配到干预组但没有服用维生素 A 补充剂的儿童死亡率是 0.014,远高于控制组的儿童死亡率 0.006,看起来似乎被分配到干预组但没有服用维生素 A 补充剂的儿童健康状况比控制组中没有服用维生素 A 补充剂的儿童健康状况更糟糕. 遵循方案分析舍弃了被分配到干预组但没有接受处理的个体,因此会产生维生素 A 补充剂因果作用的有偏估计,因为干预组中剩下的儿童比控制组中的儿童更健康.

为了获得无偏估计量,我们需要使用工具变量方法. 在这个例子中,控制组的个体都没有服用维生素 A 补充剂,因此 $D_i(0)=0$,而 $D_i(1)=0$ 或 1,其中 D_i 表示个体 i 是否实际上接受了维生素 A 补充剂. 所以单调性假设成立,$\omega_a=\omega_d=0$. 因果作用的工具变量估计量是 0.003 2,90% 置信

区间为 $(0.000\,9, 0.005\,5)$（Imbens 和 Rubin, 2014）.

在排他性约束下应用极大似然和贝叶斯方法, 得到 CACE 的极大似然估计是 0.003 2, 90% 置信区间为 $(0.001\,2, 0.005\,1)$, 在排他性约束下后验均值是 0.003 1, 90% 置信区间为 $(0.001\,2, 0.005\,1)$（Imbens 和 Rubin, 2014）.

8.9.2　流感疫苗例子的分析

在第 8.2.2 节描述的流感疫苗例子中, 我们遇到了缺失数据和非依从性的问题, 我们将应用第 8.8 节中介绍的矩方法和极大似然方法来处理这两个问题.

用极大似然方法, 我们得到 CACE 的估计量是 –0.009, 标准误差为 0.112; 用矩方法, 得到 CACE 地估计量是 0.009, 标准误差为 0.479. 因此, 极大似然和矩方法的 CACE 的 95% 置信区间分别为 $(-0.211, 0.229)$ 和 $(-0.948, 0.930)$.

尽管矩方法和极大似然方法得到的 CACE 估计量不同, 但它们都得到了同样的结论: 流感疫苗与降低呼吸系统疾病住院风险不相关.

8.10　处理非依从性和缺失数据的其他方法

前面几节介绍了用矩方法和极大似然方法来处理缺失数据和非依从性问题. 事实上, 还有一些其他方法也能处理这一问题. Taylor 和 Zhou (2009b) 通过发展矩估计的渐近理论, 进一步拓展了 Zhou 和 Li (2006) 的方法, 并提出了评价矩方法中隐性可忽略假设是否被破坏的敏感性分析.

Taylor 和 Zhou (2009a) 还发展了用多重填补来估计 CACE 的方法. 在前面几章已经讨论过, 相比于极大似然方法, 多重填补有一些优势. 多重填补 (以及贝叶斯分析) 相比于极大似然方法的一个重要优势是, 不需要单调性假设和复合排他性约束假设. 因此, 多重填补方法可以评估极大似然的估计程序, 在这些假设不成立时也可以使用. 然而, 对于多重填补和贝叶斯分析, 可识别性完全是建立在合理的或容易推导的先验分布上.

多重填补具有和极大似然方法最优性类似的性质 (不过多重填补肯定不是最优的, 因为极大似然方法不需要仿真模拟). 并且, 在几乎所有的情形下多重填补都可以使用, 而极大似然只能限制在具体的问题设定中. 极大似然估计可能不得不借助 EM 算法, 有的时候在求区间估计量时很难计算对数似然函数的显示积分或数值积分.

多重填补相比于贝叶斯和极大似然方法的一个优势是, 多重填补和标准的完整数据分析方法以及统计软件相协调. 在生成了填补数据之后, 对统计学不是那么专业的数据分析师也可以使用标准的统计软件来分析填补数据集. 由于填补过程和后续的分析过程是独立的, 只要提供了 m 个填补数据集, 就可以应用不同的方法来分析这些数据集, 如果要考虑新的分析方法, 就没有必要再重新填补了. 通过使用贝叶斯框架来填补, 用频率学派的方法来检验估计量, 我们可以充分利用贝叶斯框架, 例如在放宽假设条件的同时和频率学派的方法相比较. 在传统的完整数据分析方法由于存在缺失数据而无法 "解析地" 调整时, 正如不可忽略缺失机制或多元响应变量那样, 多重填补显得格外有吸引力.

如果缺失数据机制不是隐性可忽略的, 而是非随机缺失, 上述讨论的方法可能会产生有偏的 CACE 估计量. 响应变量 Y 的缺失机制经常是依赖于 Y 的值的, 例如, 身体状况变差的个体更有可能退出试验,也就是说,响应变量 Y 可能对缺失机制有直接的作用,这叫作完全非随机缺失数据.

Chen 等(2009)指出,即使是完全非随机缺失,在一些条件下感兴趣的参数仍然是可识别的. 进而,他们导出了矩估计和极大似然估计,并在有限样本下通过模拟试验评估了估计量的偏差、有效性和稳健性. 模拟试验的结果表明,他们提出的估计量在有限样本下表现可以.

附录 8.A:多元 Delta 方法

Delta 方法是推导随机向量的函数渐近分布的有力工具. 假设 $X_1, X_2, \cdots$ 是一列 k 维随机向量,满足:

$$n^b(X_n - a) \xrightarrow{d} Y \quad 分布,$$

其中 Y 是一个 k 维随机向量,a 是 k 维向量,b 是常数. 再假设 g 是从 $\mathcal{R}^k$ 到 $\mathcal{R}^l$ 的映射,对 a 的一阶导数 $\partial g(a)/\partial a$ 有限,$a \in \mathcal{R}^k$. 那么,多元 Delta 方法有如下的结论:

$$n^b(g(X_n) - g(a)) \xrightarrow{d} \frac{\partial g(a)}{\partial a} Y \quad 分布.$$

多元 Delta 方法的证明可以通过一阶 Taylor 展开得到(DasGupta, 2008; Vaart, 2000).

参考文献

Afifi, A. and Elashoff, R. (1966) Missing observations in multivariate statistics I: review of the literature. *Journal of the American Statistical Association*, 61:595–604.

Albert, J. H. and Chib, S. (1993) Bayesian analysis of binary and polychotomous response data. *Journal of the American Statistical Association*, 88:669–679.

Allison, P. D. (2001) *Missing Data*, Sage, Thousand Oaks, CA.

Andersen, P. K. and Gill, R. D. (1982) Cox's regression model for counting processes: a large-sample study. *Annals of Statistics*, 10:1100–1120.

Andersen, P. K., Borgan, O., Gill, R. D., and Keiding, N. (1993) *Statistical Models Based on Counting Processes*, Springer.

Andrige, R. R. and Little, R. J. A. (2010) A review of hot deck imputation for survey non-response. *International Statistical Review*, 78:40–64.

Angrist, J. D., Imbens, G. W., and Rubin, D.R. (1996) Identification of causal effects using instrumental variables. *Journal of the American Statistical Association*, 91: 444–455.

Bahadur, R. R. (1961) A representation of the joint distribution of responses to *n* dichotomous items. In: H. Solomon, editor, *Studies in Item Analysis and Prediction*: *Stanford Mathematical Studies in the Social Sciences VI*, Stanford University Press, Stanford, CA, pp. 158–168.

Barnard, J. and Rubin, D. B. (1999) Small sample degrees of freedom with multiple imputation. *Biometrika*, 86:948–955.

Basso, O., Pennell, M. L., Chen, A., and Longnecker, M. P. (2010) Mother's age at menarche and offspring size. *International Journal of Obesity*, 34:1766–1771.

Beekly, D. L., Ramos, E. M., van Belle, G., Deitrich, W., Clark, A. D., Jacka, M. E., Kukull, W. A., and the NIA-Alzheimer's Disease Canters (2004) The National Alzheimer's Coordinating Center (NACC) database: an Alzheimer disease database. *Alzheimer Disease and Associated Disorders*, 18:270–277.

Beekly, D. L., Ramos, E. M., Lee, W. W., Deitrich, W., Jacka, M. E., Wu, J., Hubbard, J. L., Koepsell, T. D., Morris, J. C., Kukull, W. A., and the NIA Alzheimer's Disease Centers (2007) The National Alzheimer's Coordinating Center (NACC) database: the uniform data set. *Alzheimer Disease and Associated Disorders*, 21:249–258.

Begun, J. M., Hall, W. J., Huang, W. M., and Wellner, J. A. (1983) Information and asymptotic efficiency in parametric–nonparametric models. *Annals of Statistics*, 11:432–452.

Beunckens, C., Sotto, C., and Molenberghs, G. (2008) A simulation study comparing weighted estimating equations with multiple imputation based estimating equations for longitudinal binary data. *Computational Statistics & Data Analysis*, 52:1533–1548.

Bickel, P. J., Klaasen, C. A., Ritov, Y., and Wellner, J. A. (1993) *Efficient and Adaptive Estimation for Semiparametric Models*, Johns Hopkins University Press.

Breslow, N. E. (2003) Whither PQL? UW Biostatistics Working Paper Series.

Carey, V., Zeger, S. L., and Diggle, P. J. (1993) Modelling multivariate binary data with alternating logistic regressions. *Biometrika*, 80:517–526.

Carpenter, J. and Kenward, M. G. (2013) *Multiple Imputation and Its Application, Statistics in Practice*, John Wiley & Sons, Ltd., Chichester, UK.

Cassel, C.-M., Särndal, C.-E., Wretman, J. H., Madow, W. G., and Olkin, I. (1983) Some uses of statistical models in connection with the nonresponse problem. In: Madow, W. G. and Olkin, I., editors, *Incomplete Data in Sample Surveys III. Proceedings of the Symposium on Incomplete Data*, Academic Press, New York.

Chen, B. and Zhou, X. H. (2011) Doubly robust estimates for binary longitudinal data analysis with missing response and missing covariates. *Biometrics*, 67:830–842.

Chen, B., Yi, G. Y., and Cook, R. J. (2010) Weighted generalized estimating functions for longitudinal response and covariate data that are missing at random. *Journal of the American Statistical Association*, 105:336–353.

Chen, C. F. (1985) On asymptotic normality of limiting density functions with Bayesian implications. *Journal of the Royal Statistical Society, Series B (Statistical Methodology)*, 97:540–546.

Chen, H., Geng, Z., and Zhou, X. H. (2009) Identifiability and estimation of causal effects in randomized trials with noncompliance and completely nonignorable missing data. *Biometrics*, 65:675–691.

Chen, H. Y. (2002) Double semiparametric method for missing covariates in Cox regression. *Journal of the American Statistical Association*, 97:565–576.

Chen, H. Y. (2004) Nonparametric and semiparametric models for missing covariates in parametric regression. *Journal of the American Statistical Association*, 99:1176–1189.

Chen, H. Y. and Little, R. J. (1999) Proportional hazards regression with missing covariates. *Journal of the American Statistical Association*, 94:896–908.

Chen, H. Y. and Little, R. J. (2001) A profile conditional likelihood approach for the semiparametric transformation regression model with missing covariates. *Lifetime Data Analysis*, 7:207–224.

Chen, M. H. and Ibrahim, J. G. (2001) Maximum likelihood methods for cure rate models with missing covariates. *Biometrics*, 57:43–52.

Chen, Z., Zhang, B., and Albert, P. S. (2011) A joint modeling approach to data with informative cluster size: robustness to the cluster size model. *Statistics in Medicine*, 30:1825–1836.

Cox, D. R. (1972) Regression models and life-tables (with discussion). *Journal of the Royal Statistical Society, Series B (Statistical Methodology)*, 34:187–220.

Cox, D. R. (1975) Partial likelihood. *Biometrika*, 62:269–276.

Curran, D., Molenberghs, G., Thijs, H., and Verbeke, G. (2004) Sensitivity analysis for pattern mixture models. *Journal of Biopharmaceutical Statistics*, 14:125–143.

Cuzick, J., Edward, R., and Segnan, N. (1997) Adjusting for non-compliance and contamination in randomized clinical trials. *Statistics in Medicine*, 16:1017–1029.

Daniels, J. and Hogan, J. W. (2008) *Missing Data in Longitudinal Studies*, Chapman & Hall/CRC.

DasGupta, A. (2008) *Asymptotic Theory of Statistics and Probability*, Springer, New York.

Demirtas, H., Arguelles, L. M., Chung, H., and Hedeker, D. (2007) On the performance of bias-reduction techniques for variance estimation in approximate Bayesian bootstrap imputation. *Computational Statistics and Data Analysis*, 51:4064–4068.

Dempster, A. P., Laird, N. M., and Rubin, D. B. (1977) Maximum likelihood from incomplete data via the EM algorithm (with discussion). *Journal of the Royal Statistical Society, Series B (Statistical Methodology)*, 39:1–38.

Diggle, P. J. and Kenward, M. G. (1994) Informative dropout in longitudinal data analysis (with discussion). *Journal of the Royal Statistical Society, Series C (Applied Statistics)*, 43:49–94.

Diggle, P. J., Heagerty, P., Liang, K. Y., and Zeger, S. L. (2002) *Analysis of Longitudinal Data*, Oxford University Press, Oxford.

Dunson, D. B., Chen, Z., and Harry, J. (2003) A Bayesian approach for joint modeling of cluster size and subunit-specific outcomes. *Biometrics*, 59:521–530.

Eberly, L. E. and Carlin, B. P. (2000) Identifiability and convergence issues for Markov chain Monte Carlo fitting of spatial models. *Statistics in Medicine*, 61:325–34.

Efron, B. and Feldman, D. (1991) Compliance as an explanatory variable in clinical trials. *Journal of the American Statistical Association*, 86:9–26.

Fay, R. E. (1996) Alternative paradigms for the analysis of imputed survey data. *Journal of the American Statistical Association*, 91:490–498.

Fitzmaurice, G. M. and Laird, N. M. (2000) Generalized linear mixture models for handling nonignorable dropouts in longitudinal studies. *Biostatistics*, 1:141–156.

Fitzmaurice, G. M., Molenberghs, G., and Lipsitz, S. R. (1995) Regression models for longitudinal binary responses with informative dropout. *Journal of the Royal Statistical Society, Series B (Statistical Methodology)*, 57:691–704.

Follmann, D. A. and Wu, M. C. (1995) An approximate generalized linear model with random effects for informative missing data. *Biometrics*, 51:151–168.

Fox, J. (2008) *Applied Regression Analysis and Generalized Linear Models*, Sage Publications, 2nd edition.

Frangakis, C. E. and Rubin, D. B. (1999) Addressing complications of intention-to-treat analysis in the combined presence of all-or-none treatment-noncompliance and subsequent missing outcomes. *Biometrika*, 86:365–379.

Frangakis, C. E., Rubin, D. B., and Zhou, X. H. (2002) Clustered encouragement designs with individual noncompliance: Bayesian inference with randomization, and application to advance directive forms (with discussion). *Biostatistics*, 3:147–164.

Friedman, L. M., Furberg, C. D., and DeMets, D. L. (1985) *Fundamentals of Clinical Trials*, PSG, Boston, MA.

Gelfand, A. E. and Sahu, S. K. (1999) Identifiability for improper priors and Gibbs sampling for generalized linear models. *Journal of the American Statistical Association*, 61:325–34.

Gelman, A. and Hill, J. (2006) Data Analysis Using Regression and Multilevel/Hierarchical Model, Cambridge University Press, New York, NY.

Gilks, W. R. and Wild, P. (1992) Adaptive rejection sampling for Gibbs sampling. *Applied Statistics*, 41:337–348.

Glynn, R. J., Laird, N. M., and Rubin, D. B. (1993) Multiple imputation in mixture models for nonignorable nonresponse with follow-ups. *Journal of the American Statistical Association*, 88:984–993.

Goetghebeur, E. and Molenberghs, G. (1996) Causal inference in a placebo-controlled clinical trial with binary outcome and ordered compliance. *Journal of the American Statistical Association*, 91:928–934.

Goetghebeur, E., Molenberghs, G., and Katz, J. (1998) Estimating the causal effect of compliance on binary outcome in randomized controlled trials. *Statistics in Medicine*, 17:341–355.

Goldstein, H. and Rasbash, J. (1996) Improved approximations for multilevel models with binary responses. *Journal of the Royal Statistical Society, Series A (Statistics in Society)*, 159:505–513.

Greenland, S. and Finkle, W. D. (1995) A critical look at methods for handling missing covariates in epidemiologic regression analyses. *American Journal of Epidemiology*, 142:1255–1264.

Heitjan, D. F. and Rubin, D. B. (1991) Ignorability and coarse data. *Annals of Statistics*, 19:2244–2253.

Hirano, K., Imbens, G. W., Rubin, D. B., and Zhou, X. H. (2000) Assessing the effect of an influenza vaccine in an encouragement design. *Biostatistics*, 1:1–20.

Hogan, J. W. and Laird, N. M. (1997) Mixture models for joint distribution of repeated measures and event times. *Statistics in Medicine*, 16:239–257.

Hogan, J. W., Roy, J., and Korkontzelou, C. (2004) Handling drop-out in longitudinal studies. *Statistics in Medicine*, 23:1455–1497.

Horton, N. J. and Laird, N. M. (1999) Maximum likelihood analysis of generalized linear models with missing covariates. *Statistical Methods in Medical Research*, 8:37–50.

Horvitz, D. G. and Thompson, D. J. (1952) A generalization of sampling without replacement from a finite universe. *Journal of the American Statistical Association*, 47:663–685.

Huang, L., Chen, M. H., and Ibrahim, J. G. (2005) Bayesian analysis for generalized linear models with nonignorably missing covariates. *Biometrics*, 61:767–780.

Ibrahim, J. G. (1990) Incomplete data in generalized linear models. *Journal of the American Statistical Association*, 85:765–769.

Ibrahim, J. G., Lipsitz, S. R., and Chen, M. H. (1999) Missing covariates in generalized linear models when the missing data mechanism is nonignorable. *Journal of the Royal Statistical Society, Series B (Statistical Methodology)*, 61:173–190.

Ibrahim, J. G., Chen, M. H., Lipsitz, S. R., and Herring, A. H. (2005) Missing-data methods for generalized linear models. *Journal of the American Statistical Association*, 100:332–346.

Imbens, G. and Rubin, D. B. (2014) *Causal Inference in Statistics and the Social Sciences*, Cambridge University Press, Cambridge, UK.

Imbens, G. W. and Rubin, D. B. (1997a) Bayesian inference for causal effects in randomized experiments with noncompliance. *Annals of Statistics*, 25:305–327.

Imbens, G. W. and Rubin, D. B. (1997b) Estimating outcome distributions for compliers in instrumental variables. *The Review of Economic Studies*, 64:555–574.

Jansen, I. and Molenberghs, G. (2010) Pattern-mixture models for categorical outcomes with non-monotone missingness. *Journal of Statistical Computation and Simulation*, 80:1279–1296.

Jin, H. and Rubin, D. B. (2008) Principal stratification for causal inference with extended partial compliance: application to Efron–Feldman data. *The Journal of the American Statistical Association*, 103:101–111.

Jones, M. P. (1996) Indicator and stratification methods for missing explanatory variables in multiple linear regression. *Journal of the American Statistical Association*, 91:222–230.

Langholz, B. and Goldstein, L. (1996) Risk set sampling in epidemiologic cohort studies. *Statistical Science*, 11:35–53.

Lavori, P. W., Brown, C. H., Duan, N. H., Gibbons, R. D., and Greenhouse, J. (2008) Missing data in longitudinal clinical trials part A: design and conceptual issues. *Psychiatric Annals*, 38:784–792.

Lee, Y. J., Ellenberg, J. H., Hirtz, D. G., and Nelson, K. B. (1991) Analysis of clinical trials by treatment actually received: is it really an option? *Statistics in Medicine*, 10:1595–1605.

Lehmann, E. L. and Casella, G. (1998) *Theory of Point Estimation*, 2nd edition. Springer, New York.

Lei, H., Nahum-Shani, I., Lynch, K., Oslin, D., and Murphy, S. A. (2012) A "SMART" design for building individualized treatment sequences. *Annual Review of Clinical Psychology*, 8:21–48.

Li, K. H., Raghunathan, T. E., and Rubin, D. B. (1991) Large-sample significance levels from multiply imputed data using moment-based statistics and an F reference distribution. *Journal of the American Statistical Association*, 84:1065–1073.

Liang, K. Y. and Zeger, S. L. (1986) Longitudinal data analysis using generalized linear models. *Biometrika*, 73:13–22.

Lin, D. Y. and Ying, Z. (1993) Cox regression with incomplete covariate measurements. *Journal of the American Statistical Association*, 88:1341–1349.

Lin, E. H. B., Katon, W., Von Korff, M., Rutter, C., Simon, G. E., Oliver, M., Ciechanowski, P., Ludman, E. J., Bush, T., and Young, B. (2004) Relationship of depression and diabetes self-care, medication adherence, and preventive care. *Diabetes Care*, 27:2154–2160.

Lin, H., Liu, D., and Zhou, X. H. (2010) A correlated random-effects model for normal longitudinal data with nonignorable missingness. *Statistics in Medicine*, 29:236–247.

Lipsitz, S. R., Laird, N. M., and Harrington, D. P. (1991) Generalized estimating equations for correlated binary data: using the odds ratio as a measure of association. *Biometrika*, 78:153–160.

Little, R. J., Cohen, M. L., Dickersin, K., Emerson, S. S., Farrar, J. T., Neaton, J. D., Shih,

W. J., Siegel, J. P., and Stern, H. (2012a) The design and conduct of clinical trials to limit missing data. *Statistics in Medicine*, 31:3433–3443.

Little, R. J., D'Aostino, R., Cohen, M. L., Dickersin, K., Emerson, S. S., Farrar, J. T., Frangakis, C., Hogan, J. W., Molenberghs, G., Murphy, S. A., Neaton, J. D., Rotnitzky, A., Scharfstein, D., Shih, W. J., Siegel, J. P., and Stern, H. (2012b) The prevention and treatment of missing data in clinical trials. *The New England Journal of Medicine*, 367:1355–1360.

Little, R. J. A. (1988) Missing-data adjustments in large surveys. *Journal of Business and Economic Statistics*, 6:287–301.

Little, R. J. A. (1993) Pattern-mixture models for multivariate incomplete data. *Journal of the American Statistical Association*, 88:125–134.

Little, R. J. A. (1995) Modelling the drop-out mechanism in repeated measures studies. *Journal of the American Statistical Association*, 90:1112–1121.

Little, R. J. A. and Rubin, D. B. (1987) *Statistical Analysis with Missing Data*, John Wiley & Sons, Inc., New York.

Little, R. J. A. and Rubin, D. B. (2002) *Statistical Analysis with Missing Data* 2nd edition, John Wiley & Sons, Ltd., Chichester, UK.

Little, R. J. A. and Wang, Y. (1996) Pattern-mixture models for multivariate incomplete data with covariates. *Biometrics*, 52:98–111.

Malakoff, D. (1999) Bayes offers a 'new' way to make sense of numbers. *Science*, 286:1460–1464.

McCullagh, P. and Nelder, J. A. (1989) *Generalized Linear Models*, 2nd edition, Chapman & Hall, London.

McDonald, C. J., Hui, S. L., and Tierney, W. M. (1992) Effects of computer reminders for influenza vaccination on morbidity during influenza epidemics. *M.D. Computing: Computers in Medical Practice*, 9:304–312.

McLachlan, G. J. and Krishnan, T. (1998) *The EM Algorithm and Extensions*, John Wiley & Sons, Inc., New York.

Meng, X. L. and Rubin, D. B. (1992) Performing likelihood ratio tests with multiply-imputed data sets. *Biometrika*, 79:103–111.

Molenberghs, G. and Kenward, M. G. (2007) *Missing Data in Clinical Studies*. John Wiley & Sons, Ltd. Chichester, UK.

Molenberghs, G., Michiels, B., Kenward, M. G., and Diggle, P. J. (1998) Monotone missing data and pattern-mixture models. *Statistica Neerlandica*, 52:153–161.

Monsell, S. E., Liu, D., Weintraub, S., and Kukull, W. A. (2012) Comparing measures of decline to dementia in amnestic MCI subjects in the National Alzheimer's Coordinating Center (NACC) uniform data set. *International Psychogeriatrics*, 24:1553–1560.

Mori, M., Woolson, R. F., and Woodworth, G. G. (1994) Slope estimation in the presence of informative right censoring: modeling the number of observations as a geometric random variable. *Biometrics*, 50:39–50.

National Research Council. (2010) *The Prevention and Treatment of Missing Data in Clinical Trials*, National Academies Press, Washington, DC.

Neyman, J. and Pearson, E. S. (1933) On the problem of the most efficient tests of statistical hypotheses. *Philosophical Transactions of the Royal Society A: Physical, Mathematical and*

Engineering Sciences, 231:289–337.

Niswander, K. B. and Gordon, M. (1972) The women and their pregnancies: the collaborative perinatal study of the National Institute of Neurological Disease and Stroke. Technical report, US Government Printing Office, Washington, DC.

Ong, K. K., Northstone, K., Wells, J. C., Rubin, C., Ness, A. R., Golding, J. et al. Earlier mother's age at menarche predicts rapid infancy growth and childhood obesity. *PLoS Medicine*, 4:e132, 2007.

Paik, M. C. (1997) The generalized estimating equation approach when data are not missing completely at random. *Journal of the American Statistical Association*, 92:1320–1329.

Paik, M. C. and Tsai, W. Y. (1997) On using the Cox proportional hazards model with missing covariates. *Biometrika*, 84:579–593.

Patterson, H. D. and Thompson, R. (1971) Recovery of inter-block information when block sizes are unequal. *Biometrika*, 58:545–554.

Pepe, M. S. and Anderson, G. L. (1994) A cautionary note on inference for marginal regression models with longitudinal data and general correlated response data. *Communications in Statistics: Simulation and Computation*, 23:939–951.

Pinheiro, J. C. and Bates, D. M. (1995) Approximations to the log-likelihood function in the nonlinear mixed-effects model. *Journal of Computational and Graphical Statistics*, 4:12–35.

Pocock, S. J. (1983) *Clinical Trials: A Practical Approach*, John Wiley & Sons, Inc., New York.

Preisser, J. S., Lohman, K. K., and Rathouz, P. J. (2002) Performance of weighted estimating equations for longitudinal binary data with drop-outs missing at random. *Statistics in Medicine*, 21:3035–3054.

Prentice, R. L. (1988) Correlated binary regression with covariates specific to each binary observation. *Biometrics*, 44:1033–48.

Prentice, R. L. and Zhao, L. P. (1991) Estimating equations for parameters in means and covariances of multivariate discrete and continuous responses. *Biometrics*, 47:825–839.

Pugh, M., Robins, J., Lipsitz, S., and Harrington, D. (1993) Inference in the Cox proportional hazards model with missing covariate data. Technical report. Department of Biostatistics, Harvard School of Public Health, Boston.

Qi, L., Wang, C. Y., and Prentice, R. L. (2005) Weighted estimators for proportional hazards regression with missing covariates. *Journal of the American Statistical Association*, 100:1250–1263.

R Core Team. (2013) *R: A Language and Environment for Statistical Computing*. R Foundation for Statistical Computing, Vienna, Austria.

Rasbash, J., Steele, F., Browne, W.J., and Goldstein, H. (2012) *A User's Guide to MLwiN, v2.26*. Centre for Multilevel Modelling, University of Bristol.

Raudenbush, S. W., Yang, M. L., and Yosef, M. (2000) Maximum likelihood for generalized linear models with nested random effects via high-order, multivariate Laplace approximation. *Journal of Computational and Graphical Statistics*, 9:141–157.

Robins, J. M. (1992) Estimation of the time-dependent accelerated failure time model in the presence of confounding factors. *Biometrika*, 79:321–334.

Robins, J. M. (1994) Correcting for non-compliance in randomized trials using structural nested mean models. *Communications in Statistics*, 23:2379–2412.

Robins, J. M., Greenland, S. and Hu, F. C. (1999) Estimation of the causal effect of a time-varying exposure on the marginal mean of a repeated binary outcome. Journal of the American Statistical Association, 94, 687–700.

Robins, J. M. and Rotnitzky, A. (1992) Recovery of information and adjustment for dependent censoring using surrogate markers. In N. Jewek, K. Dietz, and V. Farewell, editors, *AIDS Epidemiology: Methodological Issues*, Birkhäuser, Boston, MA.

Robins, J. M. and Rotnitzky, A. (1995) Semiparametric efficiency in multivariate regression models with missing data. *Journal of the American Statistical Association*, 90:122–129.

Robins, J. M., Rotnitzky, A., and Zhao, L. P. (1994) Estimation of regression coefficients when some regressors are not always observed. *Journal of the American Statistical Association*, 89:846–866.

Robins, J. M., Rotnitzky, A., and Zhao, L. P. (1995) Analysis of semiparametric regression models for repeated outcomes in the presence of missing data. *Journal of the American Statistical Association*, 90:106–121.

Robinson, G. K. (1991) That BLUP is a good thing: the estimation of random effects. *Statistical Science*, 6:15–32.

Rodriguez, G. and Goldman, N. (1995) An assessment of estimation procedures for multilevel models with binary responses. *Journal of the Royal Statistical Society. Series A (Statistics in Society)*, 158:73–89.

Rotnitzky, A., Robins, J. M., and Scharfstein, D. O. (1998) Semiparametric regression for repeated outcomes with nonignorable nonresponse. *Journal of the American Statistical Association*, 93:1321–1339.

Rotnitzky, A., Scharfstein, D. O., Su, T. L., and Robins, J. M. (2001) Methods for conducting sensitivity analysis of trials with potentially nonignorable competing causes of censoring. *Biometrics*, 57:103–113.

Roy, J. (2003) Modeling longitudinal data with nonignorable dropouts using a latent dropout class model. *Biometrics*, 59:829–836.

Roy, J. and Daniels, M. J. (2008) A general class of pattern mixture models for nonignorable dropout with many possible dropout times. *Biometrics*, 64:538–545.

Rubin, D. B. (1974) Estimating causal effects of treatments in randomized and non-randomized studies. *Journal of Educational Psychology*, 66:688–701.

Rubin, D. B. (1987) *Multiple Imputation for Nonresponse in Surveys*, John Wiley & Sons, Inc., New York.

Rubin, D. B. (1998) More powerful randomization-based *p*-values in double-blinded trials with non-compliance. *Statistics in Medicine*, 17:371–385.

Rubin, D. B. and Schenker, N. (1986) Multiple imputation for interval estimation from simple random samples with ignorable nonresponse. *Journal of the American Statistical Association*, 81:366–374.

Rubin, D. B. and Schenker, N. (1991) Multiple imputation in health-care databases: an overview and some applications. *Statistics in Medicine*, 10:585–598.

Saha, C. and Jones, M. P. (2009) Bias in the last observation carried forward method under informative dropout. *Journal of Statistical Planning and Inference*, 139:246–255.

Schafer, J. L. (1997a) Imputation of missing covariates under a multivariate linear mixed model. Technical report, Department of Statistics, The Pennsylvania State University.

Schafer, J. L. (1997b) *Analysis of Incomplete Multivariate Data*, Chapman & Hall, London.

Schafer, J. L. (2013) *norm: Analysis of Multivariate Normal Datasets with Missing Values*. R package version 1.0-9.5 (http://CRAN.R-project.org/package=norm).

Schafer, J. L. and Graham, J. W. (2002) Missing data: our view of the state of the art. *Psychological Methods*, 7:147–177.

Schafer, J. L. and Schenker, N. (2000) Inference with imputed conditional means. *Journal of the American Statistical Association*, 95:144–154.

Scharfstein, D. O., Rotnitzky, A., and Robins, J. M. (1999) Adjusting for nonignorable drop-out using semiparametric nonresponse models. *Journal of the American Statistical Association*, 94:1096–1120.

Schenker, N. and Taylor, J. M. (1996) Partially parametric techniques for multiple imputation. *Computational Statistics and Data Analysis*, 22:425–446.

Seaman, S. and Copas, A. (2009) Doubly robust generalized estimating equations for longitudinal data. *Statistics in Medicine*, 28:937–955.

Sheiner, L. B. and Rubin, D. B. (1995) Intention-to-treat analysis and the goals of clinical trials. *Clinical Pharmacology & Therapeutics*, 57:6–15.

Shen, C. and Gao, S. (2007) A mixed-effects model for cognitive decline with non-monotone non-response from a two-phase longitudinal study of dementia. *Statistics in Medicine*, 26:409–425.

Siddique, J. and Belin, T. R. (2008a) Using an approximate Bayesian bootstrap to multiply impute nonignorable missing data. *Computational Statistical and Data Analysis*, 53:405–415.

Siddique, J. and Belin, T. R. (2008b) Multiple imputation using an iterative hot-deck with distance-based donor selection. *Statistics in Medicine*, 27:83–102.

Skinner, C. J. and D'Arrigo, J. (2011) Inverse probability weighting for clustered nonresponse. *Biometrika*, 98:953–966.

Some uses of statistical models in connection with the nonresponse problem, New York, 1983. Incomplete Data in Sample Surveys III. Symposium on Incomplete Data, Proceedings, Academic Press.

Sommer, A. and Zeger, S. L. (1997) Adjusting for non-compliance and contamination in randomized clinical trials. *Statistics in Medicine*, 16:1017–1029.

Stroup, T. S., McEvoy, J. P., Swattz, M. S., Byerly, M. J., Glick, I. D. Canive, J. M., McGee, M. F., Simpson, G. M., Stevens, M. C., and Lieberman, J. A. (2003) The National Institute of Mental Health Clinical Antipsychotic Trials of Intervention Effectiveness (CATIE) project: schizophrenia trials design and protocol development. *Schizophrenia Bulletin*, 29:15–31.

Tanner M. A. and Wong, W. H. (1987) The calculation of posterior distributions by data augmentation (with discussion). *Journal of the American Statistical Association*, 82:528–

550.

Taylor, L. and Zhou, X. H. (2009a) Multiple imputation methods for treatment noncompliance and missing data. *Biometrics*, 65:88–95.

Taylor, L. and Zhou, X. H. (2009b) Relaxing latent ignorability in the ITT analysis of randomized studies with missing data and noncompliance. *Statistica Sinica*, 19:1203–1221.

Tsiatis, A. A. (1981) A large-sample study of Cox's regression model. *Annals of Statistics*, 9:93–108.

Tsiatis, A. A. (2006) *Semiparametric Theory and Missing Data*, Springer, New York.

Tsonaka, R., Verbeke, G., and Lesaffre, E. (2009) A semi-parametric shared parameter model to handle nonmonotone nonignorable missingness. *Biometrics*, 65:81–87.

Unützer, J., Katon, W., Callahan, C. M., Wallisms, Jr., J. W., Hunkeler, E., Harpole, L., Hoffing, M., Penna, R. D. D., Noël, P. H., Lin, E. H. B., Areán, P. A., Hegel, M. T., Tang, L., Belin, T. R., Oishi, S., and Langston, C. Collaborative care management of late-life depression in the primary care setting: a randomized controlled trial. *Journal of the American Medical Association*, 288:2836–2845, 2002.

van der Vaart, A. W. (2000) *Asymptotic Statistics*, Cambridge University Press, Cambridge, UK.

van Buuren, S. and Groothuis-Oudshoorn, K. (2011) MICE: multivariate imputation by chained equations in R. *Journal of Statistical Software*, 45:1–67.

van Buuren, S. (2013) *Flexible Imputation of Missing Data*, Chapman & Hall/CRC.

Verbeke, G. and Molenberghs, G. (2000) *Linear Mixed Models for Longitudinal data*, Springer, New York.

Wang, C. Y. and Chen, H. Y. (2001) Augmented inverse probability weighted estimator for Cox regression missing covariate regression. *Biometrics*, 57:414–419.

Wang, N. and Robins, J. M. (1998) Large sample inference in parametric multiple imputation. *Biometrika*, 85:935–948.

White, I. R. and Royston, P. (2009) Imputing missing covariate values for the Cox model. *Statistics in Medicine*, 28:1982–1998.

Wu, C. F. (1983) On the convergence properties of the EM algorithm. *Annals of Statistics*, 11:95–103.

Wu, M. C. and Carroll, R. J. (1988) Estimation and comparison of changes in the presence of informative right censoring by modelling the censoring process. *Biometrics*, 44: 175–188.

Xu, Q., Paik, M. C., Luo, X., and Tsai, W. Y. (2009) Reweighting estimators for Cox regression with missing covariates. *Journal of the American Statistical Association*, 104:1155–1167.

Yuan, Y. and Little, R. J. A. (2009) Mixed-effect hybrid models for longitudinal data with nonignorable dropout. *Biometrics*, 65:478–486.

Zhou, X. H. and Li, S. M. (2006) ITT analysis of randomized encouragement design studies with missing data. *Statistics in Medicine*, 25:2737–2761.